T0134335

V&Runipress

Pflegewissenschaft und Pflegebildung

Band 4

Herausgegeben von
Prof. Dr. Hartmut Remmers

Hartmut Remmers / Helen Kohlen (Hg.)

Bioethics, Care and Gender

Herausforderungen für Medizin, Pflege und Politik

V&R unipress

Universitätsverlag Osnabrück

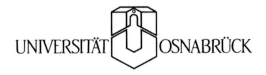

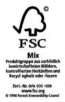

„Dieses Hardcover wurde auf FSC-zertifiziertem Papier gedruckt. FSC (Forest Stewardship Council) ist eine nichtstaatliche, gemeinnützige Organisation, die sich für eine ökologische und sozialverantwortliche Nutzung der Wälder unserer Erde einsetzt."

Bibliografische Information der Deutschen Nationalbibliothek

Die Deutsche Nationalbibliothek verzeichnet diese Publikation in der Deutschen Nationalbibliografie; detaillierte bibliografische Daten sind im Internet über http://dnb.d-nb.de abrufbar.

ISBN 978-3-89971-546-0

Veröffentlichungen des Universitätsverlags Osnabrück
erscheinen im Verlag V&R unipress GmbH.

Inhalt

Hartmut Remmers und Helen Kohlen

Konzeptionelle Problembestände einer Bioethik und Fragen einer Ethics of Care – Eine Einleitung

Das vorliegende Buch greift keineswegs neue Fragen einer sogenannten Bioethik auf, deren Gegenstand ethisch kontroverse Fragen im Zusammenhang mit dem Lebendigen sind (Düwell & Steigleder 2003:24). Doch was besagt Leben? Bereits hier treten begriffliche Unklarheiten auf, bedenkt man die spätestens bspw. mit Nietzsche, schulphilosophisch etwa gleichzeitig vor allem aber mit Diltheys Konzept einer »Geisteswissenschaft« kategorial gebahnten Verzweigungen: auf der einen Seite der originäre Gegenstand der »Biologie als der besonderen Natur-Wissenschaft vom Leben«, auf der anderen Seite der Gegenstand eines hermeneutisch ausgerichteten »Programms der Lebensphilosophie«, das »Leben aus ihm selbst heraus zu verstehen« (Simon 1973:856). Allein angesichts solcher kategorialer Differenzen halten wir es für sinnvoll, mit diesem Buch einen Beitrag zur Anregung kritischer Auseinandersetzungen zu liefern. Dies gilt gerade auch im Hinblick auf einige wissenschaftlich-grundlagentheoretische Probleme, deren Klärung uns aus der Perspektive hier angesprochener Praxis-Disziplinen wie Medizin und Pflege sehr bedeutsam erscheint.

1. Geschichte der Bioethik als Institution

Über den Begriff und die Geschichte der Bioethik liegen zahlreiche Publikationen vor, die erkennen lassen, dass Bioethik mit ihrem besonderen Gegenstandsbereich und ihren für diesen Bereich spezifischen Fragestellungen zu den angewandten Ethiken[1] gehört, dass sie deshalb aber nicht als eine Sonderethik[2] verstanden werden darf. Bioethik ist dadurch charakterisiert, dass sie »sich auf moralische Probleme im Umgang mit Lebensphänomenen bezieht« (Birnbacher 2006:30). Sie beruht auf den gleichen philosophischen Grundlagen, die auch von anderen Bereichsethiken bei Beurteilungs- und Begründungsverfahren in An-

---

1 Diese Auffassung vertritt ausdrücklich Nida-Rümelin (2005).
2 So Bayertz (2002:10).

spruch zu nehmen sind. Unter der Voraussetzung, dass der Phänomen- bzw. Gegenstandsbereich der Bioethik sowohl menschliches als auch nichtmenschliches Leben umschließt, wird sie auf eine biomedizinische Ethik nicht eingeschränkt werden dürfen. Diese Tendenz hat sich terminologisch fälschlich mit der auf die 1970er Jahre zurück zu verfolgenden Entstehungsgeschichte eingeschliffen.[3] Dabei waren es rechtlich höchst anfechtbare und moralisch inakzeptable Experimente am Menschen während und nach dem 2. Weltkrieg, die in Anbetracht des Nürnberger Kodex und der Helsinki-Deklaration des Weltärztebundes (zusammen mit der UN-Menschenrechts-Charta) den Hintergrund für die Entstehung einer Bioethik bildeten. (Ach & Runtenberg 2002: 23 ff.)[4].

Verzögerungen der Institutionalisierung

Warum die Misshandlungen und Verbrechen von Ärzten während der NS-Zeit[5] zu einer relativ langen Tabuisierung insbesondere medizinethischer Fragen in Deutschland geführt haben, ist nicht leicht zu erklären. Zweifellos mag dazu jene von Mitscherlich & Mitscherlich (1968) diagnostizierte »Unfähigkeit zu trauern« beigetragen haben. Nicht minder erklärungskräftig scheint uns aber ein professionspolitischer bzw. –historischer Tatbestand zu sein. Er besteht darin, dass eine während der Weimarer Republik sowohl durch ein professionspolitisch-internes Schleusensystem (freie Arztpraxen) als auch durch sozialpolitisch externe Eingriffe des Staates (Kassensystem) teilweise wirtschaftlich und gesellschaftlich erheblich geschwächte Ärzteschaft durch rassenpolitische Eingriffe des NS-Staates seit 1933 (Vertreibung der jüdischen Ärzteschaft) sowie durch

---

3 Der konzeptionelle Ursprung geht auf den Sozialmediziner und Physiologen Hellegers am Kennedy Institute of Ethics zurück, während gleichzeitig der Onkologe Van Rennselaer Potter die Aufgaben einer Naturwissenschaft und Moralphilosophie zusammen führenden Bioethik vor dem Hintergrund ökologischer Krisenphänomene in einer ›globalen Überlebenswissenschaft‹ sieht.

4 Zu gegenwärtig diskutierten Einhegungs- und Steuerungsmöglichkeiten siehe bspw. Neitzke (2000).

5 Zum Thema: Medizin im Nationalsozialismus vgl. u. a.: Mitscherlich, A. & Mielke, F.: Wissenschaft ohne Menschlichkeit. Medizinische und eugenische Irrwege unter Diktatur, Bürokratie und Krieg. Lambert Schneider: Heidelberg 1949 – Frei, N. (1991): Medizin und Gesundheitspolitik in der NS-Zeit. Sondernummer Schriftenreihe der Vierteljahrshefte für Zeitgeschichte. Oldenbourg-Verlag, München. – Kopke, Chr. (Hrsg.) (2001): Medizin und Verbrechen. Klemm & Oelschläger, Münster, Ulm. – Michael H. Kater (2002): Ärzte als Hitlers Helfer. Piper-Verlag, München. – Klee, E. (2001): Deutsche Medizin im Dritten Reich. Karrieren vor und nach 1945. S. Fischer, Frankfurt. – Winau, R. & Müller-Dietz, H. (Hrsg.) (1991): Abhandlungen zur Geschichte der Medizin und der Naturwissenschaften. H. 62; Matthiesen Verlag, Husum. – Ebbinghaus, A. & Dörner, K. (Hrsg.) (2001): Vernichten und Heilen. Der Nürnberger Ärzteprozess und seine Folgen. Aufbau-Verlag, Berlin.

zusätzliche gesundheitspolitische und vor allem kriegsbedingte Interventionen nach 1939 materiell und gesellschaftlich erheblich gestärkt wurde. Die macht-politische Festigung gesellschaftlicher Strukturbedingungen und Positionen gehört zu den Kontinuitätsmerkmalen der frühen Bundesrepublik. Die offizielle Medizingeschichte bildet ein Komplementärphänomen dieses restaurativen Prozesses, der bis in die 70er Jahre in Gestalt einer Heroen-Geschichte perpetuiert wird.

Ach und Runtenberg (2002: 38 f.) sind der Auffassung, dass sich bioethische Fragen bis dato in Deutschland nicht einflussreich artikuliert hätten, was im Vergleich vor allem mit den USA an einer hierzulande politisch nicht ebenso wirksamen Bürgerrechtsbewegung gelegen habe.[6] Sie machen in diesem Zusammenhang auf einen weiteren Grund verspäteter Institutionalisierung aufmerksam: In ihrer kontinentaleuropäischen Tradition habe sich Philosophie zwar als eine kritische, gesellschaftlich jedoch relativ isolierte Instanz erwiesen. In dieser Position habe sich die praktische Philosophie eine eigentümliche Zurückhaltung gegenüber Anwendungsfragen auferlegt.

Aufschwung der Bioethik als Institution

Von einem konjunkturellen Aufschwung der Bioethik kann etwa seit den 1970er Jahren gesprochen werden. Seither haben sich die Komplexität und Tiefe medizinischer Eingriffsmöglichkeiten rasant ausgedehnt und medizinische Behandlungsoptionen erheblich vervielfältigt mit der Folge zunehmender Entscheidungsprobleme und -konflikte wie: künstliche Aufrechterhaltung von Lebensfunktionen, künstliche Formen der Reproduktion und genetische Manipulationsmöglichkeiten, Allokationsprobleme bspw. bei Organtransplantation, Verteilung bzw. Rationierung von Ressourcen. In Ansehung eines technisch induzierten Strukturwandels der Medizin (Wieland 1985) hat sich die Beziehung zwischen Behandlern und Patienten erheblich verändert. Es haben sich trotz technischer Aufrüstungen die moralische Autorität und fachliche Unanfechtbarkeit des Arztes auf Grund eines verbreiterten Zugangs zu medizinischem Wissen (internet) verschliffen. Auf der einen Seite haben Liberalisierungen sowohl gesellschaftlicher Institutionen als auch persönlicher Verhaltens- und Kommunikationsstile zu einem Zuwachs an Partnerschaftlichkeit in professionellen Beziehungen geführt, auf der anderen Seite scheint sich aber ein sensus communis hinsichtlich leitender Normen und Werte auf dem Hintergrund

---

6 Siehe hierzu die sozialkritische Analyse eines Zusammenhangs zwischen Bürgerrechtsbewegung und Bioethik in den USA von Renee Fox (1996).

pluralisierter Lebensstile und Präferenzen zusehends zu verflüchtigen (Ach & Runtenberg 2002: 26 ff.).

Verselbständigung der Bioethik als Expertise

Vor diesem Hintergrund stellt sich die Frage, inwieweit die Folgen neuer technischer Eingriffsmöglichkeiten in die innere und äußere Natur des Menschen eine Größe und Komplexität besitzen, welche die Fassungskraft lebensweltlich verankerter Beurteilungshorizonte potentiell Betroffener übersteigt und daher die Lösung damit verbundener Probleme an die in wissenschaftlich verselbständigten Expertenkulturen verfügbare Kompetenz speziell für bioethische Fragen delegiert werden muss. Tatsächlich wird von Düwell & Steigleder (2003: 29) die Auffassung vertreten, dass etliche neuere bioethische Fragen »unser moralisches Alltagsbewußtsein überfordern«. Demgegenüber sollte bedacht werden, dass mit der Einführung biomedizinethischer Prinzipien in den 70er Jahren (Beauchamp & Childress 1979) ein Paradigmenwechsel der traditionellen Arztethik (als Expertenmodell) vollzogen wurde, demzufolge persönliche Interessen und Präferenzen als Legitimationsbasis von Eingriffen an Betroffene als aufgeklärte Bürger adressiert sind. Ungeachtet berechtigter Kritik an diesem Ansatz, besteht der Reiz der von Beauchamp & Childress bezogenen liberalen Positionen in der Offenheit gegenüber Wertkonflikten, für deren Schlichtung geeignete Verfahren und Institutionen anzubieten sind.

Konflikte sind ebenso programmiert bei Entscheidungen darüber, was als Gesundheit und Krankheit gelten soll, weil daraus rechtliche oder moralische Ansprüche abgeleitet werden können. Da es sich bei Gesundheit und Krankheit um soziale Konstruktionen spezifischer communities handelt, enthalten sie zugleich bestimmte normative Implikationen, die kritisierbar sind.[7] Entgegen der an die Entwicklung der Bioethik geknüpften Erwartungen zeichnet sich – der Bestandsaufnahme von Ach & Runtenberg (2002: 72 ff.) folgend – vor allem in den USA ein zunehmender Mangel an lebendigen Auseinandersetzungen und kritischen Debatten ab. Sollten Grundsatzdebatten tatsächlich zugunsten rein technischer und organisatorischer Fragen neutralisiert werden, dann würde sich das Unternehmen Bioethik mehr und mehr – wie bereits Callahan (1996) beklagt – auf affirmative Funktionen der bloßen Akzeptanzbeschaffung beschränken. Dass es für diesen Trend auch in Deutschland manifeste Anhaltspunkte gibt, zeigen bereits einige Untersuchungen (Herrmann 2009)

---

7 Siehe auch hierzu die Arbeit von S. Graumann (2009)

Kontrapunkte aus der Gender-Forschung

Abseits jenes Mainstreams einer am liberalen Modell ausgerichteten Bioethik sind allerdings immer noch kritische Stimmen zu vernehmen, die sich bspw. aus neueren tugendethischen, kommunitaristischen, narrativen und interpretativen, hermeneutischen und phänomenologischen oder auch naturethischen Ansätzen speisen (vgl. Ach & Runtenberg 2002: 74 ff., insbes. 81 ff.). Gehör haben sich vor allem die im Kontext *feministischer* Diskussionen vorgetragenen kritischen Einwände verschafft, die sich gegen individualistische Abstraktionen im Zeichen einer liberal ausgerichteten Bioethik und eine damit einher gehende Vernachlässigung sozialer Kontexte sowie emotiver Dimensionen richten. Die ideologiekritischen Implikationen feministischer Debatten beruhen auf der Annahme, dass Positionen dem Schein einer geschlechterneutralen und insoweit verallgemeinerbaren Realität erliegen, hinter dem sich, genauer betrachtet, geschlechtsspezifische Arbeitsteilungsverhältnisse mit gesellschaftlich zugeschriebenen Rollenfunktionen, Normierungen, Wertungen und Sichtweisen (Gendering) verbergen. Es ist der Gender-Forschung und damit verbundener theoretischer Debatten zu verdanken, dass der Körper nunmehr auch zu einem Thema der Bioethik avancierte, zumal der weibliche Körper in der reproduktionsmedizinischen Forschung auf der einen, in der kosmetischen Chirurgie auf der anderen Seite einen herausragenden Gegenstand bildet (vgl. Düwell 2008: 141 ff.). Dabei zeigt sich, dass gegenwärtige bioethische Kontroversen auch einer historischen Aufklärung bedürften durch Anschlüsse auch an ältere Forschungsergebnisse aus (Kultur-)Geschichte und Soziologie der Naturbeherrschung (vgl. bspw. zur Lippe 1974). Neuerdings sind es Vorgänge um Schwangerschaft und Geburt, die in Folge einer zunehmenden medizintechnischen Visualisierung (Kontrollen) als eine Entfremdung und Enteignung wahrgenommen werden (vgl. Duden 1991). Es sind in jüngster Zeit aber vor allem Fragen im Umkreis von Reproduktionsmedizin und genetischer Frühdiagnostik (Pränataldiagnostik, extrakorporale Insemination, Embryonenforschung, Präimplantationsdiagnostik), die unter feministischen Gesichtspunkten in ihrer Ambivalenz als extreme Formen einer Medikalisierung natürlicher Prozesse einerseits, als willkommene Möglichkeiten reproduktiver Selbstbestimmung andererseits bewertet werden (Kuhlmann 2003; Graumann & Schneider 2003; Graumann 2003; Düwell 2008: 141 ff.). Doch sind es nicht feministische Perspektiven allein, innerhalb derer einer Medikalisierung des Lebens kritisch begegnet werden kann. Argumentieren lässt sich auch im systematischen Rückgriff auf Kants regulative Idee der Menschheit, die unbedingte Achtung universaler Menschenrechte und insofern ein Verbot ihrer Differenzierung nach Statusgruppen angesichts neuer biomedizinischer Hausausforderungen verlangt (vgl. insbes. Braun 2000).

Ausgehend ebenso von einer Gender bezogenen empirischen Moralforschung namentlich Gilligans (1982) haben sich Debatten auch um eine geschlechter-spezifische Konzeptualisierung und Ausrichtung der Bioethik ergeben. Diese Debatten bewegen sich freilich nicht mehr im Fahrwasser älterer Auseinan-dersetzung darum, inwieweit bereits die Moralentwicklung des Kindes ge-schlechtsspezifische Unterschiede aufweist und sich von daher auch Schlüsse auf eine spezifisch weibliche Moral ergeben. Die These der zwei Moralen hat sich, wie vor geraumer Zeit Nunner-Winkler (1998: 74 und passim; vgl. auch Nunner-Winkler 1995) eindringlich nachweisen konnte, als »moralphilosophisch un-angemessen und empirisch nicht haltbar« erwiesen. Zum einen hat sich gezeigt, dass die für eine weibliche Moral häufig in Anspruch genommene »Kontext-sensitivität« nicht eine Frage der Geschlechtszugehörigkeit per se ist, sondern eine Frage der persönlichen Betroffenheit. Zum anderen sprechen Befunde der empirischen Moralforschung dafür, dass Einstellungen der »Fürsorglichkeit« nicht geschlechtsabhängig, sondern dilemmaspezifisch, also abhängig von der Thematik und Qualität eines ethischen Problems sind. Das Entscheidende ist also in einer bestimmten »Codierung« zu sehen, welcher Hilfsbereitschaft und Fürsorglichkeit in unserer Kultur als »spezifisch weibliche Tugenden« unter-liegen (Nunner-Winkler 1998: 92).

Ethics of Care

Ausgelöst insbesondere durch Untersuchungen Trontos (1993) konzentriert sich die gegenwärtige Diskussion dagegen vielmehr auf Fragen, welche Einstellun-gen, Bedürfnisorientierungen, responsiven Haltungen, Verantwortlichkeiten und Kompetenzen, auch im Sinne der Prozessierung tätiger Hilfe, eine der weiblichen Sozialrolle zugeschriebene Fürsorge- und Verantwortungsethik im-pliziert. Im Zentrum einer solchen Ethics of Care stehen Beziehungsaspekte ethischer Urteilsbildungen, an die ein in Traditionen des politischen Liberalis-mus verankerter ethischer Individualismus deshalb nicht heranreicht, weil er der sozialen Kontextualität von Entscheidungen zu wenig Rechnung trägt. (Kohlen 2009; Remmers 2003; Conradi 2001; Leist 2005: insbes. 111 ff.; Wolf 1996 lt. Hinweis Ach & Runtenberg 2002: 89). Es dürfte deshalb von großem Interesse sein, inwieweit das inspirierende Potential einer Ethics of Care in der Erweiterung bestimmter Wahrnehmungs- und Urteilsperspektiven gesehen werden kann. Ernsthaft erwägenswert erscheinen Ach & Runtenberg (2002: 89 f.) von daher Reformulierungen des »Theoriedesigns« und des »methodi-schen Repertoires« herkömmlicher Bioethiken. Von ihrem Sensibilisierungs-potential her könnte aber auch eine Ethics of Care – in Verbindung mit Über-legungen von Gewirth (1996) oder Nussbaum (1999) – als Theorie moralischer

Verpflichtungen verstanden werden, Menschen mit Einschränkungen oder Behinderungen »zur Entwicklung ihrer grundlegenden Fähigkeiten zu unterstützen« (Düwell 2008:146; unter gerechtigkeitsethischen Aspekten: Remmers 2009; unter verantwortungsethischen Aspekten: Kruse 2005). Strittig ist, inwieweit Ansätze einer Ethics of Care sich in der Weise universalisieren lassen, dass sich daraus ein Konsens über positive und insoweit einklagbare Rechte, insbesondere über deren Reichweite, erzielen lasse. Düwell (ebd.) hält dies angesichts einer daraus ableitbaren »unendlichen Flut« individualisierbarer Fürsorge-Verpflichtungen für unwahrscheinlich«. Er bezweifelt deshalb auch, dass »eine Begründung für unsere moralischen Verpflichtungen gegenüber abhängigen und hilfsbedürftigen Menschen im Rahmen einer Care Ethik« erbracht werden könne. (Düwell 2008: 153).

Lassen wir diese gewiss ernst zu nehmenden Bedenken einmal außer Betracht, so besteht angesichts des internationalen, v. a. angloamerikanischen Forschungs- und Diskussionsstandes Anlass genug, Anschlüsse an die insbesondere aus einer gendersensiblen Perspektive entwickelten moralphilosophischen Ansätze einer Ethics of Care zu finden und ihnen hinreichend Aufmerksamkeit zu schenken. Dies gilt insbesondere auch wegen der Tatsache, dass nicht allein die ethische Beurteilung existenzieller, gesundheitsrelevanter Handlungs- und Entscheidungsprobleme, sondern auch die Generierung kontextuell angemessener und vertretbarer Lösungen von den jeweils spezifischen Wahrnehmungs-, den sprachlichen Artikulations- sowie den evaluativen Interpretationshorizonten aller Beteiligten abhängig ist.

2. Leben als wertbeladener Erkenntnisgegenstand – Einige anthropologische, wissenschaftsgeschichtliche und wissenschaftstheoretische Anmerkungen

Die Tatsache, nach dem Leben fragen zu können (was, wie, wozu?), ist eng verschwistert mit einem offenbar dem Menschen vorbehaltenen Monopol, einer biologisch bedingten Fähigkeit, von seiner Umwelt und sich selbst in Form praktischer und kognitiver Vergegenständlichungen Abstand nehmen zu können. Thematisiert wird diese Fähigkeit in der philosophischen Tradition beispielsweise bei Aristoteles unter dem Wesensmerkmal eines *zoon logon echon* (Politik 1253a 9 – 10), in der neueren philosophischen Anthropologie insbesondere bei Plessner unter dem Titel: »exzentrische Positionalität« (Plessner 1982: 9 ff.; 1928: 288 ff.). Für Plessner sind es vor allem die Gebrochenheit der Natur, die damit zusammenhängende Weltoffenheit und die Plastizität der Antriebe, die jene *differentia specifica* in der biologischen Ausgangslage des

Menschen charakterisieren, kraft derer ein gattungsgeschichtlich ungeheures Entwicklungspotential entbunden zu werden vermag. Ohne sich diesen anthropologisch tief sitzenden Zusammenhang klar zu machen, wird ein Grundthema bioethischer Reflexion: nämlich die Problematik einer geradezu »prometheischen Kultur«[8], nicht zureichend verstanden werden können.

So ist es auch der biologischen Ausgangslage des Menschen geschuldet, dass sein Leben als ein Stoffwechselprozess innerer mit äußerer, ihn umgebender belebter wie auch unbelebter Natur unwiderruflich an manipulative: seien's technisch eingreifende, seien's magische Praktiken gebunden ist. Freilich unterliegen diese Austauschprozesse des Menschen mit Natur einem Prozess der Ausdifferenzierung insofern, als sie ihrerseits an historisch variable Formen sozialer Praktiken gebunden sind.

Und schließlich wird bei der Beantwortung der Frage, was Leben ist, einer wissenschaftshistorischen Einsicht Rechnung zu tragen sein. Sie besteht darin, dass klassifikatorische Merkmalseinheiten wie bspw. die des Lebens keineswegs das Resultat Zeit enthobener wissenschaftlicher Definitionsmächte und Erkenntnisse sind, sich vielmehr in bestimmte Weltbildentwicklungen und kulturelle Traditionsbestände eingelassenen Vorannahmen, Normierungen und Wertungen verdanken. Immerhin haben uns die Wissenssoziologie wie auch eine historisch orientierte Wissenschaftstheorie im Gefolge Thomas Kuhns (1976) – mit einer daran anknüpfenden feministischen Wissenschaftskritik (Harding 1990; 1993) – darüber belehrt, dass die intersubjektive Anerkennung und der damit zusammenhängende Status eines in den Naturwissenschaften hervorgebrachten nomologischen Wissens in einer gewissen Abhängigkeit zu betrachten sind von geschichtlichen Kontingenzen, das heißt von kontextuellen Bedingungen, durch die ebenso die Ausrichtung der Forschung und die sie leitenden Interessen weitgehend festgelegt sind. Die Neutralität naturwissenschaftlicher Gesetzeszusammenhänge dürfte zumindest unter folgenden Gesichtspunkten problematisiert werden können: die Wahl von und die analytische Einstellung auf Erkenntnisgegenstände werden von sozialen Wertprämissen mit bestimmt; Erkenntnisgegenständen kann von daher eine gewisse Wertbeladenheit attestiert werden. In dieser Hinsicht ist davon auszugehen, dass

---

8 Wir beziehen uns auf Helmuth Plessner (1967: 334) und zitieren die uns wichtige Passage ausführlich: »Nur wo ein Maß ist, kann Vermessenheit sein. Eine prometheische Kultur hat kein Maß und kennt kein Tremendum. Sie steht unter dem Gesetz der Grenzlosigkeit des Könnens und des Sieges über alle Widerstände, ein Prinzip, das seine faustischen Anfänge, wenn überhaupt, längst hinter sich gelassen hat. Der Eros des Wissenwollens um der Erkenntnis willen, nur wenigen noch ein Antrieb, ist durch den Fabrikationszwang ersetzt und hat sich in Produktion und Konsum sein Fortleben in allerdings gewandelter Form durch industrielles Interesse gesichert. Die Wirkung auf das Leben (!) musste freilich den in Klassik und Romantik erzogenen Menschen als der Verlust aller Ideale von ›Menschlichkeit‹ und Zartheit, von Rücksicht und Noblesse erscheinen.«

uns eine Geschichte der Lebenswissenschaften, auf die wir uns hier lediglich in schmalem Ausschnitt: der Geschichte der Hygiene und Sozialhygiene als Vorgeschichte der NS-Rassenhygiene (vgl. Labisch 2001), beziehen, zugleich wichtige, für eine Selbstreflexion des Unternehmens »Bioethik« bedeutsame Erkenntnisse liefert.

Ambiguität des Lebensbegriffs

Was die normative Problematik der Lebenswissenschaften betrifft, so wird heute von einer grundsätzlichen Unterscheidung auszugehen sein, welche besagt, dass sich gesetzeshypothetische Aussagen (darüber, was der Fall ist) nicht in präskriptive Anweisungen (darüber, was zu tun ist) transformieren lassen. Spätestens seit Kants Unterscheidung zwischen analytischen Geltungsansprüchen eines die Welt natürlicher Erscheinungen und Wirkungszusammenhänge kategorial ordnenden Verstandes einerseits und normativen Geltungsansprüchen einer die Welt des Zusammenlebens nach Gesetzen der Freiheit bewusst ordnenden Vernunft andererseits müssen wir von einer *Ambiguität* des Lebensbegriffs ausgehen. Im Zuge gesellschaftlicher Modernisierungen, einer Dezentrierung von Bewusstseinsstrukturen und vor allem unter den Einflüssen der neuzeitlichen Subjektphilosophie eigenverantwortlicher, selbstbestimmter Lebensführung lässt sich an klassisch-antike Traditionen, für die eine ontologische Verschmelzung quasi-kosmologisch begründeter Sinnzusammenhänge mit politisch-sittlich begründeten Handlungszusammenhängen charakteristisch ist, nicht mehr umstandslos anknüpfen.[9] Denn die Natur enthält keine Gebote, wie es noch das rationalistische Naturrecht nahelegte. Einzig aus den Gesetzen der Vernunft lassen sich moralische Imperative eines rechten wie gerechten Handelns ableiten, vermittels dessen das uneingeschränkt Gute als Zweck verfolgt wird.

Gewiss lässt sich mit Blick auf Wesensmerkmale lebendiger Systeme von einer teleonomen Struktur aller Organismen sprechen. Organismen zeichnen sich durch Gesetzmäßigkeiten der Aufrechterhaltung und Reproduktion von Lebensfunktionen in der Weise aus, dass einzelne Organe und Subsysteme ebenso wie alle resorbierten Nahrungsstoffe zu einer funktionellen Einheit integriert werden. Desintegrative Tendenzen entstehen im Falle einer Partikularisierung von Subsystemen oder dann, wenn diese sich verselbständigen.[10] Ohnehin ist das Leben einzelner Lebewesen zeitlich begrenzt, sie altern und sterben. Dieser

---

9 Dies ist eines der großen Themen der Ritter-Schule. Vgl. insbes. Ritter (1977).
10 Vgl. Fuchs (1997), der auf dieser ontologischen Basis Sinnstrukturen ärztlichen Handelns zu begründen versucht.

zellulär irreversiblen Tatsache der Endlichkeit und des Todes ist sich jedoch einzig der Mensch vorausschauend bewusst. Der teleonomen Eigengesetzlichkeit biologischer Prozesse auf zellulärer Ebene gesellt sich auf der Ebene des bewussten Lebens gewissermaßen eine teleologische Verfasstheit der Lebensorganisation nach Maßgabe sinnstiftender, selbst erzeugter Traditionsbestände hinzu. Dabei beherrscht die Frage nach dem Wozu nicht nur die Tradition metaphysischen, theologischen Denkens, sondern auch noch Fragen einer zwangsläufig spekulativ bleibenden (heute eher randständig betriebenen) Naturphilosophie jenseits reiner Naturwissenschaft.

Die Ambiguität des Lebensbegriffs wird ersichtlich vor allem an der Tatsache, dass (individuell zwar höchst variable) Fragen der Zwecksetzung und Sinnstiftung persönlichen Lebens von Formen der gesellschaftlichen Organisation des Lebens im Rahmen einer Wert setzenden bzw. vermittelnden Kultur nicht abgelöst werden können. Und bedacht werden sollte ebenso, dass auch die Wissenschaften des Lebendigen ihrerseits eingelassen sind in einen kulturellen Zusammenhang, der die (wertevermittelte) Zielrichtung von Forschungs- und Entwicklungsprogrammen, aber auch die Deutung wissenschaftlicher Erkenntnisbestände – wie wir später an einem Beispiel der Medizingeschichte zeigen werden – in hohem Maße mitbestimmt. Man wird unter dieser wissenschaftssoziologischen Prämisse sogar sagen dürfen, dass es eine »Bioethik« in einem nicht-elaborierten, wissenschaftlich nicht-spezialisierten Sinne immer schon gegeben hat: anschaulich bereits in rudimentären Pragmata des Alltagslebens, so zum Beispiel des Lebensschutzes oder der Pflege, jedoch auch in Formen manipulativer Beeinflussungen, Bearbeitungen und Umformungen natürlicher Lebensgrundlagen und ihrer Verkörperung in technischen Artefakten. Demgegenüber verstehen wir heute unter Bioethik im Sinne einer wissenschaftlich spezialisierten Disziplin das reflexive Unternehmen einer systematischen Auseinandersetzung mit den Wertgrundlagen und normativen Bedingungen menschlicher Eingriffe in die belebte, aber auch unbelebte Natur – unter der voraussetzungsvollen Anschauung einer Natur als lebensdienliche, lebensfreundliche Randbedingung auch menschlichen Lebens (vgl. Siep 1996). In diesem weiten, darüber hinaus auch an Kosmos-Vorstellungen (wechselseitig balancierter Zustände und Entwicklungen) anknüpfenden Sinne hat Siep (1996), ohne eine Ethik individueller Autonomie dabei preisgeben zu wollen, konzeptionelle Grundlagen einer Bioethik skizziert.

Sieps Konzept einer Bioethik und ihre Prinzipien

Konzeptionell ist Bioethik bei Siep (1996, 1998) so angelegt, dass darin gewissermaßen Spezialgebiete wie eine Medizinethik, eine Tierethik und eine ökologische Ethik systematisch Platz haben können. Ausgehend von einem universalisierbaren Prinzip der »Rücksichtnahme«, wird das Gute im Sinne des Gedeihens (das mehr besagt als das neuzeitliche Prinzip der Selbsterhaltung), der Kultivierung des Lebens (jenseits eines Herstellungs-Apriori) als Schaffung einer »Wohlordnung« verstanden werden müssen (Siep 1996: 246). Das Prinzip der »Rücksichtnahme« ist auf vier, der traditionellen scala naturae folgenden »Hauptstufen der Natur« zu realisieren: (1) im Umgang mit der unbelebten Natur als Schutz vor strukturwidrigen »Deformierungen«; (2) im Umgang mit der belebten Natur als Gewährleistung (oder auch Verstärkung) evolutionsbiologischer Charakteristika wie »Spontaneität, Variabilität und Individualität«; (3) durch Rücksichtnahme und Unterstützung allen »Strebens des Lebendigen nach seinem Wohl«, wozu »Selbsterhaltung, artgemäßes Leben, Gedeihen und Leidensfreiheit« als intrinsische Güter zählen (Siep 1996: 248); und schließlich finden auf der Stufe (4) »alle Errungenschaften der neuzeitlichen Ethik ihren Platz: Die angemessene, gute Behandlung des Menschen als eines Wesens, das zu seinem Gedeihen ein Leben nach eigenen Überzeugungen und Vorstellungen vom Glück braucht, erfordert die Beachtung der gleichen Ansprüche eines jeden auf Erfüllung harmonisierbarer Präferenzen. Die Alternative dazu ist Bevormundung, die bis zur faktischen und rechtlichen Entmündigung gehen kann.«

Siep hat dieses vorrangig an Prinzipien der Rücksichtnahme orientierte Konzept einer Bioethik, in der antike, neuzeitlich jedoch verschüttete Kosmosvorstellungen einer »Koexistenz und (des) wechselseitig förderliche(n) – oder wenigsten tolerierbare(n) – Gedeihen(s) von Lebewesen in einer damit zu vereinbarenden Mannigfaltigkeit« in Erinnerung gerufen werden, noch nicht weiter ausbuchstabiert. Dazu bedarf es genauer »Prioritäts- und Gewichtungsregeln«, die bei einer Vielzahl zu erwartender »Abwägungsprobleme« Anwendung finden. Bemerkenswert dürfte sein Entwurf vor allem in zweierlei Hinsicht sein: Prinzipien und Geltungsaspekte einer in dieser Weise noch auszuführenden Medizinethik sind eingelassen in eine umgreifende, kosmologisch verstandene Stufenordnung der Natur. Diese Ordnung bildet den Hintergrund einer am Prinzip der Sachgerechtigkeit, der Schonung und Förderung im Verhältnis zum jeweiligen Organisationsgrad des Lebendigen auszurichtenden »Konzeption des Guten« (Siep 1996: 251). Naheliegende ethische Einwände eines naturalistischen Fehlschlusses können im Hinblick auf spezifische Organisationsformen menschlichen Lebens, das quasi biologisch induzierte Heraustreten aus unvermittelter Natur und ihren Kreisläufen als (auch überlebenswichtiger) Zwang zur Schaffung künstlicher Formen des Lebens und damit zu einer sozialen Selbstgesetzgebung[11], abgewiesen werden. Zur Künstlichkeit kultivierten Lebens gehört auch die »Fähigkeit zur Selbstdistanz« und das »Absehen von eigenen Interessen« (Siep 1996: 249). Doch auch unter Bedingungen künstlicher Lebensformen erweist sich das Menschen gemäße Gute als abhängig von einem schonenden, rücksichtsvollen Umgang mit seiner eigenen und der ihn umgebenden äußeren Natur. Und – so könnte der systematische Ansatz von Siep weitergedacht werden – es sind Vorstellungen des Person-Seins nicht zu eng an empiristisch-rationalistische Bestimmungen zu binden, sondern im Anschluss an Scheler: eines Person-Seins als »Aktzentrum, das sich in vielfältigen Akten, in rationalen, emotionalen und leiblichen ausdrücken kann« (Kather 2003: 210).

Das Gelingen des Lebens ist nicht gebunden an lineare Vorstellungen ungesteuerten, unbegrenzten Wachstums im Zeichen einer »prometheischen Kultur«, sondern an Vorstellungen einer Vollendung im Ricorso, an das Vertrauen auf Kräfte der Selbstorganisation. Dem entsprechen ästhetische Vorstellungen einer Kulturlandschaft, die, wie bei Giorgione, Tizian, Bellini, menschliche Eingriffe allenfalls als sanfte, schmiegsame Einpassungen dulden.

Medizin und implizite »Wertbegriffe«

In einer weiteren Hinsicht dürfte der Entwurf einer Bioethik von Siep Konsequenzen für eine Medizinethik bergen. Es sind nicht die herkömmlichen biologischen Grundlagen selbst, sondern das darin fundierte Selbstverständnis der Medizin, das Siep mit seinen Erwägungen zu einer Stufenordnung der Natur indirekt in Frage stellt.[12] Siep geht nämlich nicht von einem neuzeitlich dimensionierten Bild der Natur als eines vermessbaren Erfahrungsgegenstands aus.[13] Auch zeigt er argumentativ eine gewisse Reserviertheit gegenüber evolu-

---

11 Hierbei handelt es sich um den in der neueren philosophischen Anthropologie namentlich Plessners, aber schon in der philosophischen Tradition immer wieder aufgewiesenen Hiatus zwischen Mensch und Natur.

12 Wissenschaftslogisch beruht das Selbstmissverständnis der Medizin darauf, dass sie ihre biologischen Grundlagen als handlungsentscheidend betrachtet. Dies hat sie daran gehindert, sich als Handlungswissenschaft zu begreifen, die sich praktisch bspw. von normative Unterscheidungen zwischen Gesundheit und Krankheit als Legitimationsgrundlagen konkreter Handlungen leiten lässt. Dass diese Unterscheidungen keine rein biologischen sind, darauf kommen wir im Folgenden noch ausführlicher zu sprechen.

13 Mit der im modernen wissenschaftlichen Experiment zum Ausdruck gebrachten Erkenntnishaltung hat sich unser Verhältnis zur Natur grundlegend verändert. Im Experiment, so hatten wir an anderer Stelle gesagt, »wird nicht mehr schauend, sondern in die Natur *eingreifend erkannt* – wobei nicht unterschlagen werden darf, daß das Experiment bereits durch die Medizin der hippokratischen Ärzte eingeführt wurde, jedoch weitgehend eingegrenzt blieb. Drastisch hat dieses neue, experimentelle Verhältnis zur Natur Bacon in seiner *In-*

tionstheoretischen Modellen einer Naturgeschichte, in welcher der Mensch nicht systematisch, kraft seines Erkenntnis- und Lernvermögens, als aktiv Mitgestaltender einbezogen ist.[14] Hier liegt uns vielmehr der kritische Versuch einer durch moderne, zum Beispiel ökologische Erfahrungen geläuterten Rekonstruktion von Naturgeschichte vor, der ebenso Anlass gibt, herkömmliche, erfahrungswissenschaftlich ausgerichtete, von daher auch medizinethisch relevante Haltungen und Einstellungen gegenüber der Natur von Grund auf zu problematisieren. Wir möchten uns diesem, bei Siep freilich nicht weiter ausgearbeiteten, kritischen Aspekt aus einer anderen, wissenschafts- und medizingeschichtlich orientierten Blickrichtung nähern.[15]

Es ist ein auffälliger Tatbestand, dass sich die Medizin als Institution gegenwärtig kaum noch mit ihrem wissenschaftsgeschichtlich widersprüchlichen Konstitutionszusammenhang zu beschäftigen scheint. Diese gäbe jedoch, näher besehen, Aufschluss darüber, in welchem Maße die von ihr adoptierten lebenswissenschaftlichen Grundlagen (Physiologie, Pathologie) seit der ersten Hälfte des 19. Jahrhunderts mit normierenden Konnotationen verknüpft sind, die sich dem neuen Selbstverständnis einer zur gleichen Zeit entstehenden Soziologie als positive Wissenschaft verdanken. Eine in der Wissenschaftsgeschichte der Medizin entscheidende Frage bestand darin, in welcher Weise sich Gesundheit und Krankheit nicht nur unterscheiden, sondern inwieweit dieser Unterscheidung eine »ontologische« Differenz entspreche. Bezeichnenderweise waren die vor allem im nachrevolutionären Frankreich geführten wissenschaftlichen Auseinandersetzungen um den biologischen Krankheitsbegriff durch Einflüsse der Soziologie Comtes bestimmt, der seinerseits unter dem Eindruck wissenschaftlicher Umwälzungen der Physiologie in dieser, bereits von Saint-Simon apostrophierten »Wissenschaft vom Menschen« mit ihren experimentellen Möglichkeiten eine Vorbildfunktion für die Soziologie erkannte (Lepenies 1976: 174). Doch erst dadurch, dass der bei Comte zu einem normierenden Unterscheidungskriterium avancierte Begriff des Gesunden resp. der Gesundheit in die Beschreibungen pathologischer Erscheinungen als Abweichungen einfließt, kann Krankheiten der ontologische Status einer Anormalität zugeschrieben werden. Pathologische Phänomene werden nicht mehr, wie noch gemäß naturgeschichtlicher Auffassung der klassischen Physiologie, als »natürliche Variationen des Gesundheitszustandes« (Lepenies 1976: 193) verstanden, also gewissermaßen als quantitative Veränderungen physiologischer Phänomene. Der Unterschied besteht vielmehr darin, dass nunmehr Veränderungen

---

stauratio benannt: Im Bild einer auf die Folter zu spannenden Natur, um ihr auf diese (gewaltsame) Weise Antworten zu entlocken.« (Remmers 2000: 92)

14 Zur Verwobenheit von Natur- und Kulturgeschichte vgl. beispielsweise Kather (2003: 69 ff.).

15 Vgl. dazu auch Remmers (2000: 90–122).

im Sinne qualitativer Differenzen ein Verständnis von Krankheit mit pejorativen Konnotationen als Norm-Abweichung, als Anormalität nach sich ziehen. Lepenies, der sich ausführlich mit wissenschaftsgeschichtlichen, in diesem Falle medizingeschichtlichen Umbrüchen beschäftigt hat, greift zur Erklärung dieses neuen Verständnisses auf eine wissenssoziologische Überlegung des Medizinhistorikers Canguilhem zurück. Ihm zufolge ist es der seit den politischen Umwälzungen Ende des 18. Jahrhunderts in Frankreich »aufsteigenden bürgerlichen Klasse« eigentümlich, sich als »eine normative Klasse (une classe normative) zu nennen, die mit der Ergreifung der politischen Macht die sozialen Normen zu definieren vermag und die Normalität und Allgemeinheit dadurch miteinander identisch macht, daß sie eine Norm durch ihre statistische Häufigkeit definiert – ein Paradigma, das die soziologische Theorie von Quételet bis über Durkheim hinaus prägt. Canguilhem spricht von der normativen Intention einer Gesellschaft, die einen Bezugsrahmen für alle Normalisierungsbestrebungen, ob in Medizin, Gesetzgebung oder selbst Technologie entwickelt« (Lepenies 1976: 195).

Wir verweisen auf diesen wissenschaftsgeschichtlich epochalen Zusammenhang der Medizin, um zweierlei zu verdeutlichen: zum einen, dass die Medizin als ein praktischer Zweig sich etablierender Biowissenschaften bereits in ihrer wissenschaftlichen Begriffsbildung vielschichtigen sozialen Einflüssen unterlag; zum anderen, dass ihre Begriffsbildungen mit normativen Implikationen, für Patienten und oft auch Ärzte undurchschaubar, verknüpft sind.[16] Daraus ergibt sich die Frage, inwieweit das neuere Unternehmen einer inzwischen hoch spezialisierten Medizinethik unreflektiert an klassifikatorische Systeme mit dahinter stehenden Krankheitsbegriffen bzw. -bildern anknüpft, durch die nicht allein problematische Beurteilungsperspektiven festgelegt werden, sondern hinter denen sich auch normative Dichotomien mit präskriptiven Implikationen verbergen.

Dieses Problem einer nicht nur mit empirischen, das heißt diagnostischen Befunden unauffällig verschränkten, sondern bereits die Erkenntnishaltungen und -richtungen prägenden Normierung lässt sich an einem weiteren medizinhistorischen Beispiel illustrieren. Wir beziehen uns auf die sogenannte »hygienische Revolution« im medizinischen Denken der Moderne (Labisch 2001). Sie gilt als Beispiel für eine »Dialektik von medizinischem Wissen und ärztlichem Handeln«. Das damit angesprochene Problem resultiert aber aus einer prekären Verbindung deskriptiver und normativer Elemente »sozialer Hygiene«, durch welche der Weg frei gegeben wird für ein auf Vernichtung ausge-

---

16 Wissenschaftshistorisch lassen sich normative Implikationen auch unter Gesichtspunkten eines *gendering* genauer verfolgen. Zur Gender-Problematik in den Naturwissenschaften siehe beispielsweise: Harding 1990; Scheich 1991.

richtetes rassenhygienisches Programm der NS-Medizin. Nun ist der von Grotjahn eingeführte Begriff der »sozialen Hygiene« gewiss nicht unproblematisch. Er kann aber nicht umstandslos, wie die Gesundheitswissenschaftler der frühen NS-Zeit meinten und praktizierten, durch den Begriff der »Rassen-Hygiene« ausgetauscht werden. Denn die wertende Komponente der mit der »sozialen Hygiene« assoziierten »sozialen Pathologie« (Grotjahn) ist, wissenschaftsgeschichtlich betrachtet, an das Zusammenspiel dreier variabler Faktoren funktional gebunden: die wesentlich auf individuelle, vererbbare Dispositionen gerichtete »Konstitutionshygiene«, die vermittelnde Umstände (räumliche, soziale und Arbeitsbedingungen) erfassende »Konditionalhygiene« und schließlich die auf bestimmte (bspw. bakterielle) Expositionen ausgerichtete »Auslösungshygiene« (Labisch 2001: 78 ff.).

Begriffsgeschichtlich lässt sich das Programm einer »sozialen Hygiene« auf Maßnahmen einer öffentlichen Gesundheitspflege zurück verfolgen, die bereits paradigmatisch in der »Medicinischen Polizey« absolutistischer Wohlfahrtspolitik angelegt waren. Klärungsbedürftig ist in diesem Zusammenhang ein Verständnis von »öffentlicher Gesundheit«, das au fond ein Bewusstsein »öffentlicher Ursachen von Krankheit und entsprechende öffentliche Maßnahmen« ihrer Einhegung bzw. Ausschaltung voraus setzt (vgl. Labisch 2001: 72). Auf genau diesen Zusammenhang zielen die vor allem um die Wende des 19. zum 20. Jahrhundert sich in wissenschaftlich-politischen Programmen bekundenden »Utopien einer gesunden Gesellschaft« (Labisch 2001: 77 ff.), in denen sich die in der ersten Hälfte des 19. Jahrhunderts vorbereiteten normierenden Krankheitsbegriffe auf höchst ambivalente Weise Bahn brechen: Auf der einen Seite in sozialstaatlichen Maßnahmen des Gesundheits- und Arbeitsschutzes zur Verbesserung pathogener Lebensverhältnisse, auf der anderen Seite jedoch in rassenhygienischen Ideologiebildungen, denen zufolge genau jene Maßnahmen einer sozialen Medizin ursächlich zu einem Wachstum vererbbarer Degenerationen geführt hätten. Bereits in der Weimarer Republik sich anmeldende gesundheitspolitische Planungsutopien schlossen Überlegungen ein, »Sterilisierung gesetzlich zuzulassen« (Labisch 2001: 88). In einem vielleicht etwas überscharfen Licht betrachtet, scheinen sich in den rassenkundlichen Umformungen einer »sozialen Hygiene als normative Wissenschaft« (Labisch 2001: 79) Traditionselemente jener im nachrevolutionären Frankreich bereits wirksamen bürgerlichen »Normalisierungsbestrebungen«, wie Lepenies (1976:195) zeigte, in einer gewiss extremen Form auszudrücken. Es werden Krankheitsvorstellungen zum Zwecke bestimmter, Seuchengesetzen analoger Exklusionsstrategien gegenüber Bevölkerungsgruppen instrumentalisiert, denen ein den gesunden Volkskörper gefährdendes Potential zugeschrieben wird.[17] Dass füh-

---

17 Vgl. dazu insbes. auch Klee (2001: 57 ff.)

rende NS-Ärzte sich zur Rechtfertigung der als »Euthanasie« kaschierten eugenischen Maßnahmen als Erfüllungsgehilfen eines medizinischen Fortschritts[18] zu verstehen gaben, sollte nicht nur als eine infame Strategie der Selbstexkulpation betrachtet werden. Tatsächlich stehen solche Selbstrechtfertigungsstrategien in engem Zusammenhang mit beruflichen Sozialisationsbedingungen einer methodisch auf das Ideal reiner Naturwissenschaft reduzierten Medizin. Dabei fungiert das methodische Selbstverständnis gewissermaßen als ein Schleier, unter dem ebenso normierende wie wertende Begriffsbildungen, politische Allianzen und ökonomische Einflussnahmen undurchsichtig bleiben.[19] Die Forderung, dass mit den Verbrechen exponierter Vertreter der deutschen Ärzteschaft, die sich vor allem in ihren jüngeren Vertretern weitgehend widerstandslos auf ein biologistisches Modell gesellschaftlicher Lebensprozesse hat trimmen lassen, die Wertgrundlagen ärztlichen Handelns einer kritischen Überprüfung (vorzugsweise in Gestalt einer Bioethik) bedürften, greift wissenschaftslogisch, aber auch wissenschaftsethisch etwas zu kurz. Es werden nämlich die normativen Grundlagen einer als Heilkunde auftretenden medizinischen Wissenschaft hinreichend nur dann geklärt werden können, wenn dabei zugleich das Selbstmissverständnis einer zwar praktisch (klinisch) ausgerichteten, wissenschaftslogisch aber dem Ideal eines raumzeitlich unabhängigen, universalen Wissens verpflichteten interesselosen Wissenschaft thematisiert wird.[20] Verpflichtungen beispielsweise auf individuelles Wohlsein lassen sich aus lebenswissenschaftlichen Gesetzmäßigkeiten gar nicht ableiten. Sie ergeben sich vielmehr aus moralischen »Gesetzen« (Regulativen) einer sozialen Gemeinschaft. Ebenso bleiben utopische Vorstellungen einer gesunden Gesellschaft in entscheidender Weise gebunden an den Wertehorizont derer, die entsprechende Gestaltungsalternativen entwickeln und zu realisieren suchen.

---

18 Auch Vertreterinnen der NS-Krankenpflege haben sich im Namen von »Aufartung« und »Ausmerze« an den Verbrechen beteiligt. Sie »pflegen nicht Kranke, sondern den Nationalsozialismus. Deshalb werden sie nicht am Krankenbett, sondern überwiegend in den Gemeinden eingesetzt.« Klee (2001: 50).

19 Vgl. insbes. Gausemeier (2005), der in Anlehnung beispielsweise an Latour & Woolgar (1986) die »soziotechnischen Netze« biologischer und biochemischer Forschung an Kaiser-Wilhelm-Instituten 1933–1945 untersucht.

20 Vgl. dazu die wegweisende, unter kritischen Gesichtspunkten immer noch aktuelle, unter modifizierten Aspekten gewiss weiterzuführende wissenschaftsphilosophische Untersuchung von Habermas (1974).

Medizintheoretische Konsequenzen

Als Zwischenergebnis vorstehender Überlegungen kann festgehalten werden, dass sich das Wissen der modernen Medizin, auch als ein naturwissenschaftlich adoptiertes Wissen, keineswegs als ein wertindifferentes charakterisieren lässt. Das gilt insbesondere, wie wir exemplarisch sahen, für die Schlüsselbegriffe der Medizin: Gesundheit und Krankheit, bei denen es sich in Ansehung eines pragmatischen Kontextes ihrer Entstehung und Verwendung um Wertbegriffe handelt. Die neuere, historisch orientierte Medizintheorie hat diese Tatsache anerkannt (Paul 2006). Sie geht, allein schon aus Gründen eines historisch variierenden, kulturell sowie gesellschaftlich spezifischen Verständnisses von Gesundheit und Krankheit, von einer Deutungsoffenheit dieser Konzepte aus. Es mag ja so sein, wie Paul (2006: 68) behauptet, dass »aus pragmatischen Gründen« in der klinischen Medizin naturwissenschaftlich fundierte Gesundheits- und Krankheitskonzepte wegen ihrer größeren Funktionalität für die alltägliche Problemlösung Anwendung finden. Unter medizintheoretischen Gesichtspunkten stellt die »biomedizinisch-pathologische Repräsentation nur eine von mehreren Repräsentationen von Krankheit« dar. (Paul 2006: 69). In der neueren Geschichte von Gesellschaft, Medizin und Technik hat aber der schon um 1800 – zeitgleich mit der Durchsetzung bürgerlicher Lebens- und Arbeitsprinzipien einerseits sowie neuer Organisationsformen der Klinik als eine Totalität medizinischer Erfahrungen andererseits – sich abzeichnende Prozess einer Medikalisierung des Alltagswissens dahin geführt, dass die Medizin den »bestimmenden Platz in der Gesamtarchitektur der Humanwissenschaften« (Foucault 1988: 208) einnehmen und damit auch die Deutungshoheit über Gesundheit und Krankheit übernehmen konnte. (Paul 2006: 70). Hinter dem Rücken scheinbar wertneutraler naturwissenschaftlicher Begriffsbildungen und Datenkombinationen entwickelt sie sich nicht nur zu einer spezialisierten Deutungsmacht, sondern auch zu einer sozialen Disziplinarmacht des Lebendigen. In Anlehnung an Labisch (1992) kann daher gesagt werden: »Die jeweilige Deutung von Gesundheit vermittelt zwischen dem Körper und den gesellschaftlichen Anforderungen an ein bestimmtes Verhalten. Damit ist die Stelle markiert, an der sich gesellschaftliche Ordnung in die Ordnung des Leibes wandelt« (Paul 2006: 70).

Wissenssysteme, Wertsphären und Verankerung der Medizinethik

Aus der wissenschaftsphilosophischen Reflektion des Verhältnisses von Wissenssystemen und moderner Gesellschaft und ihrer medizintheoretischen Adoption ergibt sich zum einen die Forderung, jenes Verhältnis als einen normierenden Zusammenhang (»Normalisierung«) analytisch freizulegen. Illus-

trieren lässt sich solcher Zusammenhang am Beispiel sozialer Ordnungsele-
mente wie Sozial- und Arbeitsrecht, von denen häufig gleichsam Struktur bil-
dende Effekte auf ärztliche Diagnosen und therapeutische Entscheidungen
ausgehen – man mag sich das eingestehen oder nicht. Zu bedenken ist dabei
ferner, an vorstehende Überlegungen anknüpfend, dass ausdifferenzierten
Wissenssystemen wie dem der Medizin legitimatorische Funktionen zugesprochen werden für konkrete Entscheidungen, deren Folgen jedoch im Horizont lebensweltlich strukturierter Wertsphären zu beurteilen sind, welche ihrerseits mit Wertsphären eigensinnig verselbständigter, durch hoch spezialisierte Professionen verwalteter Wissenssysteme inkommensurabel sind. Dies ist
der Grund, warum eine Medizinethik, trotz der auch hier zu beobachtenden
Tendenzen ihrer Professionalisierung, sowohl in ihren Prämissen als auch in
ihren Perspektiven in den lebensweltlich strukturierten Horizont einer kommunikativen, Normen setzenden Vernunft zu verankern ist. Und nur durch diese
Einbindung wird eine auch in größere bioethische Begründungszusammen-
hänge integrierte Medizinethik kritische Funktionen wahrnehmen können die –
in Ansehung anthropologischer Grundlagen der Medizin; s. o. – eine Kritik
biologistisch reduzierter Grundlagen der Medizin mit einschlösse.

3. Zu den Beiträgen dieses Bandes

Bei den im vorliegenden Band versammelten Beiträgen handelt es sich um
ausgearbeitete Fassungen von Vorträgen auf einem zweitägigen Symposium
»Bioethics, Care and Gender«, das im April 2008 in der Universität Osnabrück
stattfand. Die Veröffentlichung ihrer Vorträge war von den Autorinnen und
Autoren ausdrücklich erwünscht.

Die Trias *Moral – Ethik – Tradition* rahmt die Beiträge des *ersten Teils*.
Grundsätzliche Fragen und Konfliktlinien der Entwicklung einer Ethik helfender
Beruf werden unter Bezugnahme auf klassische Philosophien erörtert und his-
torisch situiert.

»To take one' place … and the right to have one's part matter« beansprucht *Joan
Liaschenko* für die Pflegenden. Sie fragt in ihrem Beitrag, wie es möglich sein
kann, dass Pflegende in Gesprächen über Patientinnen und Patienten keinen
gleichberechtigten Sprachraum neben anderen am therapeutischen Prozess
beteiligten Berufsgruppen beanspruchen. Sie begründet dies mit einer mangelnden Freiheit von Pflegenden, ihre Erfahrung kommunizieren zu können;
aber auch mit einer ihnen zugewiesenen weiblichen Assistentinnenrolle. Eine an
Regeln orientierte Sprache der Bioethik trage überdies zum Schweigen der

Pflegenden bei. Liaschenko zeigt damit auch, dass das in einer Care-Perspektive liegende Sensibilisierungspotential vielfach ignoriert wird.

In einem historisch-analytischen Bezugrahmen philosophischer Theoriebildung unternimmt *Hartmut Remmers* den Versuch, eine Ethik helfender Berufe zu konturieren. Er weist der Moral eine Schutzfunktion zu, die immer mehrseitig verstanden werden müsse, nämlich auch als Schutz derer, die Fürsorge übernehmen. Dies gelte gleichermaßen für private als auch für berufliche Strukturen von Hilfsangeboten.

Auf zunächst überraschende Weise setzt *Friedrich Heubel* die Moralphilosophie Immanuel Kants mit der modernen Pflege in Beziehung. Er verweist auf die Wertlosigkeit der Opferhaltung bei Kant und plädiert für eine Emanzipation der Pflege, die sich der Kommerzialisierung der Medizin entgegenstellt und eigene Chancen ethischen Handelns ergreift.

Der *zweite Teil* stellt eine politische und pflegerische Auseinandersetzung mit einer Ethik der *Achtsamkeit* und modernen *Gerechtigkeitskonzeptionen* in den Mittelpunkt. *Heiner Friesacher* plädiert für eine Pflegeethik, die sich am Diskurs philosophischer Ethiken orientiert und sich den Herausforderungen konkreter Anwendungsfragen in einmaligen Situationen stellt. Eine erweiterte Perspektive auf Gerechtigkeitsdiskurse sieht er am ehesten im Rahmen einer Ethik der Anerkennung verwirklicht.

Wie lässt sich eine Ethik der helfenden Berufe theoretisch fassen? Das Verhältnis von Ethik und Politik nicht von der Politik, sondern von der Ethik her zu interpretieren, dieser Aufgabe stellt sich *Elisabeth Conradi* in ihrem Beitrag. Care als Praxis bilde hierbei eine Brücke zwischen ethischem und politischem Handeln. Das Beispiel einer gelingenden sprachlichen Übersetzungspraxis – wie sie einst die Sozialarbeiterin Jane Adams in der Stadtteilarbeit Chicagos entwickelte – zeige mögliches transformierendes gesellschaftspolitisches Handeln, eine Schnittstelle zwischen einer Ethik der Achtsamkeit, dem professionellen Handeln und Praxisformen der Politik.

Die Gender Perspektive fokussierend, analysiert Helen Kohlen die aktuellen Entwicklungen häuslicher Pflege in Deutschland. Sie zeigt, wie Pflege und Care als geschlechtsgebundene Eigenschaft sozialpolitisch gestützt sind, und beschreibt Ermöglichungsbedingungen für eine Überwindung von strukturellen und ideologischen Verfestigungen.

Mit *ethischen Fragen am Lebensbeginn* beschäftigen sich die Beiträge im *dritten Teil*. Ihre kritische Analyse zur Entwicklung der Pränataldiagnostik spitzt Sigrid Graumann mit der Frage zu, »ob sich in Folge der Pränataldiagnostik eine allgemeine soziale Norm durchsetzen kann, nach der an die Anerkennung der Bedürftigkeit von Menschen Bedingungen bezüglich ihrer Fähigkeiten und Eigenschaften gestellt werden.« Würde sich dies bewahrheiten, so die Autorin, wären nachhaltige Folgen für die Verlässlichkeit persönlicher Beziehungen überhaupt und damit für die Stellung von allen von Hilfe, Unterstützung und Sorge abhängigen Menschen zu befürchten.

Yve Stoebel-Richter, Elmar Brähler und *Kerstin Weidner* thematisieren die Chancen und Risiken moderner reproduktionsmedizinischer Verfahren. Sie stellen heraus, dass der Übergang zur Elternschaft nicht einer vollständig intendierten Planung unterliege, sondern eher als ein Prozess des Abwägens stattfinde, dem einerseits Unsicherheiten, Ambivalenzen und Ängste, andererseits aber auch emotionale Wünsche zugrunde liegen. Durch die schrittweise Entkopplung von Sexualität, Befruchtung und Fortpflanzung komme es zu nachhaltigen Veränderungen, die das Leben und Zusammenleben zukünftiger Generationen zutiefst würden beeinflussen.

Hans-Georg Koch wirft einen grenzüberschreitender Blick auf grundlegende Problemfelder im Diskurs um den rechtlichen Status des menschlichen Embryos und kommt zu dem Schluss, dass der deutsche Gesetzgeber seit langem zur Schaffung eines umfassenden Fortpflanzungsmedizingesetzes »und damit zu einer Abkehr von seiner bisherigen strafrechtszentrierten Sichtweise oder zumindest zu deren Relativierung aufgerufen« sei. Die rechtspolitische Gestaltungsaufgabe gehe dahin, eine reformierte Rechtslage so zu konzipieren, dass die in der Sache vertretenen unterschiedlichen Positionen Akzeptanz erfahren, ohne die eine als »richtig« oder die andere als »falsch« zu etikettieren.

Um eine christliche, rechtliche und pflegerische Perspektive geht es im vierten Teil: *Ethische Fragen am Lebensende. Arnulf von Scheliha* zeichnet den sozialethischen Diskurs der Evangelischen Theologie über ethische Fragen am Lebensende nach. Die evangelische Ethik setze bei der kritischen Reflexion der Beteiligungsperspektive der Betroffenen ein. Er kommt damit zu einer intellektuell unabhängigen Position, die da lautet: »Jenseits aller rechtlich zu treffenden Regelungen wird innerhalb der christlichen Ethik das je individuelle Leben und Sterben thematisch.«

Die strafrechtlichen Dimensionen der Sterbehilfediskussionen arbeitet *Torsten Verrel* in seinem juristischen Beitrag heraus. Obwohl die Entscheidungen des Bundesgerichtshofes einen richterrechtlich geschaffenen Rahmen haben, in dem sich ärztliche Entscheidungsverantwortlichkeit und -ethik ohne Furcht vor Strafbarkeitsrisiken entfalten kann, habe sich diese Erwartung nicht erfüllt: »Es ist ein offenbar weder durch den BGH noch durch wiederholte Fortbildungen zu beseitigender Irrglaube, dass sich die Unterscheidung zwischen verbotener aktiver und erlaubter passiver Sterbehilfe danach richtet, ob Ärzte etwas tun oder unterlassen.« Als Ursachen der Rechtsunsicherheit macht Verrel vor allem die Missverständlichkeit der herkömmlichen Terminologie verantwortlich.

Denn mit den Begriffen aktiv/passiv könne keine trennscharfe Unterscheidung zwischen verbotener und erlaubter Sterbehilfe gelingen.

Wenn es um aktive Sterbehilfe geht, so werde die Rolle der Pflegenden oft übersehen, argumentiert *Christian Koch* und schaut dabei über Ländergrenzen hinweg. Ein sehr bedenkliches Ergebnis seiner Analyse internationaler empirischer Studien lautet: Niederländische Pflegende sind nicht mit dem Euthanasiegesetz vertraut und führen in einigen Fällen an Stelle des Arztes Tötungshandlungen durch, ohne hierzu legitimiert zu sein – wie immer auch man diese Legitimität beurteilen und bewerten mag.

Im abschließenden *fünften Teil: Ethik – Konflikt – Praxis* wird den praktisch-ethischen Herausforderungen beruflicher Akteure in ihrem (Nicht-)Handeln am Arbeitsort Rechnung getragen. Von seiner eigenen Praxis als Erwachsenenbildner ausgehend, zeigt *Uwe Fahr* Möglichkeiten erfolgreicher Lernarrangements für multiprofessionelle Fort- und Weiterbildungsseminare in angewandter Ethik auf. Es gehe nicht »in erster Linie um kognitiv-orientierte Fachweiterbildung oder ein Bewusstwerden von Emotionen in Handlungssituationen, sondern auch um die Analyse von ethisch relevanten Interaktionen zwischen Berufsgruppen, die sich dann auf die Behandlung des Patienten auswirken...«.

Auf der Hintergrundfolie US- amerikanischer Bioethik und der Entwicklung klinischer Ethikkomitees stellt *Helen Kohlen* in ihrem Beitrag fest, dass die Organisationsformen in Deutschland weitgehend kritiklos dem nordamerikanischen Modell folgen. Interviews mit internationalen Experten und teilnehmende Beobachtungen in deutschen klinischen Ethikkomitees zeigen, dass die Belange der Pflegepraxis und der Pflegenden nicht hinreichend zum Zuge kommen, gar an den Rand gedrängt werden.

Karl-Heinz Wehkamp arbeitet in seinen Thesen zu Ökonomie und Ethik in Medizin und Gesundheitswesen heraus, dass sich ohne eine empirisch gestützte Theorie keine vernünftigen Begriffe zur Beschreibung aktueller Phänomene entwickeln ließen. Er betont: »Dieses Problem ist ernster als es erscheint ... Was tun, wenn ein herkömmliches ›Gesundheitswesen‹ seinen Charakter derart verändert, dass man besser von der Gesundheitswirtschaft sprechen sollte?« Eine pauschale moralische Verurteilung der ›Ökonomisierung‹ oder ›Kommerzialisierung‹ sei nicht zu rechtfertigen. Eine fortlaufende Registrierung von Fehlentwicklungen und ein offener transparenter Diskurs über die Qualität der Medizin und der Pflege sowie über Arbeitsbedingungen und Patientensicherheit sei ein wesentlicher Schritt.

Die Herausgeber dieses Bandes sind von der Hoffnung getragen, die Beiträge mögen der Fortführung einer kritischen Diskussion bioethisch sehr divergenter

Positionen dienen und auf diesem Wege allen, die mit technischen Entwicklungsresultaten der modernen Lebenswissenschaften praktisch (beruflich oder privat) konfrontiert sind, zur Selbstbesinnung und Selbstaufklärung verhelfen. Allen Autorinnen und Autoren sei an dieser Stelle nochmals sehr herzlich gedankt.

Literatur

Ach, J. & Runtenberg, C. (2002): Bioethik: Disziplin und Diskurs. Zur Selbstaufklärung angewandter Ethik. Campus: Frankfurt M.

Bayertz, K. (2002): Warum »Selbstaufklärung der Bioethik«? Vorwort in: Ach, J. & Runtenberg, C. (2002): Bioethik: Disziplin und Diskurs. Zur Selbstaufklärung angewandter Ethik. Campus: Frankfurt M., S. 9–12.

Beauchamp, T. L. & Childress, J. F. (1979): Principles of Biomedical Ethics. New York, Oxford: Oxford University Press.

Birnbacher, D. (2006): Welche Ethik ist als Bioethik tauglich? In: Ders.: Bioethik zwischen Natur und Interesse. Suhrkamp: Frankfurt/M., S. 29–52.

Braun, K. (2000): Menschenwürde und Biomedizin. Zum philosophischen Diskurs der Bioethik. Frankfurt/M.: Campus.

Callahan, D. (1996): Bioethics, Our Crowd, and Ideology. In: Hastings Center Report, Nov.-Dec. 1996, S. 3 f.

Conradi, E. (2001): Take Care. Grundlagen einer Ethik der Achtsamkeit. Frankfurt, New York: Campus.

Duden, B. (1991): Der Frauenleib als öffentlicher Ort. Vom Missbrauch des Begriffs Leben. Luchterhand: Hamburg, Zürich.

Düwell, M. & Steigleder, K. (2003): Bioethik – Zu Geschichte, Bedeutung und Aufgaben. In: Dies. (Hrsg.): Bioethik. Eine Einführung. Suhrkamp: Frankfurt/M., S. 12–37.

Düwell, M. (2008): Bioethik. Methoden, Theorien und Bereiche. J.B. Metzler'sche Verlagsbuchhandlung: Stuttgart.

Foucault, M. (1988): Die Geburt der Klinik. Eine Archäologie des ärztlichen Blicks. Frankfurt/M.: Fischer.

Fox, R. (1996): More than Bioethics. Hastings Center Report, November-December, S. 5–7.

Fuchs, T. (1997) Was heißt »töten«? Die Sinnstruktur ärztlichen Handelns bei passiver und aktiver Euthanasie. In: Ethik in der Medizin, 9(2), S. 78–90.

Gausemeier, B. (2005): Natürliche Ordnungen und politische Allianzen. Biologische und biochemische Forschung an Kaiser-Wilhelm-Instituten 1933–1945. Geschichte der Kaiser-Wilhelm-Gesellschaft im Nationalsozialismus, hrsg. v. R. Rürup & W. Schieder, Bd. 12, Göttingen: Wallstein.

Gewirth, B. (1996): Community of Rights. Chicago.

Gilligan, C. (1988): Die andere Stimme. Lebenskonflikte und Moral der Frau. München (Originalausgabe 1982: In a Different Voice: Psychological Theory and Women's Development. Cambridge).

Graumann, S. & Schneider, I. (2003) (Hrsg.): Verkörperte Technik – Entkörperte Frau. Biopolitik und Geschlecht. Frankfurt/M. u. New York,

Graumann. S. (2003): Fortpflanzungsmedizin aus ethischer Sicht – alte und neue Fragen. In: Düwell & Steigleder (Hrsg.): Bioethik. S. 246 – 257.

Graumann, S. (2009): Assistierte Freiheit: von einer Behindertenpolitik der Wohltätigkeit zu einer Politik der Menschenrechte. Utrecht.

Habermas, J. (1974): Erkenntnis und Interesse. In: Ders.: Technik und Wissenschaft als Ideologie, 7. Auflage, Suhrkamp: Frankfurt/M., S. 146 – 168.

Harding, S. (1990): Feministische Wissenschaftstheorie. Zum Verhältnis von Wissenschaft und sozialem Geschlecht. Hamburg (Originalausgabe 1986: »The Science Question in Feminism«, Cornell University).

Harding, S. (1993): Rethinking Standpoint Epistemology: »What is Strong Objectivity?« In: Alcoff, L. & Potter, E. (Ed.): Feminist Epistemologies. London: Routledge, S. 49 – 83.

Herrmann, S. L. (2009): Policy Debates on Reprogenetics. The Problematisation of New Research in Great Britain and Germany. Frankfurt/M. & New York.

Kather, R. (2003): Was ist Leben? Philosophische Positionen und Perspektiven. Darmstadt: Wissenschaftliche Buchgesellschaft.

Klee, E. (2001): Deutsche Medizin im Dritten Reich. Karrieren vor und nach 1945. 2. Aufl., S. Fischer Verlag: Frankfurt/M.

Kohlen, H. (2009): Conflicts of Care. Hospital Ethics Committees in the USA and in Germany. Frankfurt/M. & New York.

Kruse, A. (2005): Selbstständigkeit, bewusst angenommene Abhängigkeit, Selbstverantwortung und Mitverantwortung als zentrale Kategorien einer ethischen Betrachtung des Alters. In: Zeitschrift für Gerontologie und Geriatrie 38 (4), 273 – 287.

Kuhlmann, E. (2003): Verhandlungen über den Körper – Biotechnologische Entwicklungen und feministische Perspektiven. In: Graumann, S. & Schneider, I. (Hrsg.): Verkörperte Technik – Entkörperte Frau. Biopolitik und Geschlecht. Frankfurt/M. u. New York, S. 125 – 140.

Kuhn, Th. (1976): Die Struktur wissenschaftlicher Revolutionen. Frankfurt/M.: Suhrkamp.

Labisch, A. (2001): Die »hygienische Revolution« im medizinischen Denken. Medizinisches Wissen und ärztliches Handeln. In: Ebbinghaus, A. & Dörner, K. (Hrsg.): Vernichten und Heilen. Der Nürnberger Ärzteprozess und seine Folgen. Aufbau-Verlag, Berlin, S. 68 – 89.

Latour, B. & Woolgar, S. (1986): Laboratory Life. The Construction of Scientific Facts. Princeton.

Leist, A. (2005): Ethik der Beziehungen. Versuche über eine postkantische Moralphilosophie. Berlin: Akademie Verlag.

Lepenies, W. (1976): Normalität und Anormalität. Wechselwirkungen zwischen den Wissenschaften vom Leben und den Sozialwissenschaften im 19. Jahrhundert. In: Ders.: Das Ende der Naturgeschichte. Wandel kultureller Selbstverständlichkeiten in den Wissenschaften des 18. und 19. Jahrhunderts. Hanser: München, Wien, S. 169 – 196.

Mitscherlich, A. & Mitscherlich, M. (1968): Die Unfähigkeit zu trauern: Grundlagen kollektiven Verhaltens: München: Piper

Neitzke, G. (2000): Medizinische Forschung an einwilligungsunfähigen Menschen: welche

Interessen, Einflüsse und Steuerungsmöglichkeiten gibt es? In: Dörr, G., Grimm, R. & Neuer-Miebach, Th. (Hrsg.): Aneignung und Enteignung. Der Angriff der Bioethik auf Leben und Menschenwürde. Düsseldorf: Verl. Selbstbestimmtes Leben, S. 217 – 223.

Nida-Rümelin, J. (2005): Theoretische und angewandte Ethik. Paradigmen, Begründungen, Bereiche. In: Ders. (Hrsg.): Angewandte Ethik. Die Bereichsethiken und ihre theoretische Fundierung. Ein Handbuch. 2., aktualisierte Auflage, Kröner: Stuttgart, S. 3 – 87.

Nunner-Winkler, G. (1998): »Der Mythos von den zwei Moralen.« In: Horster, D. (Hrsg.): Weibliche Moral – Ein Mythos? Suhrkamp Verlag: Frankfurt/M., S. 73 – 98.

Nunner-Winkler, G. (Hrsg) (1995): Weibliche Moral. Die Kontroverse um eine geschlechtsspezifische Ethik. Deutscher Taschenbuch Verlag: München.

Nussbaum, M. (1999): Menschliche Fähigkeiten, weibliche Menschen. In: Dies.: Gerechtigkeit oder das gute Leben. Gender Studies. Suhrkamp Verlag: Frankfurt/M., S. 176 – 226.

Paul, N. W. (2006): Medizintheorie. In: Schulz, S., Steigleder, K., Fangerau, H. & Paul, N. W. (Hrsg.): Geschichte, Theorie und Ethik der Medizin. Suhrkamp: Frankfurt/M., S. 59 – 73.

Plessner, H. (1928): Die Stufen des Organischen und der Mensch. Einleitung in die philosophische Anthropologie. Dritte, unv. Aufl. Berlin, New York: de Gruyter 1975.

Plessner, H. (1967): Das Problem der Unmenschlichkeit. In: Ders.: Gesammelte Schriften, Bd. VIII, Conditio humana. Frankfurt/M.: Suhrkamp, S. 328 – 337.

Plessner, H. (1982): Der Mensch als Lebewesen. In Ders.: Mit anderen Augen. Aspekte einer philosophischen Anthropologie. Stuttgart: Reclam, S. 9 – 62.

Remmers, H. (2000): Pflegerisches Handeln – Wissenschafts- und Ethikdiskurse zur Konturierung der Pflegewissenschaft. Bern u. a., Huber.

Remmers, H. (2003): Die Eigenständigkeit einer Pflegeethik. In: Wiesemann, C., Erichsen, N., Behrendt, H., Biller-Andorno, N. & Frewer, A. (Hrsg.): Pflege und Ethik. Leitfaden für Wissenschaft und Praxis. Stuttgart: Kohlhammer, S. 47 – 70.

Remmers, H. (2009): Ethische Aspekte der Verteilungsgerechtigkeit gesundheitlicher Versorgungsleistungen. In: Bittlingmayer, H., Sahrai, D. & Schnabel, P.-E. (Hrsg.): Normativität und Public Health. Dimensionen gesundheitlicher Ungleichheit. Reihe ›Gesundheit und Gesellschaft‹. Wiesbaden: VS-Verlag, S. 111 – 133.

Ritter, J. (1977): Metaphysik und Politik. Studien zu Aristoteles und Hegel. Frankfurt/M: Suhrkamp.

Scheich, Elvira (1991): Die zwei Geschlechter in der Naturwissenschaft: Ideologie, Objektivität, Verhältnis. In: Verein feministische Wissenschaft: Im Widerstreit mit der Objektivität, S. 35 – 53.

Siep, L. (1998): Bioethik. In: Pieper, A. / Thurnherr, U. (Hrsg.): Angewandte Ethik: Eine Einführung. München: C.H. Beck, S. 16 – 36.

Siep. L. (1996): Eine Skizze zur Grundlegung der Bioethik. In: Zeitschrift für philosophische Forschung, Bd. 50, Heft 1/2, S. 236 – 253.

Simon, J. (1973): Art. »Leben«. In: Handbuch philosophischer Grundbegriffe, hrsg. v. H. Krings, H.M. Baumgartner u. Chr. Wild., Bd. 3, Müchen: Kösel, S. 844 – 859.

Tronto, J. C. (1993): Moral Boundaries: A Political Argument for an Ethic of Care. New York, London: Routledge.

Wieland, W. (1985): Strukturwandel der Medizin und ärztliche Ethik. Philosophische

Überlegungen zu Grundfragen einer praktischen Wissenschaft. Abhandlungen der Heidelberger Akademie der Wissenschaften, Philosophisch-historische Klasse; Abhandlung 4. Heidelberg: Winter.

Wolf, S. (1996): Feminism and Bioethics. Beyond Reproduction. Oxford University Press.

zur Lippe, R. (1974): Naturbeherrschung am Menschen. Bd. 1: Körpererfahrung als Entfaltung von Sinnen und Beziehungen in der Ära des italienischen Kaufmannskapitals; Bd 2: Geometrisierung des Menschen und Repräsentation des Privaten im französischen Absolutimus. Suhrkamp: Frankfurt/M.

1. Ethik – Moral – Tradition

Joan Liaschenko

»... to take one's place... and the right to have one's part matter«

The Question

A retrospective account of one's scholarship cannot be a precise representation. Rather, it is a hybrid of the extant work, the memory of the history of one's ideas, and what one has learned since then. It is the outcome of a dialectical relationship between the ways in which one's earlier work informed what subsequently called out for explanation and how those explanations, in turn, generated new questions. There is a question that has come to occupy me over the past few years, one that I will use to bridge the task of linking legacy and vision within my work. It is a question to which the title of this essay (adapted from Heilbrun, 1988) is an abbreviated answer. But first, the context of the question. I have been exceedingly fortunate in that my teaching and scholarship blend in ways not always possible for many who teach ethics in schools of nursing. And for this, I owe much to Dr. Mila Aroskar, who was instrumental in recruiting me to the University of Minnesota where she was a key figure in initiating, developing, and sustaining ethics education.

Since January of 2001, I have taught nursing ethics to students in the master's degree program three times a year and to doctoral students every other year. The content and method of my teaching in the master's degree program follows directly from my dissertation, that is, I start where students are. The students are given the assignment on the first day to write a narrative from their practice about which they were ethically concerned. The instructions are to indude as much detail as possible about the key persans involved, but with all identifying information removed. These narratives are subsequently discussed throughout the duration of the course. Over the years, two observations have remained astonishingly consistent. The first is that the day-to-day experience of working nurses has changed little since I started school in 1967. I say this from a perspective of first-person knowledge, since I worked continuously from 1970 through mid-1996. The second is that the moral concerns of students' collective experience are overwhelmingly one oE conflict between themselves and others involved in the care of a patient.

On one hand, this is understandable. People generally wish they had been able to do something to prevent or reverse harm, and this is especially the case when a person has special knowledge of some kind. This explanation was not entirely satisfactory to me. I could understand their »desire« to know more, but not the implied assumption underlying the desire that if they did know more, they would have been heard. Likewise, I wondered why they thought they »should« have known more and, if they did, what difference did they think that would make.

These observations are not unrelated in that their concerns are linked to the history of modern, professional nursing, gendered labor, class, and the economic independence of women. Nurses' moral concerns reflect conflict with others regarding the moral understandings of a particular situation. The conflicts typically involve competing aims and epistemologies that are most commonly formed along disciplinary boundaries. The majority of their moral concerns involved either end-of-life situations or instances in which a patient was »going bad,« and the nurse's concerns and/or recommendations were not taken seriously, were ignored, or dismissed. The narratives describe the nurses' generally unsuccessful attempts to make tll eir case to the relevant people. What captured my attention (and continues to do so) was that students frequently wrote that they should have known more, the implication being that if they did, they would have been able to convince the physician to alter the course of finical actions. The knowledge they feel they should have known was always scientific. Particularly noteworthy is that this was the case for new nurses and nurses who had been reassigned to areas outside of their practice specialty. Invariably, others dismissed nurses as no credible knowers and, not surprisingly, »not knowing enough« figured centrally in their moral evaluations of themselves.

Over the years, I became increasingly cognizant that students actually believe that having such knowledge would, indeed, make a difference. They believe they will be »empowered« and finally regarded as equal in value and social status to physicians, at which point their concerns will be taken seriously and not dismissed, ignored, sentimentalized, or trivialized. I found their naivete shocking. Here were nurses writing in significant detail about issues they identified as moral concerns, e. g., issues of physical and psychological harm to patients and families, and issues that affected their identities as nurses, their moral understandings of responsibilities, relationships, and values. Arresting by their absence were any evaluations of the others they were trying to convince. The language they used was remarkably devoid of moral language. I am not referring to the language of rule-based ethics, care ethics, or religious ethics. Rather, I am referring to language that calls for recognition of moral practices and moral identities, a language capable of reflecting social positionality, wode, knowledge, and concerns, a language calling for and expressing the moral understandings of those involved in a given situation. Something like the following: »I am holding you morally accountable to take my concerns seriously because only part in the care of this patient is just as important as your part.«

Never, not once, did any student say something like this. Why is this? Why live I never encountered this type of response? This is the question I pursue in this essay.

My Answer

At the most general level, my answer is that nurses do not say something like this because they do not experience the freedom to speak and act in ways that other occupational groups in health care do. »I am holding you morally accountable...« is a communicative act of assertion that does three things: claims a legitimacy to speak; makes the claim of being a credible knower; and demands accountability within a set of social relationships in which power, privilege, and cognitive authority are not equal. As such, it is an assertion of power but not power over, or the power to force. Rather, this power is the »ability to take one's place in whatever discourse is necessary to action and the right to have one's part matter« (Heilbrun, 1988, p. 18). As a group, nurses occupy a social space that privileges others to name what counts as knowledge, moral or otherwise, to label what counts as an ethical problem, and what ways are appropriate to respond.

The social space that nurses occupy in patient care is a space of gendered labor. For most of human history, care of the sick, the dying, and the dead has been done by women. Nursing is part of a long history of gendered labor associated with the body. Such wode has been devalued as manual wode and shunned as dirty. This is still the case, at least in the experience of my students over the past six and a half years, and in my recent research, just as it was in my earliest experiences.

Hierarchies of privilege, social prestige, and authority abound within groups as well as between them. Those between nursing and medicine receive much press, but there are hierarchies among nurses that are sustained and reproduced through institutional structures. To some, discussions of these issues might seem quaint and unnecessary, but my students show me they are not. I want to be clear here. I am not suggesting that nurses are passive victims to deliberately orchestrated domination by physicians and/or administrators. I am saying social organization is ongoing and accomplished through social actors in real space and time in which identities, responsibilities, relationships, and values are reproduced. This is one side of the issue-the »way the world is« side. The other side is how this is reinforced through language and various social practices by nursing academia, nursing management, and professional nursing organizations.

Nurses' moral concerns are best understood by these two interactive and mutually reinforcing social processes which construct the social identity of nurses as nurses. On one side is the objectified knowledge of bioethical theory and organized medicine, routinely backed by the hierarchical, social order of institutions in which the unequal distribution of power is normalized and reproduced, and which denies; nurses' knowledge as knowledge (Ceei, 2004). On the other side is nursing's response. That is, nurses believe that if they had more scientific knowledge or case knowledge (Liaschenko & Fisher, 1999), they would be seen as credible knowers. Nurses fail to claim credit for their nonscientific knowledge that is absolutely necessary for patient care. Following from this, both physicians and nurses fail to see that the knowledge nurses have and the wode they do actively contributes to the production of the facts on which the supposedly scientific knowledge depends (Stein-Parbury & Liaschenko, 1007).

Moral concerns are not generic but a rise from the organization of social life (Chambliss, 1996). Disciplines, occupational groups, and professions are one way of organizing social life. Central to such organization is the distribution of knowledge and responsibilities among groups. For the purposes of this discussion, I am using »knowledge« to mean a warrant to believe »x« and, therefore, a rationale for acting in a specified way. For example, a nurse can be said to »know« the side effects of »x« drug if she believes certain things. The link between knowledge and action has a special status in the professions. The health care professions are not theoretical disciplines but practical disciplines, that is, knowledge is important not for its own sake but because it enables us to do something to and for patients. In nursing, the link between knowledge arid action involves speaking and acting for others (Liaschenko, 1995b). I believe Virginia Henderson said it best: nursing is helping the patient to do what he would do for himself if he had the capability, knowledge, and will (Henderson, 1966). That this definition of nursing is accurate seems obvious. But nurses also speak and act for physicians and particular institutions as well as for other social bodies such as insurers and the state, which is less obvious (Liaschenko, 1994, 1995a, 1998, 200, 2002). Furthermore, the concerns are not about issues over which the nurse has sole control, such as whether the patient prefers to have a pillow or a rolled towel supporting her neck and head-and this is not a trivial matter if you are the patient. In this case, the nurse has the cognitive authority to act; there is no need to seek approval from another, demanding that one's concerns be taken seriously. Rather, the concerns reflect issues about which the nurse bears witness but lacks the cognitive authority to act on her own accord. Keeping all of this in mind, the following are factors that influence the mutually reinforcing processes that construct the social identity of nurses as nurses and help to explain the question, at least for me.

In my view, the »way the world is« side includes the following issues:

Bioethical theory silences nurses by »epistemic rigging« and »conceptual imperialism.«

The privilege and cognitive authority of medicine as an institution powerfully sustains the supposedly objective stance of bioethics.

Although care ethics was proposed largely as an alternative to rule-based ethics, there are significant limitations to its standing as a robust alternative at the present time. Even feminist bioethics shun interprofessional relationships, preferring to focus solely on issues directly affecting women as receivers of care, or on the provider-patient relationship.

In my view, the »way nursing is« side includes the following issues:

Although nursing academia generally believes that the socialization, knowledge, and status of nursing have changed· with the move to the university, I do not share this view. In contrast, I think we moved the diploma schools into the university and took the culture of conformity, the commitment to institutional hierarchy, and the belief in the early ideas of a nurse as a proper, middle-class woman, while simultaneously leaving behind what was valuable-skills that students mastered and remembered in their bodies.

The discourses of nursing and the cultural ethos of both nursing education and nursing administration in health care institutions support and nurture the message that nurses have to be better and do things better than anyone else in health care.

Within acadetnia, there is a tension between both the meaning and value of »holistic care« and »scientific knowledge,« which is rarely acknowledged or meaningfully discussed.

Nursing academia, like the culture at large, has a profound ambivalence about care work, and especially, body work, that leads directly to a disdain for staff nurses.

Legitimacy to Speak

»An assertion is a speech act in which something is claimed to hold« (Pagin, 2007). What holds is the identity of the nurse to speak as a nurse and to demand that accountability be mutual and not unidirectional; the right to be seen as a credible knower; and the right to have her part matter. The most striking aspect of the assertion is the use of first person pronouns, »I« and »my.« In using these, the nurse takes direct ownership of the words and the meaning she intends and is willing to risk the consequences of their effect on the hearer. There can be no mistake that the listener will fail to note this. There is directness with neither hesitancy nor doubt regarding the legitimacy to speak. Consider much of the communication in busy health care today-it is factual, e. g., the hemoglobin is 16 gm/ml. Using »I« disrupts the statement of facts by stopping action and it is precisely the human embodied person that is put back in. Not using »I« obscures the role of human judgment from embodied persons. As if facts are just out there to be reported but not weighed and sifted through the sieve of embodied judgment within a community, discourse, and network of practices that define what comes to count as a »fact« (Ceci 2004; Code 1991).

In speaking the assertion, the nurse makes the claim that she is a credible knower. She is claiming her ability to take her place in the discourse necessary to action. She is acknowledging that her work is necessary to make the »facts« appear in the first place (Stein-Parbury & Liaschenko, 2007). The right to have her part matter is her acting assumption. There is neither doubt nor inferiority that infects this belief. Thus, the nurse does three things. She changes the terms of the conversation from a merely scientific one to a moral one and she puts the »I,« that is, her agency, into that discourse. The »I« is not the generic self of moral theories but a situated »I,« the »I« of a particular nurse, right here, right now. And very importantly, it is an »I« that recognizes the interdependence of nurses and physicians to the well-being of patients. In making this assertion, the nurse is saying that accountability goes in both directions.

What I Make of This

Envisioning a nursing ethics for the future is not something that I can readily do. Perhaps it is because I am too rooted in the here and now and, perhaps, because I am in an existential crisis regarding nursing. I no longer know what nursing academia is doing-the logic escapes me. I wonder what identities are being produced and against which nurses will evaluate themselves. What moral resources is nursing academia providing?

It saddens me deeply that nursing increasingly devalues the manual, the bodywork of care work. In this, it is in keeping with a very long history in Western thought. Nursing has made a false god of scientific la10wledge-believing it the panacea to its »damaged identities« (Nelson, 2001). As an academic discipline, we try to fix our damaged identities by copying much of what medicine does, even as we vehemently maintain that we are cliff rent. I do believe that the devaluation of carework and, by extension, those who do it, is a serious problem. Perhaps, rather than nurses trying to make their cases on the basis of scientific knowledge, those of us in nursing ethics should give Walker's model, that is in contrast to the dominant model of morality as a kind of formal knowledge, a try

(Walker, 1998). It would not be easy. Epistemic rigging, privilege, the distribution of responsibilities, moral costs, and those who bear them would be made transparent; some practices will not survive the scrutiny. On the other hand, if our moral understandings. To survive the transparency, health care labor would be markedly less hierarchical. Nurses could count on physicians to join them at the bedside (Peter & Liaschenko, 2004), to not abandon nurses there (Stein-Parbury & Liaschenko, 2007), and nurses could help to support physicians in their management of uncertainty. In this model, power is not distributed merely on the basis of group membership. Rather, »power is the ability to take one's place in whatever discourse is necessary to action and the right to have one's part matter« (Heilbrun, 1988, p. 18) and it is for everyone.

References

Ceci, C. (2004). Nursing, knowledge and power: A case analysis. Social Science & Medicine 59(9), 1879 – 1889.

Chambliss, D. (1996). Beyond caring: Hospital's nurses and the social organization of ethics. Chicago: University of Chicago Press.

Code, L. (1991). What can she know? Feminist theory and the construction of knowledge. Itllaca, NY: Cornell University Press.

Heilbrun, C. (1988). Writing a woman's life. New York: Ballantine Books.

Henderson, V. (1966). The nature of nursing: A definition and its implications for practice research and education. New York: Macmillan.

Liaschenko, J. (1994). The moral geography of home care. Advances in Nursing Science 17(2), 16 – 26.

Liaschenko, J. (1995a). Artificial personhood: Nursing ethics in a medical world. Nursing Ethics 2(3), 185 – 196.

Liaschenko, J. (1995b). Ethics in the work of acting for patients. Advances in Nursing Science 18(2), 1 – 12.

Liaschenko, J. (1997). Ethics and the geography of the nurse-patient relationship: Spatial vulnerabilities and gendered space. Scholarly Inquiry for Nursing Practice 11(1), 45 – 59.

Liaschenko, J. (1998). The shift from the closed to the open body-Ramifications for nursing testimony. In S. D. Edwards (Ed.), Philosophical issues in nursing (pp. 1 – 16). Houndsmill, Basingstoke: Macmillan.

Liaschenko, J. (2002). Health promotion, moral harm, and the moral aims of nursing. In L. Young & V. Hayes (Eds.), Transforming health promotion practice: Concepts issues and applications (pp. 136 – 147). Philadelphia: F.A. Davis.

Liaschenko, J., & Fisher, A. (1999). Theorizing the knowledge nurses use in the conduct of their work. Scholarly Inquiry for Nursing Practice 13(1), 29 – 41.

Nelson, H. L. (2001). Damaged identities: Narrative repair. Ithaca, NY: Cornell University Press.

Pagin, P. (2007). Assertion. In E. N. Zalta (Ed.), The Stanford encyclopedia of philosophy.

Retrieved November 27, 2007, from http://plato.stanford.edu/archives/spr2007/en
tries/assertion/

Peter, E., & Liaschenko, J. (2004). Perils of proximity: A spatiotemporal analysis of moral
distress and moral ambiguity. Nursing Inquiry) 11(4), 218 – 225.

Stein-Parbury, J., & Liaschenko, J. (2007). Understanding collaboration between nurses
and physicians as knowledge at work. American journal of Critical Care 16(5),
470 – 477.

Walker, M.U. (1998). Moral understandings: A feminist study in ethics. New York:
Routledge.

Hartmut Remmers

Moral als Mantel menschlicher Versehrbarkeiten. Bausteine einer Ethik helfender Berufe

Der Titel des folgenden Beitrags enthält eine Anspielung, er bedient sich einer Metapher. Sie dürfte allen, die mit Fragen der gesundheitlichen Versorgung von Menschen insbesondere am Lebensende befasst sind, sogleich ins Auge springen. Es gibt kaum eine andere Lage menschlichen Daseins, in der sich die Ungeschütztheit und Versehrbarkeit, die Vulnerabilität eines Menschen in so extremer Weise darstellt, als die des Sterbens. In dieser Phase menschlichen Lebens gilt als oberstes Ziel aller Hilfe (gr. therapeuein), die betroffen Personen nach Möglichkeit gegenüber irgend erdenklichen belastenden und peinigenden Einwirkungen (biologisch, psychisch, sozial) in einen schützenden Mantel (lt. pallium) zu hüllen. Alles, was Menschen in solcher Lage zuteil werden soll, versteht sich als ein auf ihre ganz persönlichen Belange und Bedürfnisse individuell abgestimmtes palliatives Angebot.

Damit wäre gleichsam die mikrologische Struktur eines besonderer existenzieller Lagen einzig angemessenen menschlichen Verhältnisses – und man darf sagen: eines moralischen Verhältnisses in Ansehung eines (spontan) nicht abweisbaren Hilfeanspruchs – umrissen. Dabei stellt sich freilich die Frage, inwieweit auf der affektuellen Beziehungsebene eingelöste subjektive Hilfeansprüche von Menschen in extremen Leidenssituationen dauerhaft als solche anerkannt und insoweit institutionalisiert werden können, wenn ihnen nicht gleichzeitig auf makrostruktureller Ebene eine nicht nur politisch legitimierende, sondern auch unterstützende Schubkraft zuteil wird. Moralische Binnenverhältnisse im Sinn der Ausübung schützender Funktionen sind von politischen Fragestellungen ihrer Einbettung in tragfähige, und insofern auch motivationsfördernde Strukturen eines Gemeinwesens nicht zu isolieren.

Dies gilt cum grano salis auch für die von mir gewählte Thematik einer Schutzfunktion der Moral.[1] Unter etwas anderen Fragestellungen als denen der

---

1 Die Redeweise von einer »Ethik als Schutzbereich« (Schnell 2008) ist etwas unglücklich, denn nicht die Ethik als ein auf menschliche Praxis bezogenes Unternehmen wissenschaftlicher Reflexion bedarf des Schutzes, sondern deren lebendige Adressaten.

Ausführungen von Elisabeth Conradi (vgl. dazu ihren Beitrag in diesem Band), jedoch in einer ähnlichen Perspektive kommt es mir auf Begründungsfragen einer Ethik helfender Berufe an, denen wir Aufgaben des Schutzes trivialerweise zusprechen. Hinsichtlich dieser Schutzfunktionen erscheint mir die herkömmliche Unterscheidung zwischen Fragen der Gerechtigkeit und der Fürsorge, gerade auch in bioethischer Perspektive, nicht mehr angemessen zu sein.

Moralische Lernprozesse und zivilisatorisches Minimum

Ich möchte den folgenden Überlegungen zwei grundsätzliche Annahmen voran stellen. Meine *erste These* ist *evolutionstheoretisch* konzipiert und besagt: Was wir heute als Moral bezeichnen, ist das Resultat sozialer Lernprozesse: Die normativen Bestandteile unserer Moral verdanken sich (1) der wachsenden Einsicht, dass bestimmte Probleme menschlicher Lebenspraxis im Modus tradierter Vorstellungen nicht mehr zufriedenstellend im Interesse aller gelöst werden können;[2] sie verdanken sich (2) der wachsenden Fähigkeit, den ego- bzw. ethnozentrischen Bezugspunkt des je eigenen Lebenskontextes durch Übernahme der Perspektiven aller in irgend einer Weise Betroffenen zu überschreiten.[3] In dieser Hinsicht kam der Moral tatsächlich eine Art Schrittmacherfunktion zu insbesondere bei der rechtlichen Institutionalisierung Freiheit verbürgernder Ordnungen menschlichen Zusammenlebens. Denn erst im Schutz solcher Ordnungen haben sich überhaupt Formen selbst bestimmten Lebens entfalten können.[4]

---

2 Zu dieser Diagnose gehört ein seit Jahrzehnten sich abzeichnender Pluralismus individueller Glücksvorstellungen, Sinnbedürfnisse sowie handlungsorientierender Wertkonzepte, die, auch als legitim anerkannte, keine Allgemeingültigkeit mehr im Sinne ihrer Universalisierbarkeit beanspruchen können (Nussbaum 1998).

3 Diese Annahme stützt sich auf sozialisationstheoretische Befunde ontogenetisch dezentrierter Strukturen der Persönlichkeitsentwicklung, die es ihrerseits erlaubt, bspw. persönliche Bedürfnisse in kognitiv anspruchsvollen Kommunikationsstrukturen zu ihrem Recht zu bringen. Sie stützt sich ebenso auf Einsichten G. H. Meads (1978) wie auch Kohlbergs (1995), denen zufolge die vergesellschaftende Intersubjektivität sich an sozialen Kompetenzen ablesen lässt, die es Individuen erlauben, in Interaktionszusammenhängen die Perspektiven des jeweils Anderen zu übernehmen. Der wichtigste Befund besteht darin, dass die soziokulturelle Moderne zu veränderten Formationsprozessen einer Ich-Identität geführt hat, die sich ebenso – in Anlehnung an Kohlberg (1995) – an der Entwicklung differenzierter Moral-Vorstellungen ablesen lässt.
In der prinzipiellen Öffnung aller denkbaren Beurteilungsperspektiven bekundet sich eine Erbschaft transzendentalphilosophischer Begründungsaspekte von Moralität.

4 Diese Behauptung evoziert auf den ersten Blick ein Theorem der Kantischen Geschichtsphilosophie. Sie wird aber durch einen verfassungsgeschichtlichen Vergleich der ›fortschreitenden‹ Institutionalisierung von Menschen- und Bürgerrechten (mit Blick bspw. auf die Weimarer Verfassung und das Grundgesetz der Bundesrepublik Deutschland) verifiziert.

Daran anschließend lautet meine *zweite These:* In unseren moralischen Gewissheiten drückt sich so etwas wie ein zivilisatorisches Minimum menschlichen Lebens angesichts anthropologischer Tatsachen physischer Abhängigkeiten und sozialer Angewiesenheiten aus. Denn was sind – so auch Habermas (2001:62 ff.) in seinem bioethischen Debattenbeitrag – unsere moralischen Überzeugungen denn anderes als eine konstruktive Antwort auf wechselseitige Abhängigkeiten; eine Art »Schutzhülle« gegenüber Unvorhersehbarkeiten einer ebenso in seiner Leiblichkeit wie in seiner Personalität verletzbaren Existenz? Schon allein in einem biologischen Sinne ist der Mensch unfertig geboren und bleibt auf Hilfe, Zuwendung und Anerkennung sein Leben lang angewiesen – eine Tatsache, die im Falle einer Krankheit, der existentiellen Bedrängtheit durch subjektive Leidensphänomene wie Angst, Schmerz und Not, besonders drastisch vor Augen tritt. Diese anthropologischen Tatsachen einer Versehrbarkeit des Menschen bilden gewissermaßen den sensitiven Hintergrund einer Ethik der Solidarität und der Achtung des Anderen. Sie scheinen mir ebenso bedeutsam zu sein auch für eine Ethik der Fürsorge und ihre spezifischen Perspektiven. Angesichts einer konstitutiven Hilfsbedürftigkeit des Menschen sind wir geneigt, einer Ethik der Fürsorge herausragende Schutzfunktionen zuzusprechen. Vergessen sollten wir dabei nicht, dass die Wahrnehmung solcher Schutzfunktionen von der sozialen Durchsetzung universeller normativer Ansprüche einer Moral wechselseitiger Anerkennung und Achtung abhängig ist. (In ihrem Beitrag zu diesem Bandes spitzt Elisabeth Conradi diesen Gesichts-

---

– Kants geschichtsphilosophische Begründungen bürgerlich-rechtlicher Lebensordnungen stehen in der Tradition eines vernunftrechtlichen Kontraktualismus der neuzeitlichen Staatslehre (Höffe 1989), weisen aber über das kontraktualistische Modell hinaus. Zunächst hat der gleichsam böse Blick auf die Zivilisationsgeschichte des Menschen Kant darüber belehrt, dass es klug ist, eher von bösartigen Neigungen des Menschen auszugehen. Anfällig für Zwietracht, sind die Menschen, wollen sie nicht in einem bellum omnium in omnes (Th. Hobbes) selbstdestruktiv versinken, sozusagen von Natur aus dazu genötigt, einen Zustand der Eintracht herzustellen. Es ist ein hinter ihrem Rücken sich durchsetzender »Mechanismus der Natur«, der Menschen gerade ihrer selbstsüchtigen Neigungen wegen zu einer vernünftigen Staatsorganisation zwingt; zu einer »pathologisch abgedrungenen Zusammenstimmung«. Freilich erschöpft sich das geschichtsphilosophische Fortschrittskonzept Kants nicht in einer der Natur teleologisch imputierten Zwang. Rechtliche Ordnungen einträchtigen Zusammenlebens müssen nämlich auch den Gesetzen der praktischen Vernunft entsprechen, das heisst allgemein zustimmungsfähig sein. Aus diesem Grunde muss die der Geschichte vermeintlich innewohnende Gesetzmäßigkeit eines Zwangs der Natur in einen »nach Freiheitsprinzipien gesetzmäßigen Zwang« überführt werden (Kant 1795: 374). In letzter Konsequenz kann daher nach Kant ein einzig dem Zwang der Vernunft gehorchender Zustand geordneten Zusammenlebens nur durch eine mit der Moral übereinstimmende Politik hervorgebracht werden. »Die wahre Politik kann also keinen Schritt thun, ohne vorher der Moral gehuldigt zu haben, und obzwar Politik für sich selbst eine schwere Kunst ist, so ist doch Vereinigung derselben mit der Moral gar keine Kunst; denn diese haut den Knoten entzwei, den jene nicht aufzulösen vermag, sobald beide einander widerstreiten.« (Kant 1795: 380).

punkt politiktheoretisch zu). Zur Erläuterung dessen, möchte ich auf meine erste, quasi-evolutionstheoretisch konzipierte These zurück kommen.

Klassisch-antikes Ethos und neuzeitliche Moral

Einer Moral Schutzfunktionen zuzuweisen, scheint mir – gemessen am Selbstverständnis und Geltungsanspruch klassisch-antiker Ethiken – etwas Neuartiges zu sein. Man kann sich das eigentlich sozialphilosophisch nur klar machen auf dem Hintergrund eines in der frühneuzeitlichen Moderne sich vollziehenden epochalen Bruchs im Gemeinschaftsleben. Was heisst das? In der klassischen Antike bestand noch ein interner Zusammenhang zwischen dem politischen Anspruch auf Selbstherrschaft einer Gemeinschaft freier Bürger und einer auf entsprechende Lebensformen ausgerichteten Ethik – systematisch am prägnantesten herausgearbeitet in der Nikomachischen Ethik des Aristoteles. Dem Entelechie-Prinzip nach ist der Mensch als Bürger von Natur aus auf gemeinschaftliches Leben ausgerichtet: er ist zoón politikón.[5] Das Ziel der politischen Gemeinschaft besteht in der Gewährung und Sicherung des bonum commune, bürgerlicher Freiheit und öffentlicher Vorsorge. Für die Teilnahme am politischen Leben als Bürger bedarf es freilich der Ausbildung essentieller Fähigkeiten. Insofern besteht auch die Aristotelische Ethik zunächst in Erwägungen darüber, durch welche Eigenschaften, charakterlichen Prägungen und Haltungen sich das von allen Bürgern anzustrebende summum bonum, verstanden als Eudaimonia, erreichen lasse. Die Vortrefflichkeit einer Lebensform ist daher aufs Engste verbunden mit der Ausbildung ihr korrespondierender Tugenden. Bei diesen Tugenden handelt es sich gewissermaßen um intrapsychische Korrelate sowohl des persönlichen Strebens als auch der vernunftgeleiteten Selbststeuerung gemäß des Prinzips einer jeweils der Situation angemessenen Balance innerer Regungen (mesótes-Prinzip)[6]. Solche als Fähigkeiten verstandenen Tugenden sind für die Erreichung persönlichen Wohlergehens konstitutiv. Auf persönliches Wohlergehen lassen sich allerdings individuelle Ansprüche im Sinne wechselseitiger Verpflichtungen nicht, wie später in der Tradition des Naturrechts, erheben. In letzter Instanz soll sich der attische Bürger vermöge seiner sittlichen Einsicht und Tüchtigkeit vielmehr seiner gemeinschaftlich verpflichtenden und ihn dadurch ehrenden Aufgaben würdig erweisen. Insoweit auch lassen sich die in der Nikomachischen Ethik begründeten ethischen Tu-

---

5 Aristoteles: Nikomachische Ethik, I. Buch, 1097b 10 – 12. In dieser Grundanschauung wird eine Verbindung von Politik und Ethik hergestellt. Vgl. auch 1094b 6 – 10.

6 Vgl. Aristoteles: Nikomachische Ethik, II. Buch, Abschn. 5

genden gar nicht anders verstehen als eingebettet »in das vorgegebene Recht und Ethos der politisch verfassten Gesellschaft.« (Anzenbacher 2001: 143).

Gewiss hat diese Ethik eine zivilisierende Kraft nach Innen, das Leben in der Polis, erwiesen. Bekanntlich bestand deren Kehrseite aber in einer uns heute noch immer irritierenden Härte, Rücksichtslosigkeit und Grausamkeit nach Außen gegenüber Fremden, Unterlegenen, Barbaren.

Dieses klassische, noch im christlich-mittelalterlichen Ordo-Gedanken, insbesondere in der stark Aristotelisch geprägten Schule des Thomas von Aquin fortlebende Ideal einer Sittlichkeit zerfiel schließlich im Zuge der in der frühen Neuzeit sich mit großer Beschleunigung entwickelnden Marktgesellschaften und der mit ihnen sich durchsetzenden Auffassungen des ungeselligen Menschen als eines *homo homini lupus* (Hobbes 1977: 59[7]). Marktgesellschaften haben die Eigenschaft, zentrifugale Kräfte zu entbinden, die gemäß der Philosophie des absoluten, Macht habenden Staates durch dessen unumschränkte Gewalt gebändigt werden sollen. Denn nur auf diese Weise kann den völlig auf sich selbst zurückgeworfenen, extrem ›individualisierten‹, vorrangig an ihren privaten Interessen orientierten Bürgern gegeneinander Schutz gewährt werden. Dieser realhistorische Hintergrund erklärt, warum seither, beginnend mit Thomas Hobbes, die Sittlichkeit staatlich geordneten Zusammenlebens durch ein vertragsrechtliches Konstrukt der Wechselseitigkeit von Schutz und Gehorsam fundiert wird. Diese Sittlichkeit erfährt freilich im Zuge bürgerlicher Emanzipationsbewegungen entscheidende Modifikationen. Sie bestehen – flankiert durch politische Philosophien eines Kontraktualismus seit John Locke – darin, dass dem Macht habenden Staat zunehmend kodifizierte Freiheits- und Persönlichkeitsrechte abgerungen werden.

Auf diesem Hintergrund gilt es nun, die eingangs formulierte These zu präzisieren, die da lautete, dass sich die Entwicklung einer moralischen Kultur auf der Grundlage sozialer Lernprozesse vollzieht. Verwiesen sei in diesem Zusammenhang auf Hans Joas (1997), der daran gemahnt hat, dass sich Lernprozesse – verstanden etwa als Prozesse der Bildung und Ausdifferenzierung von Wertbegriffen sowie Wertbindungen – ganz wesentlich einer kulturellen Verarbeitung von Erschütterungserfahrungen verdanken.[8] In den Blick genommen

---

7 Diese Aussage findet sich in der Widmung von *De Cive* an Se. Exz. den Grafen Wilhelm von Devonshire. Es ist eine Kennzeichnung des Menschen im Naturzustand, wobei es sich um eine konstruktive Übersteigerung vor allem der Erfahrungen des englischen Bürgerkriegs handelt.

8 Auf individueller Ebene des Persönlichkeitssystems handelt es sich bei Erschütterungserfahrungen um solche unvorhersehbar einbrechende Ereignisse, die eine Quelle der Moralität darstellen. Dazu können aber ebenso religiöse Erfahrungen der Selbsttranszendenz gehören wie auch »rauschhafte Gemeinschaftserfahrungen« wie bspw. zu Beginn des Ersten Weltkriegs. (Vgl. Joas 2005; 1997:119). Vorsicht sollte geboten sein hinsichtlich einer »Stilisierung der Kriegserfahrung [..] zur existentiellen Erfahrung einer ›absoluten Situation‹«, wie wir sie bei zahlreichen Intellektuellen fernab der Kriegswirklichkeit sahen. (Joas 2000:35 f.). Das

sind dabei beispielsweise jene neuzeitlichen Religions- und Bürgerkriege, die unser moralisches Interesse in besonderer Weise darauf gelenkt haben, wie Handlungskonflikte gerecht und damit auch friedensstiftend gelöst werden können. Seither verstehen wir Moral als ein Geflecht normativer Regeln des Zusammenlebens. Schwierigkeiten ergeben sich allerdings aus der Tatsache, dass in modernen, pluralistisch verfassten Gesellschaften metaphysisch-religiöse Orientierungssysteme zunehmend ihre regulative Funktion einbüßen. Was als verbindliche Regel interpersonaler Beziehungen gelten soll, was moralisch gebilligt oder missbilligt werden soll, das unterliegt einer wachsenden Rechtfertigungslast: den Zumutungen wechselseitiger Verständigungen. Greifen wir in diesem Zusammenhang noch einmal Kant auf, so besagt die Idee einer moralischen Gemeinschaft doch nichts anderes, als dass sie sich ihre Gesetze selbst gibt; dass sie sich in der Sprache von Rechten und gegenseitigen Verpflichtungen auf alle Verhältnisse bezieht, die einer normativen Regelung bedürfen. Seither fungiert die Moral als ein Medium der durch kodifiziertes Recht nicht hinreichend zu gewährleistenden Selbststeuerung einer Gesellschaft (vgl. Fischer 2006: 150, 156).

Entwicklung und Ansprüche der Bioethik

Selbstverständlich wissen wir – und das wird uns im Folgenden intensiver beschäftigen – dass jene Ansprüche einer moralischen Symmetrie von Beziehungen, der reziproken Anerkennung, überhaupt des egalitären Umgangs miteinander, unter bestimmten Bedingungen nicht mehr vollends eingelöst werden können. Daraus ergeben sich Fragen einer auf subjektiv eingeschränkte Handlungsbedingungen zugeschnittenen Ethik, zum Beispiel einer Ethik helfender Berufe, die an dieser Stelle zunächst einmal auf sich beruhen, jedoch später wieder aufgegriffen werden sollen. Wichtig erscheint es dagegen an dieser Stelle, auf spezielle Fragen einer Bioethik in Anknüpfung an die eingangs formulierte These einer sozusagen evolutionären Durchsetzung universalistisch ausgerichteter moralischer Regeln zu sprechen zu kommen. Bei dem neueren Konzept

---

diesseitige Äquivalent religiöser, wertbildender Erfahrungen (»Immanenz der Transzendenz«) schützt nicht vor ihrer Verfallsform in den kollektiven Erregungszuständen 1914. Vgl. dazu, am Beispiel religionssoziologischer und zeitdiagnostischer Schriften Georg Simmels, Joas 1997:117 ff. Frauke Lanius hat sich in einer neueren Untersuchung, in der sie die philosophischen Grundlagen einer auf pflegerische Belange konzentrierten Ethik durch Theorienvergleich zu klären sucht, auch auf das zentrale Deutungsschema von Joas (1997:22), dass Wertbindungen und -bildungen »in unserem Gefühlsleben tief verankert sind«, gestützt. Für sie sind Erschütterungserfahrungen dadurch charakterisiert, dass sie ein »Gefühl der Angesprochenheit durch die Not oder das Leid des Anderen« auslösen. (Lanius 2009).

einer Bioethik handelt es sich um inhaltliche, thematische Erweiterungen der klassischen Medizin- oder Arztethik, die vor allem der wachsenden Eingriffstiefe von Interventionen einerseits sowie teilweise irreversiblen Manipulationsmöglichkeiten menschlichen Lebens andererseits geschuldet sind.[9] Aus Gründen eines offensichtlich unbegrenzten biomedizinischen Könnens stellen sich Fragen, welche Bedeutung jener konstitutiven Versehrbarkeit des Menschen und der ihr entsprechenden Schutzbedürftigkeit (des noch nicht geborenen oder des sterbenden, in manchen Fällen für tot erklärten Menschen) in bioethischen Diskussionen beizumessen ist, unter verschiedensten Gesichtspunkten und sehr wahrscheinlich in einem ganz neuen Lichte dar. Solchen Fragen kann im Rahmen dieses Beitrags nicht weiter nachgegangen werden. (Vgl. die Beiträge in diesem Band von Graumann; Stöbel-Richter, Brähler & Weidner; H.-G. Koch; von Scheliha; Verrel; Chr. Koch).

Hier kommt es eher darauf an, die evolutionstheoretische Annahme eines auf dem Wege sozialer Lernprozesse entwickelten und sensibilisierten moralischen Bewusstseins am Beispiel eines Entwicklungsschubes in der Medizinethik zu illustrieren. Es waren namentlich Beauchamp/Childress (1979), die in den 1970er Jahren einen Paradigmenwechsel in der klassischen, überwiegend tugendethisch ausgerichteten, sehr häufig paternalistisch gefärbten Arztethik eingeleitet hatten, der hinreichend nur verstanden werden kann, wenn man sich gleichzeitig die in westlichen Gesellschaften zu verzeichnenden Entwicklungsschübe einer moralischen Kultur klar macht: das heißt die Anerkennung und Respektierung subjektiver Autonomie- und Persönlichkeitsansprüche als schützenswerte, überdies grundrechtlich verbürgte, im klinischen Alltag indessen noch viel zu wenig geachtete Güter. Der Hintergrund dieser Entwicklungsschübe lässt sich stichwortartig skizzieren:

(1) Gesellschaftlicher *Wertewandel* als Komplementärphänomen einer Pluralisierung von Lebensstilen mit Auswirkungen auch auf Motivationen helfender Berufe und ihr Berufsverständnis;

(2) gewandelte Ansprüche an das Gesundheitssystem und *professionalisierte Dienstleistungen*;

(3) gewandelte Einstellungen von Patienten sowie Modifikationen (selbst)zugeschriebener Rollen (Patientenautonomie, Non-Paternalismus, informed consent, shared decision making).

---

9 Düwell & Steigleder (2003) sehen Gründe für die Entwicklung der Bioethik in einer »sprunghafte(n) Zunahme der Wahrnehmung neuartiger konkreter moralischer Problemstellungen«, auf die die klassische Medizinethik nicht wirklich hat reagieren können. Auf konzeptionelle und disziplinäre Abgrenzungsfragen der Bioethik kann an dieser Stelle nicht weiter eingegangen werden. Vgl. dazu ausführlich Düwell & Steigleder (2003). Vgl. auch die Einleitung zu diesem Band.

Angesichts wachsender biomedizinischer Manipulationsmöglichkeiten und technischer Verfügbarkeiten an der Grenze zwischen Leben und Tod haben sich Fragen personaler und physischer Integrität und damit assoziierte Fragen der Lebensqualität sowie menschlicher Würde mehr und mehr in den Vordergrund geschoben. Es scheinen diese empirisch beeinflussten Fragen der höchst persönlichen Bewertung von Optionen sowie Fragen moralischer Beweg- und Rechtfertigungsgründe eines Handelns in konkreten Situationen zu sein, die zunehmend ein Problem in den Vordergrund rücken: Inwieweit vermag nämlich eine auf universalisierbare Normen ausgerichtete Ethik der Gerechtigkeit unser Verständnis von Moral hinreichend auszufüllen? Oder inwieweit verfügen wir über weitere moralische Orientierungsquellen? Insbesondere der Alltag im weitesten Sinne verstandener klinischer Entscheidungen belehrt uns über die Bedeutsamkeit gefühlsgeleiteter moralischer Intuitionen. Überhaupt drängt sich die Frage weiterer Orientierungsquellen unserer Moral vor allem mit Blick auf eine Ethik helfender Berufe auf, denen Aufgaben des Schutzes ihnen Anbefohlener ganz ausdrücklich zugesprochen werden – und zwar unter faktischen Bedingungen asymmetrischer, nicht-reziproker Interaktionsverhältnisse, die wiederum vielfältige Gefahren wie die des Machtmissbrauchs, der Bevormundung, der Manipulation und Täuschung mit sich bringen. Von einer objektiven Definition ihrer spezifischen Aufgaben her haben sich helfende Berufe nicht zufällig in Traditionen einer klassischen Güter- und Tugendethik zu verankern gesucht, damit zugleich aber auch heftige Kontroversen ausgelöst. Die entscheidenden kontroversen Ansätze seien im Folgenden knapp skizziert.

Bausteine einer Ethik helfender Berufe.
Zwischen klassischer Güterethik und moderner Gerechtigkeitsethik

Seit der deontologischen Begründungsstruktur der Kantischen Moralphilosophie unterscheiden wir zwischen normativen Fragen eines gerechten Zusammenlebens und evaluativen Fragen eines guten Lebens. Ihnen entsprechen unterschiedliche Beurteilungsperspektiven und Rechtfertigungsprinzipien von Handlungen, die insofern auch ein Spannungsverhältnis bilden.

Güterethiken suchen Fragen des guten Lebens im kollektiven oder auch individualgeschichtlichen Horizont konkreter Lebensformen und Lebensentwürfe zu beantworten. Unter modernen Lebensverhältnissen spielen dabei Fragen der Selbstverwirklichung eine prominente Rolle. Die Bedeutsamkeit eines als erstrebenswert erachteten Gutes erweist sich dabei als abhängig vom existenziellen Selbstverständnis einer Person, von ihren persönlichen Überzeugungen,

Werthaltungen und Präferenzen; allgemeiner gefasst: von persönlichen oder kollektiven, Identität stiftenden Deutungssystemen. Es ist diese »intrinsische Verbindung« mit Vorstellungen eines guten Lebens, die unseren moralischen Intuitionen eine Konkretheit und zugleich eine motivierende Kraft verleiht.

Anders verhält es sich mit modernen *Gerechtigkeitsethiken*. Sie sind dadurch charakterisiert, dass sie unter Gesichtspunkten einer Universalisierbarkeit normativer Ansprüche gerade von jenem evaluativen Hintergrund einer Alltagspraxis abstrahieren. Es ist dieser Dekontextualismus, auf Grund dessen moderne Gerechtigkeitsethiken ihre intrinsisch motivierende Kraft einzubüßen scheinen. Auf diese Schwäche eines ausschließlich der Vernunft verpflichteten Handelns hatte bereits Schiller in seiner Kritik der Kantischen Moralphilosophie aufmerksam gemacht.[10]

Die hier nun vertretene These lautet, dass trotz unterschiedlicher Modalitäten moralischer Rechtfertigung Gerechtigkeits- und Güterethiken gleichberechtigt nebeneinander bestehen können, wenn eine entscheidende Prämisse erfüllt ist: Es dürfen diejenigen Handlungsregeln, nach Maßgabe derer individuell präferierte Ziele praktisch verfolgt werden, normativ generalisierungsfähige, legitime Interessen aller potentiell Betroffenen nicht verletzen. Darüber hinaus scheint zwischen einer Gerechtigkeits- und einer Güterethik ein Verhältnis wechselseitig notwendiger Ergänzung zu bestehen. Denn damit ein persönlich wertvolles Gut überhaupt Schutz genießen kann, bedarf es bereits bestehender Netzwerke intakter Anerkennungsverhältnisse als sozialisatorisches Resultat internalisierter Normen moralischer Reziprozität. Umgekehrt hat eine moralische Gemeinschaft der freien und gleichen Menschenrechtssubjekte mit wechselseitigen Verpflichtungen und Schutzansprüchen nur Bestand, wenn sie in das Ethos konkreter, durch Sensibilitäten für existentielle Belange sich auszeichnender Lebensformen eingebettet ist. (Habermas 2001: 69)

Dessen ungeachtet ist eine Güterethik heute mit bestimmten Begründungsschwierigkeiten konfrontiert. Wie nämlich können die mit einem persönlichen Gut assoziierten handlungsorientierenden Werte überhaupt Objektivität beanspruchen unter modernen gesellschaftlichen Bedingungen einer »Pluralität moralischer Überzeugungen und angesichts einer Vielzahl divergierender

---

10 »Der Mensch nämlich ist nicht dazu bestimmt, einzelne sittliche Handlungen zu verrichten, sondern ein sittliches Wesen zu sein. Nicht *Tugenden*, sondern *die Tugend* ist seine Vorschrift, und Tugend ist nichts anders ‹als eine Neigung zu der Pflicht›. Wie sehr also auch Handlungen aus Neigung und Handlungen aus Pflicht in objektivem Sinne einander entgegenstehen, so ist dies doch in subjektivem Sinn nicht also, und der Mensch *darf* nicht nur, sondern soll Lust und Pflicht in Verbindung bringen; er *soll* seiner Vernunft mit Freuden gehorchen. [...] In der Kantischen Moralphilosophie ist die Idee der *Pflicht* mit einer Härte vorgetragen, die alle Grazien davon zurückschreckt und einen schwachen Verstand leicht versuchen könnte, auf dem Wege einer finstern und mönchischen Asketik die moralische Vollkommenheit zu suchen.« F. Schiller (1793: 170; Hervorh. i.O.).

ethischer Theorien«? (Düwell & Steigleder 2003: 31). Auf diese Frage hat jüngst auch Vossenkuhl (2006) in seinem beachtenswerten Entwurf einer ontologisch begründeten Güterethik keine befriedigende Antwort geben können. Sehen wir einmal von den auf traditionellem Wege nicht mehr lösbaren Begründungsschwierigkeiten einer Güterethik ab, so scheinen doch die für eine solche Ethik charakteristischen Perspektiven nach wie vor bedeutsam und, was uns im Folgenden besonders beschäftigen wird, für eine Ethik helfender Berufe essentiell zu sein.

Dabei wird zunächst ein Frage zu beantworten sein, die da lautet: Wie lässt sich eine am Prinzip authentischer Lebensführung orientierte Güterethik mit einer am Prinzip eines fairen Ausgleichs von Interessen orientierten Gerechtigkeitsethik harmonisieren? Die hier angesprochenen Vermittlungsprobleme ergeben sich insbesondere in Konstellationen moralischen Handelns, wenn Wege gefunden werden müssen, ein persönliches Gut unter faktischen Bedingungen nicht-reziproker, asymmetrischer Interaktionsverhältnisse zu realisieren bzw. zu schützen. Genau dies ist die typische Ausgangslage helfender Berufe, charakterisiert durch die existenzielle Bedrängtheit eines Menschen auf Grund subjektiver Leidensphänomene wie Angst, Krankheit, Schmerz und Not, häufig verbunden mit physisch oder psychisch eingeschränkter Handlungsfreiheit und Selbstbestimmung. Von Fällen vollends eingeschränkter Bewusstheit wie beispielsweise bei dementieller Erkrankung oder Wachkoma wird hier einmal abgesehen. Subjektiv eingeschränkte Bedingungen der Wahrnehmung sowie der Aktionsspielräume forcieren nicht nur eine Verständigung über persönlich bedeutsame Güter, sie erschweren sie auch.

Es ist ein Charakteristikum helfende Berufe, dass sie in exponierter Weise mit fundamentalen Phänomenen menschlicher Abhängigkeit und Angewiesenheit konfrontiert sind, zu denen schließlich auch irreversible Lebenstatsachen wie Leiden, Sterben und Tod gehören. An ihnen wird eindringlich offenbar, dass »wir (...) als Einzelne weder die Quellen unseres eigenen Daseins noch die Bedingungen unserer Freiheit (sind)« und dass insoweit die »intersubjektive Struktur der Verantwortung« ein »grundlegendes Merkmal des moralischen Raumes« darstellt, wie Vossenkuhl (2006, 167) im Anschluss an Heideggers Sorgestruktur des Daseins bemerkt. Im Lichte solcher Existentialien legt sich eine Ethik der Mäßigung nahe. Sie bedarf allerdings im Hinblick auf die allen helfenden Berufen gesellschaftlich zugewiesene Schutzfunktion gegenüber Anbefohlenen einer Konkretisierung in Form von Pflichten einerseits sowie ihnen korrelierender Tugenden andererseits.

Pflichten und Tugenden

Von *Pflichten* sprechen wir in Ansehung reziproker Verhaltenserwartungen, die freilich einen von der konkreten Situation losgelösten normativen Geltungsanspruch mit sich führen. Dies ist im Falle hilfsbedürftiger Personen gegeben. Ihnen gegenüber fühlen wir uns verpflichtet, weil wir Gleiches in uns gleichermaßen betreffenden Situationen ebenso erhoffen. Insofern verdanken sich Pflichten gegenüber Hilfsbedürftigen einem moralischen Dekontextualismus. Bei der praktischen Erfüllung von Pflichten in gelebten Situationen spielen allerdings ganz andere Einstellungen eine zentrale Rolle. Hier kommen Fähigkeiten einer Kontextualisierung im Sinne der Sensibilisierung für konkrete Belange, Wünsche und Bedürfnisse von Personen ins Spiel. Dieses unverzichtbare Repertoire an Einstellungen und Wahrnehmungsfähigkeiten führt mich zu Fragen einer tugendethischen Fundierung helfender Berufe.

Unter *Tugenden* verstehen wir – in Aristotelischer Tradition – diejenigen persönlichen Fähigkeiten und charakterlichen Eigenschaften, die für die Erreichung eines Gutes konstitutiv sind: »Das oberste dem Menschen erreichbare Gut stellt sich dar als ein Tätigsein der Seele im Sinne der ihr wesenhaften Tüchtigkeit. Gibt es aber mehrere Formen wesenhafter Tüchtigkeit, dann im Sinne der vorzüglichsten und vollendetsten. Beizufügen ist noch: ›in einem vollen Menschenleben‹.«[11] Die Erreichung dieses Ziels würde nach unserem heutigen Verständnis persönliche Autarkie voraussetzen. Dem klassisch-griechischen Denken nach ist der Mensch aber nur sehr bedingt als autark anzusehen, weil er als ein auf Gemeinschaft hin orientiertes (politisches) Wesen jederzeit auch der Hilfe seiner Mitmenschen bedarf (Kuhn 1973: 668). Im Fall einer Krankheit wäre also seine ohnehin begrenzte Autarkie lediglich in einem stärkeren Maße eingeschränkt. In solchen Fällen verlagern sich allerdings Fragen der für die Erreichung eines Ziels (eines persönlichen Gutes) konstitutiven Tugenden auf eine eher sensuelle Ebene affektueller Handlungssteuerung und Motivation von Personen, die zum Schutz elementarer Güter ihnen Anbefohlener verpflichtet sind.[12] Bei den im Kontext professioneller Hilfe zu reklamierenden Tugenden handelt es sich insofern um intrapsychische Korrelate objektiv gültiger Ver-

---

11 Aristoteles, Nichomachische Ethik, I. Buch, 1098a 16–18.

12 Auf der Ebene des Rechts ergibt sich der Verpflichtungsgehalt aus Gründen einer strafrechtlich gestützten Garantenstellung von Personen gegenüber Schutzbefohlenen (Kindern, Patienten etc.; Unterlassungsdelikte gem. § 323c StGB). Auf der Ebene der Moral stellen sich Fragen der Verpflichtung etwas schwieriger dar: Zweifellos bestehen – rechtlich bewehrte – Verantwortlichkeiten von Eltern ihren Kindern gegenüber. Dieses »Schuldverhältnis« ist aber kein reziprokes, im Verhältnis von Kindern zu ihren Eltern auch von der affektiven Beziehung – ähnlich den freundschaftlichen Beziehungen – abhängig. Vgl. zur Moralität der Beziehungen bspw. zwischen Eltern und Kindern neuerdings: Jeske (2008) sowie Rachels (2008).

pflichtungen menschlicher Zuwendung und Fürsorge, die freilich bestimmte, in vorberuflichen Sozialisations- und Erziehungsprozessen eingelebte gefühlsmäßige Beziehungen und Fähigkeiten wie die der Empathie voraussetzen.[13]

Tugendethische Konzeption helfender Berufe

Es scheint von daher naheliegend, wie bemerkenswerte Bemühungen des amerikanischen Medizinethikers Pellegrino (2006) zeigen, konzeptionelle Fragen einer Ethik helfender Berufe quasi Aristotelisch zu beantworten; zum Beispiel im Rückgriff auf eine teleologisch fundierte Philosophie der Medizin, präziser: ärztlicher Tätigkeiten, sowie anderer Gesundheitsberufe. Was heisst das? Phänomene des Krankseins sowie der Heilung sind universelle menschliche Erfahrungstatsachen. Darauf bezogene Aktivitäten können einzig teleologisch, also bezogen auf einen Endzweck: das Wohlbefinden des Patienten, verstanden werden. Von diesem Endzweck leiten sich insoweit auch die internen Güter und darauf ausgerichteten Tugenden aller helfenden Berufe ab.[14]

Was aber besagt das *Gut* oder das *Gute des Patienten* in concreto? Für Pellegrino setzt sich dieses Gut aus *vier Komponenten* zusammen: (1) *The medical good* im Sinne organischen Funktionierens; (2) »*the patient's good* as he perceives that good... Here, we are concerned with the patient's personal preferences, choices, and values, and the kind of life he wants to live...« (Pellegrino 2006: 569). (3) The *Good for Humans* im Sinne einer allem menschlichen Leben innewohnenden Selbstzweckhaftigkeit und darin begründeten Würde. Alle prima facie geltenden medizinethischen Prinzipien wie Autonomie, Wohltätigkeit, Nicht-Schaden, Gerechtigkeit finden hier ihre eigentlich philosophische, gegenüber sozialen Konventionen unabhängige Begründung. Schließlich (4) the *Spiritual Good as* »the highest level of good... which ... acknowledges some end to life beyond material well-being.« (Pellegrino 2006: 570).

Pellegrino selbst hat auf etliche Schwierigkeiten der praktischen Umsetzung einer teleologisch orientierten Güterethik helfender Berufe hingewiesen. Darauf

---

13 Es scheint mir noch viel zu wenig davon Kenntnis genommen zu werden, dass zwischen dem Sensualismus der schottischen Moralphilosophie als Grundorientierung und den für helfende Beziehungen – auch des Alltagslebens – bspw. unverzichtbaren moralischen Einstellungen der Sympathie (gr. Mitleiden, Mitgefühl) starke Affinitäten bestehen. »Sympathie entspringt (..) nicht so sehr aus dem Anblick des Affektes, als vielmehr aus dem Anblick der Situation, die den Affekt auslöst. Wir fühlen mitunter für einen anderen einen Affekt, dessen er selbst ganz und gar unfähig zu sein scheint; denn dieser Affekt entsteht in unserer Brust, sobald wir uns in seinem Fall hineindenken, aus der Einbildungskraft.« (Smith 1985:6 f.).

14 Diese Auffassung ist nicht unbestritten: Fuchs (1997) unternimmt den Versuch, das teleologische Prinzip bspw. ärztlichen Handelns mit einer biologischen Prozessen innewohnenden Teleologie zu verschwistern.

wird an dieser Stelle nicht weiter einzugehen sein. Zu würdigen ist hier zunächst sein Anliegen, eine Ethik helfender Berufe auf dem Hintergrund einer phänomenologischen Analyse zu begründen: »They all deal with a human being in compromised existential states«. They »are dependent, anxious, in distress, and lacking something essential to human flourishing«. »Humans in these compromised existential states are eminently vulnerable and exploitable. Persons in that state are invited to trust the professional and, indeed, must trust him in order to be helped or healed. In each instance, the untrustworthy professional could exploit the patient's vulnerability for personal power, profit, or prestige. In each case, the character of the professional is the final safeguard. In each case, the end of professional activity is the good of the person in need of help.« (Pellegrino 2006: 573).

Eine Phänomenologie helfender Beziehungen erlaubt es, die für sie konstitutiven moralischen Orientierungsquellen auf der Ebene intrapsychischer Antriebsmomente, Sensibilitäten und emotionaler Fähigkeiten zu erschließen. Dieser phänomenologische Anspruch darf allerdings für die Begründung einer Ethik helfender Berufe nicht überdehnt werden.[15] Dieser Gefahr scheint jedoch Pellegrino in mehrfacher Hinsicht zu erliegen: Er neigt dazu, das für eine hilfsbedürftige Person Gute ontologisch zu begründen. Mit den Augen der Aristotelischen Philosophie betrachtet ist das konsequent. Und es trifft sicher zu, dass das für den Patienten umfassend Gute – das heisst die Summation der bereits genannten vier Komponenten des Guten – nicht mit dem gleichgesetzt werden kann, was dem Patienten aus seiner Sicht als das für ihn persönlich Gute erscheinen mag (Pellegrino 2006: 571). Therapeutische Entscheidungen sind keineswegs ausschließlich daran gebunden, was ein Patient für sich selbst als gut definiert. Das in liberalen Verfassungsstaaten grundrechtlich verankerte Selbstbestimmungs- und Selbstverfügungsrecht des Patienten ist in überragender Weise – auch bioethisch – als ein Abwehrrecht zu begreifen. Wird aber verlangt, dass das für einen Patienten Gute sich aus fundamentaleren Quellen speisen müsse als aus bloßen subjektiven Präferenzen und Wünschen, dann müssen genau dafür objektivierbare Begründungskriterien angegeben werden (Pellegrino 2006: 572). Solche Kriterien lässt Pellegrino selbst vermissen. Von daher sehe ich zwei Gefahren: Zum einen werden aus der ontologischen Begründung eines Guten zugleich Maßstäbe rechten Handelns abgeleitet. Zum anderen besteht die Gefahr, dass genau damit paternalistischen Einstellungen

---

15 Es ist eines der Verdienste der moralphilosophischen Untersuchung von Lanius (2009), dass sie phänomenologische Erschließungen existentieller Ausgesetztheit bzw. Bedürftigkeit des Menschen in ihrer ethischen Bedeutsamkeit würdigt, jedoch Überstrapazierungen einer an die »Singularität der Begegnungssituation« gekoppelten phänomenologischen Ethik mit guten Gründen zurückweist.

eines durch professionelle Einsicht privilegierten Zugang zum Guten Vorschub geleistet wird.

Kritische Einwände gegenüber tugendethischen Konzepten

Pellegrinos Konzept einer *internal morality*, die er bereits in älteren Arbeiten verschiedentlich entwickelt hat (vgl. etwa Pellegrino & Thomasma 1993), ist deshalb auch von mehreren Seiten einer zum Teil scharfen Kritik unterzogen worden. Miller & Brody (2001) halten es für erforderlich, die ontologisch-statische Begründungsstruktur einer Güterethik helfender Berufe in einer evolutionären Perspektive zu historisieren. Das Telos beispielsweise medizinischen Handelns müsse deshalb stets konkretisiert werden in Abhängigkeit von der historischen Variabilität kultureller Einflussfaktoren. Beauchamp (2001) kommt es vor allem auf eine stärkere Berücksichtigung des in einer konkreten moralischen Gemeinschaft sedimentierten moralischen Universalismus an. Veatch (2001) schließlich weist das Konzept einer internen Moralität kategorisch zurück. Er reklamiert, dass sich die Ziele der Medizin allein durch externe philosophische Reflexion im Horizont eines modernen Pluralismus begründen lassen.

Die in der Medizinethik geführte Debatte um eine *internal morality* hat ihr Spiegelbild in Diskussionen um eine nursing ethics oder care ethics in den 80er/ 90er Jahren gefunden. In diesen Diskussionen spielten unter anderem Fragen der Macht eine herausragende Rolle. Dabei ging es zum einen um Probleme sozialer Asymmetrien zwischen professionellen Helfern und den ihnen Anbefohlenen. Mit Blick auf dieses strukturelle Ungleichgewicht wurde problematisiert, inwieweit sich das für einen Patienten Gute in perspektivischen Einstellungen fürsorglicher Beziehungen überhaupt zureichend identifizieren lasse – bedenkt man nämlich die für diese Perspektive spezifischen Gefahren, das nicht nur Zuträgliche, sondern Erstrebenswerte anbefohlener Personen als Rechtfertigungsgrund eigener Tätigkeiten (berufliche Selbstbestätigung) zu betrachten mit einer dieser Deutungsperspektive verschwisterten Gefahr latenter Fremdbestimmung und Fremdbemächtigung.[16] Thematisiert wurden zum anderen Machtfragen im Blick auf asymmetrische Bedingungen des Zusammenwirkens unterschiedlicher Professionen in einem System hierarchisch gestufter Verantwortlichkeiten. Was hat es, unter diesen Bedingungen, mit einer spezifisch weiblich konnotierten Tugendethik der Fürsorge tatsächlich auf sich?

---

16 Diesen kritischen Aspekt akzentuieren Veatch & Fry (1995:109–115) anhand mehrerer Fallbeispiele.

Tugendethik der Fürsorge und geschlechtlich segregierte Emotionsordnungen

Machen wir uns dazu zunächst noch einmal im Traditionszusammenhang der praktischen Philosophie angelegte Grundanschauungen klar. Dabei waren Fragen, durch welche Tugenden (verstanden als durch Übung zu erwerbende Charaktereigenschaften) sich ethisch vorzügliche Lebensformen ausweisen würden, nicht von der existentiell bedeutsamen Frage abzulösen, was für ein Mensch ich eigentlich sein wolle, das heißt durch welche Güter sich eigentlich ein für mich wertvolles und insofern zu erstrebendes menschliches Leben auszeichne.[17] Tugenden verstehen sich von daher als subjektive Dispositionen, vermöge derer ein intrinsisch wertvolles Gut als Handlungsziel erstrebt wird. Weiterhin müssen Tugenden als habitualisierte Eigenschaften insofern, als sie für das Erlangen eines höchsten Strebensziels (Glück) konstitutive Bedeutung besitzen, selbst gleichermaßen wie das zu erstrebende Ziel als wertvoll betrachtet werden. Allerdings lässt sich diese Auffassung nicht mehr aufrechterhalten unter Bedingungen pluralisierter Wertkonzepte und Lebensstile in liberalen Gesellschaften, die Vorstellungen des Glücks ebenso wie eine »Theorie des gelingenden Lebens« individuellen Präferenzen eines modernen Subjektivismus anheim stellen. Persönliche Lebenspläne und Präferenzen lassen sich offensichtlich nicht mehr essentialistisch (etwa im Rückgriff auf übergeordnete Daseins- und Glaubensmächte) begründen. Sie fallen in den Bereich rechtlich garantierter Freiheitsspielräume. (vgl. Horn 2008: 38 ff.)

Angesichts dieser zeitdiagnostischen Bestandsaufnahme lässt sich gleichwohl die Frage stellen, ob jene in einer charakteristischen Verbindung von Lebenszielen und Tugenden zum Ausdruck kommenden Modelle einer gelingenden Lebensführung unwiederbringlich verabschiedet werden müssen. Bezeichnenderweise gibt es ernst zu nehmende Hinweise darauf, dass Vorstellungen eines guten Lebens, die den Umgang mit Krankheit, Sterben und Tod konsequenterweise mit einzuschließen haben, zunehmend in gegenwärtigen Diskussionen um Gerechtigkeit eine orientierende Rolle spielen.[18] Dies gilt beispielsweise für Diskussionen der gerechten Verteilung knapper, zukünftig sich sehr wahrscheinlich dramatisch verknappender Ressourcen im Gesundheitswesen.[19] Allerdings hat in diesen Diskussionen jener implizite Zusammenhang zwischen der Idee eines guten Lebens und damit verklammerter Tugenden eines ange-

---

17 Wir schließen im Folgenden an historisch-systematische Überlegungen von Horn (2008) an.

18 Vgl. dazu die in eher Aristotelischer Tradition entwickelten Überlegungen von Nussbaum (1999), die sich deutlich von einem an vormodernen Gesellschaftsmodellen ausgerichteten Denkansatz MacIntyres (1995) unterscheiden.

19 Speziell zum Gerechtigkeitsdiskurs im Gesundheitswesen siehe: Marckmann 2000, 2003; Remmers 2009.

messenen Verhaltens, auf den insbesondere MacIntyre (1995) abstellt, noch wenig Beachtung gefunden. Dies ist aus mehreren Gründen nicht erstaunlich.

Gehen wir zunächst davon aus, dass Tugenden in hohem Maße assoziiert sind mit gesellschaftlich präferierten Wertesystemen als Bezugsrahmen, so ergeben sich Schwierigkeiten der Ausbildung solcher Tugenden, insbesondere aber ihrer Konsistenz, bei zunehmender gesellschaftlicher Zerfaserung kulturell bindender Werthaltungen und Dispositionen. Mit dem Zuwachs an Beliebigkeiten korreliert ein gewissermaßen in affektive Schichten der Persönlichkeitsbildung eingelassener und auf normativer Eben der Persönlichkeitsbilder sich spiegelnder Schwund an Verbindlichkeiten. Freilich kann diese kulturkritische Diagnose nur partielle Geltung für sich beanspruchen: Verbindlichkeiten können in der Regel dann erwartet werden, wenn funktionelle Zwänge der über Geld und Macht gesteuerten Sozialsysteme materieller Reproduktion zu erfüllen sind. Sie lassen sich gleichsam als Verhaltensautomatismen abrufen. Anders scheint es sich im Funktionskreis bestandswichtiger Integrationsprozesse gesellschaftlichen Lebens im Horizont lebensweltlicher Strukturen zu verhalten. Ihre integrative Funktion können gesellschaftliche Lebens- und Interaktionszusammenhänge freilich nur dann entfalten, wenn mindestens zwei Bedingungen erfüllt sind: ausdifferenzierte kommunikative Strukturen, die es überhaupt erst ermöglichen, eigenen Bedürfnissen zu ihrem Recht zu verhelfen, sowie sozialisatorisch erworbene Fähigkeiten, bei der Bewertung persönlich belangvoller Sachverhalte bzw. existentieller Entscheidungen und bei der Koordination von Interaktionszusammenhängen die Perspektive des jeweils Anderen zu übernehmen (vgl. Habermas 1976:74; 1990:111). Mit diesen Bedingungen sind zugleich Charakteristika sozialer Fürsorgeverhältnisse bezeichnet, die als Beispiel der von bestimmten (beruflichen) Leistungsträgern übernommenen sozialintegrativen Funktionen betrachtet werden können.

Soziale Integrationsprozesse vollziehen sich also auf dem Boden eines normativen Geflechts institutionalisierter Lebens- und Sinnzusammenhänge, dem gewissermaßen auf der Ebene der Persönlichkeitsentwicklung bestimmte moralische Überzeugungen, Verhaltenseinstellungen und Dispositionen zuwachsen, auf der Ebene des Über-Ichs wiederum Phänomene, die N. Elias in gesellschaftsgeschichtlicher Analyse als internalisierten »Apparat der Selbstkontrolle« mit »spezifischen Formen der Affektmodellierung« bezeichnet (Elias 1976, II:326 sowie I:41). Zwar würden wir heute mit Blick auf diese sozialmoralischen Eigenschaften und Phänomene nicht mehr von Tugenden im klassischen Sinne sprechen, gleichwohl erfüllen sie damit assoziierte Konnotationen noch immer.

Worauf kommt es mir hier aber nun an? Der moralische Gehalt von Tugenden erschließt sich im Zusammenhang mit bestimmten Werten, auf die sie gewissermaßen teleologisch ausgerichtet sind und die sich deshalb auch als Güter auszeichnen, die zu erstreben bestimmte charakterliche Prägungen erfordern.

Es gehört bezeichnenderweise zu den zentralen theoretischen Annahmen einer Theorie der Sittlichkeit, dass in kulturellen Traditionen verankerte Wertefundamente eine gesellschaftlich zusammenschweißende Kraft erst in dem Maße entwickeln, in dem sie auch im Gefühlsleben als Orientierungsmarken symbolisch verankert sind. Nun scheinen Krisenphänomene fortgeschrittener Gesellschaften unter anderem darin zu bestehen, dass im Zuge moderner Pluralisierungs- resp. Individualisierungstendenzen jene – vermeintlich zusammenschweißenden – Wertefundamente partikularistisch zerbröseln.[20] Eine solche zeitkritische Diagnose darf aber nicht darüber hinweg täuschen, dass gesellschaftlich zentrale Wertesysteme historisch stets einer gewissen »Arbeitsteiligkeit« ihrer praktischen Realisation verfielen; das heißt zum einen einer sozialen Stratifizierung von Präferenzsystemen mit entsprechend hierarchisierten Gratifikationssystemen, zum anderen durch einen geschlechtsspezifisch segregierten bzw. segmentierten Markt der Berufsarbeit. Nicht anders scheint es sich mit den mit bestimmten Formen und Aufgaben beruflicher Tätigkeit korrelierenden Tugenden und ihren Präferenzen zu verhalten, insofern auch hier von einer Art Arbeitsteiligkeit im sozialen Affekthaushalt, in der habituellen Ordnung des »Verhaltens und Empfindens« (Elias 1976, II:315) ausgegangen werden kann.

Man kann sich dies am historischen Schicksal sogenannter personenbezogener Dienstleistungen klar machen. Nicht erst seit der gesellschaftlichen Moderne, sondern bereits seit der frühen Neuzeit vollziehen sich im Kontext immer weiträumigerer Verflechtungserscheinungen sozialer Lebens- und Organisationszusammenhänge sowie daraus hervorgehender kultureller Distanzierungsmechanismen fundamentale Umstrukturierungen, aber auch Neubildungen sozialer Präferenzsysteme. Dabei werden sämtliche sozialen Aufgaben und Funktionen, die ganz elementar auf den Radius und die Verlässlichkeit von Nähesinnen einschließlich der dazu gehörenden habituellen Prägungen angewiesen sind, wie bspw. Kindererziehung, Krankenpflege, überhaupt der ausgesprochen auf körperlichen Interaktionen beruhende persönliche Umgang mit Wachstums- und Abbauprozessen, mit Unvorhersehbarkeiten und Widerfahrnissen menschlichen Lebens, zusehends entwertet. Auf diesem gesellschaftsgeschichtlichen Hintergrund der Auftrennung von Anerkennungs-, Achtungs- und Gratifikationssystemen sollten Tugenden – darauf hat Joan Liaschenko mit Blick auf das Schicksal der Pflegeberufe hingewiesen – stets auch als das Resultat einer gesellschaftlich selegierenden Ordnung sozialer Funktionen betrachtet werden. Wird dieser sozialstrukturelle Ordnungszusammenhang nicht kritisch reflek-

---

20 In der soziologischen Klassik gelten solche Phänomene als *Anomien*, so vor allem zuerst bei Durkheim 1973:273 ff.

tiert, kommt die ethische Überhöhung bestimmter Tugenden (wie bspw. Hingabe, Selbstlosigkeit, Opferbereitschaft, Empathie) einer »gefährlichen konservativen Ideologie« gleich. Denn, so Liaschenko: »The traditional womanly virtues have been those that have ensured we knew our place and kept it ›with grace‹.« (Liaschenko 1993, 79).

Das Problem einer ausschließlich auf Phänomene der Fürsorge sich gründenden Ethik helfender Berufe besteht darin, dass ihr normative Maßstäbe zielgerichteter Handlungskontrollen fehlen. Handlungskontrolle schließt nämlich auch die Steuerung und Begrenzung asymmetrischer Verpflichtungen gegenüber Hilfebedürftigen mit ein, und zwar im wohlverstandenen Interesse professioneller Akteure, Fürsorgesysteme in verantwortlicher Weise aufrecht zu erhalten. Wie wir wissen, zieht der Ausfall solcher Kontrollen regelmäßig eine Überdehnung von Verpflichtungen bis hin zur Selbstaufgabe nach sich. Moralisch illegitim wird das tugendethische Konzept helfender Berufe deshalb spätestens an dem Punkt, an dem das gesamte Fürsorgesystem in Folge moralischer Überdehnungen psychisch-emotional zusammenbricht.

Schutzbedürftigkeit helfender Berufe

Die vorstehenden Überlegungen seien mit einem knappen, nicht ganz der Ironie entbehrenden *Fazit* beschlossen: Angesichts einer auf dem Hintergrund lebensgeschichtlicher Erfahrungen jederzeit einsehbaren konstitutiven Abhängigkeit und Versehrbarkeit ihresgleichen fühlen sich Menschen in bestimmten Situationen auf Grund moralischer Intuitionen zu Aktivitäten der Hilfe und des Schutzes veranlasst. Wahrgenommen werden können Schutzfunktionen freilich nur in einem Netz solidarischer Verantwortung, durch Rückhalt einer moralischen Kultur, des Empfindens von Gerechtigkeit gegenüber Menschen, die in vielen Fällen zu einer Artikulation ihrer persönlichen Belange, geschweige denn zu deren Durchsetzung nicht mehr in der Lage sind. Aus diesem Grunde besitzen helfende Berufe ein advokatorisches Mandat. Die von ihnen eingegangenen Verpflichtungen gegenüber Schutzbefohlenen können helfende Berufe allerdings nur erfüllen unter gesellschaftlicher Anerkennung der schlichten Tatsache, dass sie ihrerseits ein sozial hochwertiges, aber jederzeit riskierbares Gut darstellen, das aus genau diesem Grunde einer besonderen gesellschaftlichen Fürsorge bedarf. Der Verpflichtungscharakter einer Moral als schützender Mantel muss insofern immer mehrseitig verstanden werden: eben auch als Schutz derer, die Fürsorge übernehmen. Dieser moralische Imperativ gilt gleichermaßen für private (bspw. familiale), als auch für berufliche Hilfestrukturen. Die eingangs formulierte evolutionstheoretische These aufgreifend, wird somit zu hoffen sein, dass der in Zukunft in Folge demografischer sowie epidemio-

logischer Veränderungen erheblich anwachsende Pflegebedarf ebenso moralische Lernprozesse auslösen wird. Unsere Gesellschaft wird sich darüber im
Klaren werden müssen, dass Personen, die für den sozialen Zusammenhalt be-
standswichtige, unverzichtbare Leistungen erbringen, auf politischer, wirtschaftlicher und organisationaler Ebene einen Anspruch auf ebenso pfleglichen
Umgang, auf Anerkennung, Achtung und Förderung haben, wie diejenigen,
denen ihre Leistungen zuteil werden. Es sei denn, man ist bereit, zukünftig
weitere desintegrative Effekte – im gesundheitlichen Versorgungs- ebenso wie
im kulturellen Wertesystem – in Kauf zu nehmen.

Literatur

Anzenbacher, A. (2001): Einführung in die Ethik. Patmos: Düsseldorf.

Aristoteles (1971): Nikomachische Ethik [NE]. Übers. v. Franz Dirlmeier. Stuttgart: Reclam.

Beauchamp, T. L. & Childress, J. F. (1979): Principles of Biomedical Ethics. New York,
Oxford: Oxford University Press.

Beauchamp, T. L. (2001): Internal and External Standards of Medical Morality. In: The
Journal of Medicine and Philosophy. 26:6, S. 601–619.

Düwell, M. & Steigleder, K. (2003): Bioethik – Zu Geschichte, Bedeutung und Aufgaben. In:
Dies. (Hrsg.): Bioethik. Eine Einführung. Suhrkamp: Frankfurt/M., S. 12–37.

Durkheim, Émile (1973): Der Selbstmord. Luchterhand: Neuwied und Berlin.

Elias, N. (1976): Über den Prozeß der Zivilisation. Soziogenetische und psychogenetische
Untersuchungen. Band 1 und 2. Frankfurt/M.: Suhrkamp.

Fischer, Joh. (2006): Güter, Tugenden, Pflichten. Zum sittlichen Fundament der Medizinethik. In: Ethik in der Medizin, 18. Jg., Heft 2, S. 148–163.

Fuchs, Th. (1997): Was heißt »töten«? Die Sinnstruktur ärztlichen Handelns bei passiver
und aktiver Euthanasie. In: Ethik in der Medizin, Band 9, Heft 2. Berlin, Heidelberg,
New York: Springer. S. 78–90.

Habermas, J. (1976b): Zur Rekonstruktion des Historischen Materialismus. Frankfurt/M.:
Suhrkamp.

Habermas, J. (1990): Die nachholende Revolution. Kleine politische Schriften VII.
Frankfurt/M.: Suhrkamp.

Habermas, J. (2001): Die Zukunft der menschlichen Natur. Auf dem Weg zu einer liberalen
Eugenik? Suhrkamp Verlag: Frankfurt/M.

Hobbes, Th. (1977): Vom Bürger. In: Ders.: Vom Menschen / Vom Bürger. Elemente der
Philosophie II/III. Hrsg. v. G. Gawlick. Felix Meiner: Hamburg, S. 59–327.

Höffe, G. (1989): Politische Gerechtigkeit. Grundlegung einer kritischen Philosophie von
Recht und Staat. Suhrkamp: Frankfurt/M.

Horn, Chr. (2008): Glück und Tugend. In: Kolleg Praktische Philosophie. Bd. 2: Grundpositionen und Anwendungsprobleme der Ethik. Hrsg. v. V. Steenblock. Reclam:
Stuttgart, S. 23–54.

Jeske, D. (2008): Familien, Freunde und besondere Verpflichtungen. In: Honneth, A. &

Rössler, B. (Hrsg.): Von Person zu Person. Zur Moralität persönlicher Beziehungen. Suhrkamp Verlag: Frankfurt/M., S. 215–253.

Joas, H. (1997): Die Entstehung der Werte. Suhrkamp: Frankfurt/M.

Joas, H. (2000): Einleitung in: Ders.: Kriege und Werte. Studien zur Gewaltgeschichte des 20. Jahrhunderts. Velbrück Wissenschaft: Weilerswist, S. 11–45.

Joas, H. (2005): Die kulturellen Werte Europas. Eine Einleitung. In: Ders. & K. Wiegandt (Hrsg.): Die kulturellen Werte Europas. S. Fischer: Frankfurt/M., S. 11–39.

Kant, I. (1795): Zum ewigen Frieden. Werke, Akademie-Ausgabe, Bd. VIII, Walter de Gruyter & Co.: Berlin 1968, S. 341–386.

Kohlberg, L. (1995): Die Psychologie der Moralentwicklung. Hrsg. v. Wolfgang Althof u. M. v. Gil Noam u. Fritz Oser. Suhrkamp Frankfurt/M..

Kuhn, H. (1973): Das Gute. In: Handbuch philosophischer Grundbegriffe. Studienausgabe Bd. 3. Kösel-Verlag: München, S. 657–677.

Lanius, F. (2009): Die Würde des Menschen und die Verantwortung der Person. Überlegungen zum ethischen Eigengewicht pflegebedürftiger Menschen im Spannungsfeld von moralischem Standpunkt und moralischem Status. Dissertation zur Erlangung eines Dr. phil. an der Universität Osnabrück. Unveröff. Typuskript.

Liaschenko, J. (1993): Feminist ethics and cultural ethos: Revisiting a nursing debate. In: Advances in Nursing Science 1993, 15(4). S. 71–81.

MacIntyre, A. (1995): Der Verlust der Tugend. Zur moralischen Krise der Gegenwart. Deutsche Ausgabe. Frankfurt/M.: Suhrkamp.

Marckmann, G. (2000): Mittelverteilung im Gesundheitswesen – Einführung. In: Wiesing, Urban (Hrsg.): Ethik in der Medizin, Reclam: Stuttgart, S. 240–250.

Marckmann, G. (2003): Verteilungsgerechtigkeit in der Gesundheitsversorgung. In: Düwell, Marcus / Steigleder, Klaus (Hrsg.): Bioethik. Eine Einführung. Suhrkamp: Frankfurt/M., S. 333–343.

Mead, G. H. (1978): Geist, Identität und Gesellschaft. Deutsche Ausgabe. Mit einer Einleitung und herausgegeben von Ch. W. Morris. 3. Aufl., Frankfurt/M.: Suhrkamp.

Miller, F. G. & Brody, H. (2001): The Internal Morality of Medicine: An Evolutionary Perspective. In: The Journal of Medicine and Philosophy. 26:6, S. 581–599.

Nussbaum, M. (1998): Nicht-relative Tugenden: Ein aristotelischer Ansatz. In: Rippe, K. P. & Schaber, P. (Hrsg.): Tugendethik. Reclam: Stuttgart. S. 114–165.

Nussbaum, M. (1999): Gerechtigkeit oder das gute Leben. Gender Studies. Suhrkamp Verlag: Frankfurt/M.

Nussbaum, M. (1999): Menschliche Fähigkeiten, weibliche Menschen. In: Dies.: Gerechtigkeit oder das gute Leben. Gender Studies. Suhrkamp Verlag: Frankfurt/M., S. 176–226.

Pellegrino, E. D. & Thomasma, D. C. (1993): The Virtues in Medical Practice. New York, Oxford: Oxford University Press.

Pellegrino, E. D. (2001): The Internal Morality of Clinical Medicine: A Paradigm fort he Ethics of the Helping and Healing Professions. In: The Journal of Medicine and Philosophy. 26:6, S. 559–579.

Rachels, J. (2008): Eltern, Kinder du die Moral. In: Honneth, A. & Rössler, B. (Hrsg.): Von Person zu Person. Zur Moralität persönlicher Beziehungen. Suhrkamp Verlag: Frankfurt/M., S. 254–276.

Remmers, H. (2009): Ethische Aspekte der Verteilungsgerechtigkeit gesundheitlicher

Versorgungsleistungen. In: Bittlingmayer, H., Sahrai, D. & Schnabel, P.-E. (Hrsg.): Normativität und Public Health. Dimensionen gesundheitlicher Ungleichheit. Reihe ›Gesundheit und Gesellschaft‹. Wiesbaden: VS-Verlag, S. 111 – 133.

Schiller, F. (1793): Über Anmut und Würde. In: Ders.: Werke, Bd. 4: Die großen Abhandlungen. Insel Verlag: Frankfurt/M. 1966, S. 141 – 192.

Schnell, M. W. (2008): Ethik als Schutzbereich. Kurzlehrbuch für Pflege, Medizin und Philosophie. Bern u. a.: Huber.

Smith, A. (1985): Theorie der ethischen Gefühle. Hrsg. v. W. Eckstein. Felix Meiner: Hamburg.

Veatch, R. M. & Fry, S. T. (1995): Case Studies in Nursing Ethics. First Edition 1987. Boston, London: Jones and Bartlett.

Veatch, R. M. (2001): The Impossibility of a Morality Internal to Medicine. In: The Journal of Medicine and Philosophy. 26:6, S. 621 – 642.

Vossenkuhl, W. (2006): Die Möglichkeit des Guten. Ethik im 21. Jahrhundert. C. H. Beck Verlag: München.

Friedrich Heubel

Kants Moralphilosophie und die moderne Pflege

Wenn wir über moderne Pflege sprechen, warum dann ausgerechnet über Immanuel Kant? Kant war ein Mensch des 18. Jahrhunderts, geboren 1724. Seine Schriften zur Moral sind zwischen 1785 und 1797 erschienen. In diesen Schriften steht nichts über Pflege, auch nichts über Krankenhäuser. Krankenhäuser in unserem Sinne, d.h. Agglomerate von technisch-medizinischen Leistungen mit bedeutender ökonomischer Relevanz, gab es noch nicht. Die Eroberung des menschlichen Körpers durch die Naturwissenschaften war noch nicht passiert, die Medizin im modernen Sinne fing gerade erst an. Was also soll uns Kant über moderne Pflege sagen?

Wenn man Kantsche Ideen nutzbar machen will, muss man sich zunächst von den über ihn umlaufenden Klischees freimachen, vor allem davon, das Kant ein ungeselliger trockener Theoretiker gewesen sei, dessen Philosophie für normale Menschen unverständlich ist. Ich werde das anhand eines biographischen Details tun. Kant war bekanntlich unverheiratet. Ich spitze dieses Detail zu der Frage zu »war Kant ein Frauenfeind?«, denn ich finde, diese zunächst unseriös klingende Frage eröffnet tatsächlich den Zugang auf den Menschen Kant auf eine ganz seriöse Weise. Kant war ja nicht nur ein ungewöhnlicher Philosoph, sondern auch ein ungewöhnlicher Mensch. Ich werde mich also in einem ersten Teil meines Beitrages zunächst dieser Frauenfeind-Frage zuwenden, dann die Verbindung zu Kants Moralphilosophie ziehen, dann versuchen herauszupräparieren, was eigentlich das Moderne an moderner Pflege ist und schließlich dies in die moralphilosophische Perspektive stellen.

Tatsache ist: Kant war nie verheiratet und mit größter Wahrscheinlichkeit hatte er auch nie das, was wir heute eine sexuelle Beziehung nennen. Tatsache ist auch, dass er über die Ehe Formulierungen benutzt hat, die für uns heute erstaunlich roh klingen. Zum Beispiel: »...Ehe (*matrimonium*). d. i. die Verbindung zweier Personen verschiedenen Geschlechts zum lebenswierigen wechselseitigen Besitz ihre Geschlechtseigenschaften«[1]. Das schreibt Kant zwar in seiner Rechtslehre, in der er zugleich die Gleichberechtigung der Frau betont. Aber schon einigen seiner Zeitgenossen sind seine Formulierungen aufgestoßen. Wahr ist andererseits auch, dass es durchaus Frauen gibt, denen er freundschaftlich verbunden war, möglicherweise mit einem besonderen Akzent auf Verehrung. Es gab zum Beispiel eine Freundschaft und einen Briefwechsel zwischen ihm und Charlotte Amalie von Klingspor. Vor allem gab es eine dauerhafte, wechselseitige Sympathie zwischen ihm und der Gräfin Keyserlingk. Die Keyserlingks hatten ein Gut in der Nähe von Königsberg, die Gräfin war fünf Jahre jünger als Kant, eine schöne Frau, und sie hatte den damals modischen Philosophen Christian Wolff ins Französische übersetzt. Kant muss sie etwa als Fünfunddreißigjähriger kennengelernt haben, vermutlich im Zusammenhang mit dem Unterricht, den er einem ihrer Söhne gab. Kant hatte eine Dauereinladung an die Keyserlingk-sche Tafel[2] – jeden Dienstag im Schloß[3] – und sass stets am Ehrenplatz zu ihrer Rechten. Es gibt ein Bild von ihm als jungem Mann, das sie gezeichnet hat. Diese freundschaftliche Beziehung dauerte mehr als dreißig Jahre. Nachdem die Gräfin 1791 gestorben war, hat Kant sie in seinem Buch zur Anthropologie als »Zierde ihres Geschlechts« bezeichnet und ihr so eine Art Denkmal gesetzt.

Zweifellos also war Kant kein Frauenfeind, wie er überhaupt ein geselliger Mensch mit einem ausgebreiteten, lebendigen Freundeskreis war. Dass es nicht zu einer Ehe kam, ist vermutlich durch seine Lebensumstände zu erklären. Kant hatte kein Vermögen. Sein Vater starb als Kant 22 Jahre alt war. Er war der älteste Sohn und musste sich, weil die Mutter schon lange tot war, um seine Geschwister kümmern. Der Vater war Meister des aussterbenden Riemerhandwerks gewesen, von Haus und Werkstatt blieb nichts übrig. Es dauerte dann 24 Jahre, bis Kant 1770 Professor mit einem festen Gehalt wurde, er war 46. Diese 24 Jahre hatte er sich als Privatlehrer und dann als Magister an der Universität durchschlagen müssen. Als Magister lebte man ausschließlich von Kolleggeldern, also Gebühren, die die Studenten für die nichtöffentlichen Vorlesungen bezahlten. Es ist bezeugt, dass der junge Kant zweimal ans Heiraten dachte, dass er »Einnahme und Ausgabe berechnete« und dann doch Abstand nahm. Das war aber nicht ungewöhnlich: Kant teilte das Schicksal vieler junger Gelehrter der damaligen Zeit, denen eine Eheschließung schlicht aus Geldmangel unmöglich war, denn eines war klar: Man musste seine Frau ernähren können – oder eine reiche Witwe heiraten. Hinzu kam allerdings Kants moralische Strenge: Zum Beispiel gab es unter den Königsberger Studenten – Studentinnen gab es ja nicht – den Brauch der »Pantoffelparaden«. Wenn an den Sonntagen die jungen Damen aus

---

1 Kant, Metaphysik der Sitten, Rechtslehre § 24, Ausgabe 1966, S. 91.
2 Kühn 2003: 387
3 Kühn 2003: 387

den Kirchen strömten, standen draußen zwei Reihen von Studenten. Zwischen denen mussten sie spießrutenlaufen und wurden mehr oder weniger herausfordernd begutachtet. Kant hat diese Pantoffelparaden nie mitgemacht. Als es in seinem Freundeskreis zu einer Scheidung und Wiederverheiratung gekommen war, muss er sich so schroff geäußert haben, dass die Freunde befremdet waren[4]. Ein Liebesverhältnis außerhalb der Ehe war für ihn völlig unmöglich[5].

Kant hatte sich durch seinen sozialen Aufstieg in gewisser Weise selbst isoliert. Als Sohn eines Handwerkers war er im Ständestaat Preußen bis in die oberen Ränge der Gesellschaft aufgestiegen. Mit 35 bewegte er sich zwanglos im Kreis reicher Kaufleute, des Adels und russischer Offiziere. Zeitweilig hatte er den Spitznahmen »der elegante Magister«. Aber seine Ansprüche an eine mögliche Partnerin hinsichtlich Bildung, Lebensart und Umgangsformen waren vermutlich mitgewachsen. Partnerinnen, die dem entsprachen, gab es kaum, allenfalls im Adel, aber da war die ständische Schranke trotz allem unübersteigbar. Er hätte sich zwar einem sexuell lockeren Leben hingeben können. Dafür gab es auch in seinem Freundeskreis Beispiele. Sie hätten ihn also vermutlich deswegen nicht verdammt. Aber es war ihm – und zwar aus Grundsatz – unmöglich, intime Erfahrungen mit Frauen zu machen, wenn er sie nicht auch heiraten konnte. Hinter seinem moralischen Ernst stand entweder Widerwille gegen alles, was in seinen Augen einfach zügellos war oder aber Hochachtung gegenüber der Frau als als ebenbürtiger Partnerin, wahrscheinlich beides.

Oberster Grundsatz von Kants Philosophieren war »Selbst denken, mit sich selbst einstimmig denken, anstelle jedes anderen denken«. Eine seiner berühmten Schriften heißt »Was ist Aufklärung« und er definiert Aufklärung als: »Ausgang des Menschen aus seiner selbst verschuldeten Unmündigkeit«. Im Jahre 1774 gründete ein gewisser Johann Bernhard Basedow[6] in Dessau das Philanthropin, eine neuartige Schule, die wir heute reformpädagogisch nennen würden. Der ganze Mensch sollte gebildet werden, nicht nur sein Intellekt, die Schüler sollten selbst experimentieren, die religiöse Unterweisung sollte zurücktreten, Ziel war der unabhängige Bürger. Kant war begeistert. Er schrieb zwei Artikel, um das Philanthropin in Königsberg bekannt zu machen, ließ einen seiner Schüler Geld sammeln und warb Abonnenten für die Philanthropin-Zeitschrift. Einen aufgeklärten, eigenen, kundigen, kritischen Kopf zu haben, galt Kant als Ideal nicht nur für seine eigene Person, sondern auch für jeden anderen – einschließlich der Frauen, und er war dafür praktisch tätig. Eman-

---

4 vgl. Kants Reaktion auf Scheidung und Wiederverheiratung von Maria Charlotta Jacobi in: Kühn 2003: 199 ff.

5 vgl. Kant, Metaphysik der Sitten, Rechtslehre § 24. Ohne den vollständigen wechselseitigen »Besitz« sank man nach seiner Vorstellung offenbar in die Tierheit ab.

6 Kühn 2003: 264 f.

zipation war sozusagen ein Grundthema seines Lebens. Eine solche Frau konnte er vermutlich nicht finden.

Kants moralphilosophische Schriften schließlich bringen sein Grundthema Emanzipation auf scharfe Begriffe. Nicht die Religion lehrt uns, was gut ist, sondern wir erkennen das Gute – auch in den Religionen -, weil wir die Kriterien für das Gute in Form der Praktischen Vernunft bereits in uns haben. Der Begriff vom Guten folgt nicht aus der Religion, sondern geht ihr voraus: »Selbst der Heilige des Evangelii muss zuvor mit dem Ideal der sittlichen Vollkommenheit verglichen werden, ehe man ihn dafür erkennt«[7]. Das einzige, was tatsächlich ohne jede Einschränkung als gut angesehen werden kann, ist der gute Wille. Und das ist der gute Wille des einzelnen Menschen. Trotz der grundsätzlichen Bedürftigkeit des Menschen, seiner Angewiesenheit auf Nahrung, Unterkunft und Hilfe ist er als des guten Willens fähig anzusehen – oder wir müssten alle unsere Überzeugungen von Verantwortlichkeit und Freiheit aufgeben. Der Wert, den wir dem Menschen dadurch zusprechen, ist seine Würde, das heißt, ein Wert, der mit nichts anderem verglichen werden kann. Sie steht im rechtlichen Sinne jedem Menschen als Selbstbestimmungsrecht zu. Der gerechte Staat besteht in der »republikanischen Regierungsart«, d. h. er hat Gesetze, die aus der praktischen Vernunft jedes Bürgers hervorgegangen sein können. Und was er damals »republikanische Regierungsart« nannte, ist heute unter dem Namen repräsentative Demokratie Teil unserer politischen Kultur.

Damit verlasse ich meinen Ausflug in Kants Welt. Ich hoffe, ich habe zeigen können, dass es tatsächlich Sinn hat zu fragen, was Kant zu einem Problem sagen würde, das er im einzelnen noch gar nicht kennen konnte. Sein Begriffssystem ist zwar sehr abstrakt, aber dafür auch relativ zeitunabhängig. Vor allem aber gibt es bei ihm eine Tendenz zur Selbstermächtigung oder zum Empowerment, die ihn heute geradezu interessant macht. Bevor wir ihm allerdings unsere Fragen stellen, müssen wir uns das Tätigkeitsfeld vergegenwärtigen, das wir anschließend in die ethische Perspektive stellen wollen. Ich gehe also zum dritten Teil über und frage: Was ist das Moderne an der modernen Pflege?

Es gibt sicher einen Kernbestand von Pflege, der alle Zeiten überdauert: Essen und Trinken reichen, Waschen, An- und Ausziehen, Darm- und Blasenentleerung ermöglichen, Lagern, das Bett in Ordnung halten, also das was Aktivitäten des täglichen Lebens heißt. Das sind Aktivitäten, die unmittelbar oder mittelbar den eigenen Körper betreffen, also höchstpersönlich sind. Man erledigt sie normalerweise selbständig und überläßt sie niemand anders, es sei denn, man ist noch ein Kind. Wenn eine andere Person als man selbst diese Aktivitäten ersetzt, befindet man sich zu dieser Person in einer Beziehung spezifischer Nähe: In – das

---

7 Kant, Grundlegung zur Metaphysik der Sitten, Ausgabe 1947, S. 29.

sollte die Regel sein – gegenseitigem Einverständnis tut die pflegende Person mit einem etwas, was man normalerweise nur mit einem Kind tut. Diesen Kernbestand von Pflege hat es immer gegeben und wird es vermutlich innerhalb von privaten Familien- oder familienartigen Verhältnissen auch immer geben. Anders aber in Institutionen wie dem Hospital, dem Armenhaus, dem Militär, dem Altenheim und dem Krankenhaus: hier wird dieser Pflege-Kernbestand im Lauf der Geschichte in ganz verschiedene Handlungslogiken – wenn ich diesen Begriff bei den Soziologen ausborgen darf – eingebaut. Und was die Pflege in den letzten drei Jahrhunderten geformt hat, ist die Entwicklung der Medizin. Und weil diese sich im Wesentlichen im Krankenhaus abspielt, sieht man die Herausforderungen an die Pflege am klarsten im Krankenhaus. Ich nenne dafür drei Gründe:

Erstens: Das moderne Krankenhaus ist im Vergleich zum mittelalterlichen Hospital kein Lebensraum für Unversorgte, sondern ein hochspezialisiertes Behandlungsinstrument für Kranke. Im Hospital waren Kranke eher eine Minderheit, normalerweise blieben sie in der Familie. Ins Hospital kam, wer keine Familie hatte, keinen sozialen Anschluß, keine Zunft, keinen Orden, wer verarmt war oder auf Pilgerreise oder obdachlos, oder auch, wer sich als Pfründner ins Hospital eingekauft hatte. Hier wurde zwar *auch* gepflegt, aber keineswegs *nur* gepflegt, und die Pflege hatte auch keinen Zeitrahmen. Pflege unterstützte zwar die Heilkräfte der Natur und sorgte für ein Mindestmaß an Hygiene, aber Sterben war ein natürliches Ereignis, an dem niemand schuld war. Wer krank war, hatte um sich herum Gesunde, und eine typische, wenn auch nicht ganz repräsentative Auswahl der mittelalterlichen Gesellschaft. Das Hospital wurde in der Regel von einem Orden oder zumindest einer kirchlich inspirierten Instanz geführt. Mit anderen Worten: Es gab ein spirituelles Element, das vermutlich sowohl den Insassen wie den Dienenden eine Art Heimat bot und sie miteinander verband. Wer dagegen heute im Krankenhaus gepflegt wird, hat um sich herum einerseits Mitpatienten, andererseits Professionelle, nämlich Ärzte, Pflegende und technische Helfer, und er wird gepflegt mit der Aussicht, alsbald wieder in die normale Welt entlassen zu werden.

Zweitens: die Ärzte sind dominant geworden. Im Hospital wurde Medizin in unserem Sinne nicht getrieben. Ärzte wurden wohl gelegentlich konsultiert, hatten aber keinen bestimmenden Einfluss. Außerdem konnten sie außer Harnbeschau und Aderlass kaum etwas beitragen. Aber in den letzten dreihundert Jahren ist etwas passiert, was man die Kolonisierung des menschlichen Körpers nennen kann. Schritt für Schritt hat die Medizin den menschlichen Körper ihrer Herrschaft unterworfen, das heißt, sie hat gelernt, den Körper zu verstehen, ihn aufzuteilen in Organe und Funktionen, hat gelernt, welches Organ und welche Funktion bei welcher Krankheit nicht funktioniert, und wie man einzelne Organe und Funktionen reparieren, verbessern, ersetzen kann. Sie hat gelernt, dass man dem Kranken seine durch Krankheit verlorene Handlungsfähigkeit wiedergeben kann mit Methoden, die nur der Experte versteht, die dem Kranken aber undurchsichtig bleiben. Sie hat gelernt, die Natur im Menschen nicht nur zu unterstützen, sondern sogar aktiv in sie einzugreifen. Der Tod wird zu einem zu bekämpfenden und auch bekämpfbaren Gegner. Diese Verständnis und diese Beherrschung des funktionierenden menschlichen Körpers beruht auf einem ständig wachsenden Expertenwissen. Den einschlägigen Experten, also den Ärzten, wächst auf diese Weise Verfügungsmacht zu. Denn Menschen wollen keine Schmerzen haben, sie müssen leistungsfähig und sie wollen genußfähig sein, und das auf Dauer. Mit anderen Worten, sie wollen, ihr funktionierender Organismus möge sie nie im Stich lassen – wobei sie oft garnicht wissen, wieviel sie selbst ohne alle Medizin dazu tun können. Das bedeutet für die Pflege: Unter dem Druck dieses kurativen Imperativs wird Pflege zu einem Mittel der medizinischen Behandlung im Auftrag von Ärzten. Pflegende geben Medikamente, legen Infusionen, messen Funktionsgrößen und kontrollieren Erfolg. Sie agieren als ärztliche Hilfskräfte. Aber das führt mich zum dritten Punkt, und der ist im wesentlichen eine Problemanzeige.

Drittens also: Die Handlungslogiken von Ärzten und Pflegenden sind im Kern verschieden. Das klingt zunächst »nur« soziologisch, aber was ich meine, ist ein spezifischer Unterschied in der Interaktion mit dem Patienten. Das moderne Krankenhaus ist darauf spezialisiert, in den menschlichen Körper in heilender Absicht einzugreifen, und zwar immer dann, wenn diese Eingriffe besonders aufwendig, riskant oder lebenswichtig sind. Dafür sind die Ärzte die Spezialisten. Natürlich reden Ärzte auch mit Patienten, aber man muss sich darüber klar sein, dass die ärztlichen Eingriffe selbst – durch Strahlen, Medikamente, Instrumente – nichts Kommunikatives sind. Es sind Eingriffe in den lebenden Organismus, mit dem man nicht kommunizieren kann. Es ist Fakt, dass wir mit dem Organismus nicht sprechen und er nicht mit uns. Wenn die Redewendung gebraucht wird, »Mensch, höre auf Deinen Körper«, ist etwas anderes gemeint, nämlich man solle die Warnsignale vor dem Überschreiten seiner Leistungsfähigkeit ernstnehmen. Und wenn man als Psychosomatiker dem Körper symbolische Ausdrucksfähigkeit zuspricht, so meint man nicht den Organismus, der sich ausdrückt, sondern man meint, dass die Person selbst es sei, die mittels des Organismus eine verhüllende Sprache spricht. Mit anderen Worten: Man kommuniziert als Arzt nicht mit einem Organismus, sondern mit einer kranken Person, die diesen Organismus hat und zugleich dieser Organismus ist. In dieser Kommunikation geht es darum, die Person darüber aufzuklären, was sie von sich aus nicht wissen kann und sich dabei als Berater so vertrauenswürdig zu erweisen, dass die kranke Person es wagen kann, ihr Einverständnis zu einem Risiko zu geben. Sie braucht den Eingriff, kann ihn aber nicht selbst ausführen.

Die Interaktion zwischen Patient und Pflegenden sieht anders aus, mit einem nur scheinbar paradoxen Ausdruck: Pflegende geraten zum Patienten in eine Nähe, die keine Nähe ist. ATLs sind, wie gesagt, Aktivitäten, die unmittelbar oder mittelbar den eigenen Körper betreffen, also höchstpersönlich sind. Bis zum Eintritt seiner Krankheit hat man sie selbstverständlich selbständig erledigt – man ist ja kein Kind mehr. Sie durch jemand anders erledigen lassen zu müssen, bedeutet einen Verlust an Souveränität. Das ist anders als innerhalb der Familie. In der Familie ist die gegenseitige Abhängigkeit oder die Souveränitätsminderung wechselseitig und eingeübt. Die Pflegenden dagegen kennt man nicht und wird sie nach der Entlassung nicht wiedersehen. Das ist was ich mit Nähe meine, die keine Nähe ist: Die normalerweise eingehaltenen Grenzen zum Schutzraum der eigenen Intimität werden niedergelegt, weil beide Seiten stillschweigend – im Grunde aber ebenfalls kommunikativ – davon ausgehen, dass die Souveränitätsverletzung wegen der Krankheit vorübergehend notwendig ist. Es wird sozusagen eine Konvention gewechselt, ähnlich wie am Nacktbadestrand, nur weniger freiwillig. Dieser Typus von Interaktion ist pflegespezifisch und hat mit der Funktion als ärztliche Hilfskraft nichts zu tun. Aber sie wird noch dadurch verschärft, dass man als Pflegender – viel unmittelbarer als die Ärzte – Zeuge weiterer Verletzungen des Patienten wird, nämlich Schmerz, Leiden, zerstörte Hoffnungen und Todesnähe, Situationen also, die in jedem Menschen eine persönliche, über die Professionalität hinausgehende Anteilnahme hervorrufen.

Ich habe versucht, mit diesen drei Punkten Rahmenbedingungen zu beschreiben, die moderner Pflege vorgegeben sind. Ich frage nun, welche Folgen hat das für die Kranken? Welche Erwartungen richten Kranke auf die Pflege, wenn sie im Krankenhaus sind und diese Bedingungen gelten? Ich versuche also zu vergegenwärtigen, was man erlebt, wenn man ins Krankhaus kommt. Wenn man schon so krank ist, dass man ins Krankenhaus muss, befindet man sich schon dadurch in einer Ausnahmesituation. Man ist in seiner Handlungsfähigkeit eingeschränkt und nicht völlig Herr der Lage. Zusätzlich muss man eine soziale Ausnahmesituation auf sich nehmen. Denn man muss in der Regel den Ort wechseln und zwar wird die Entfernung von zuhause in der Regel umso größer, je spezieller und je aufwändiger die notwendige Behandlung ist. Man muss sein Zimmer mit zufälligen Fremden teilen, kann aber, wie diese Fremden auch, die normalen Distanzregeln nicht einhalten. Eigene und fremde Intimitätsverletzungen werden in der Funktionslogik des Krankenhauses zur Normalität. Seine Freunde und Angehörigen sieht man nur nach Disposition des Krankenhauses. Automatisch also entsteht ein Wunsch nach Normalität. Man möchte, dass normale Menschen um einen sind, die selbst nicht krank sind, die fähig sind, die Gefühle und Bedürfnisse, in die einen die Krankheit geworfen hat, verständnisvoll wahrzunehmen und die einem unabhängigen Rat und Unterstützung geben. Für diese Erwartungen sind die Mitpatienten nicht die richtigen Partner. Also richten sich die Hoffnungen auf die Pflegenden, denn mit denen hat man den unmittelbarsten, ja sogar körpernahen, und auch den häufigsten Kontakt. Aber die Institution signalisiert einem: »Wir helfen dir hier – aber füge dich ein«. Die Zeit für Schlafen, Essen, Waschen, Visiten und die medizinischen Verrichtungen werden von der Institution gesetzt. Man sieht ein, dass das alles seine Ordnung haben muss, man ist ja nicht der Einzige auf der Station. Aber man möchte doch, dass einem erklärt wird, was mit einem passiert und dass man nicht wie ein zu reparierendes Werkstück durchs Haus geschickt wird. Die notwendigen Intimitätsverletzungen sollen sich auch wirklich auf das Notwendigste beschränken. Und auf keinen Fall möchte man falsch behandelt werden: Man hat ja so viel gehört, zum Beispiel, dass einem die falschen Medikamente gebracht werden, dass das falsche Bein amputiert wird und dass man sich im Krankenhaus Infektionen holt. Der ganze Betrieb soll also möglichst perfekt ablaufen. Und wieder richtet sich die Erwartung auf die Pflegenden. Sie sind sozusagen die Repräsentanten für die Seriosität des Betriebes. Wenn man ihnen vertrauen kann, kann man auch dem Krankenhaus vertrauen. Und schließlich: Man weiß ja, dass die Ärzte »die Bestimmer« sind. Man sieht sie eher selten und zwar in einer spannungsvollen Situation, nämlich der Visite, aber da versteht man nicht alles was sie sagen und traut sich auch nicht alles zu fragen oder hat es in der Aufregung vergessen. Und wieder richtet sich eine Erwartung an die Pflegenden: Sie sollen einem die Sachlage erklären.

Das sind Erwartungen von Patienten an die Pflege. Ihnen zu entsprechen, kann sowohl ein Erfüllen wie auch ein Verweigern von Wünschen bedeuten. Denn die Bedürfnisse von Patienten sind prinzipiell unendlich und die Bedürfnisse der verschiedenen Patienten addieren sich und konkurrieren miteinander. Zeit und Ressourcen sind aber begrenzt. Priorisieren ist unausweichlich. Das in einer gerechten Weise zu tun, erfordert Erfahrung, Fingerspitzengefühl und Entscheidungskraft. Zu den Erwartungen der Patienten kommen noch die Erwartungen der Ärzte. Diese haben sogar den Charakter von dienstlichen Verpflichtungen. Ärzte wollen sich darauf verlassen können, dass ihre Anweisungen zuverlässig befolgt werden. Und das kann konfliktträchtig sein. Denn Pflegende haben mitunter aufgrund ihres intensiveren Kontakts zu den Patienten ein klareres Urteil darüber, was deren wirkliche Präferenzen sind. Deshalb können sich berechtigte Erwartungen von Ärzten und Patienten direkt widersprechen und es müssen Entscheidungen getroffen werden, die bis ans professionelle Selbstverständnis gehen. Und schließlich haben Pflegende auch Erwartungen aneinander: Man möchte nicht von Kollegen ausgenutzt, man möchte bei Überforderung unterstützt und von seiner Leitung gerecht behandelt werden. Menschen, die dieses Bündel von zum Teil einander widersprechenden Erwartungen im Gleichgewicht halten können ohne dabei persönlich Schaden zu nehmen, verdienen meines Erachtens größte Hochachtung. Was kann Moralphilosophie – hier also Ethik – dazu helfen? Was kann Ethik überhaupt?

Mit Kant bin ich der Meinung, dass im Grunde jeder Mensch das »Richtmaß seiner Beurteilung« eigener und fremder Handlungen wie einen Kompass bereits in sich hat[8]. Es kann also nur darum gehen, diesen Kompass bewußt zu machen und auf klare Begriffe zu bringen. Und das ist in der Tat für das moralische Leben hilfreich. Erstens entlastet es einen von falschen Zumutungen, zweitens stärkt es die Entscheidungsfähigkeit, und drittens kann es manchmal eine Richtung vorgeben, die man gehen sollte, um die Verhältnisse besser zu machen.

Zum Ersten: Ethik wird manchmal gesehen wie ein zusätzliches Joch, von dem man besser nicht sprechen sollte, weil es die Menschen nur noch zusätzlich frustriert, indem es ihnen ein schlechtes Gewissen macht. Aber das ist nur die halbe Wahrheit. Es gibt zwei ethische Grundüberlegungen, die entgegengesetzt wirken. Ethik ist die Lehre vom richtigen Handeln und Handeln heißt, Mittel für Ziele einsetzen. Wo man keine Mittel hat, ein Ziel anzugehen oder wo es überhaupt kein sinnvolles Ziel gibt, also keine Handlungsoptionen, da gibt es auch keine Verantwortung und keine Pflichten. Deshalb macht es ethisch keinen Sinn, sich das Leid der ganzen Welt zu Herzen zu nehmen und darüber womöglich die Chancen zu eigenem Handeln zu versäumen. Eine zweite Überlegung kann man sogar wörtlich bei Kant finden, nämlich die Wertlosigkeit der Opferhaltung: Zitat: »Denn mit Aufopferung seiner eigenen Glückseligkeit (seiner wahren Bedürfnisse) anderer ihre zu befördern, würde eine sich selbst widerstreitende Maxime sein, wenn man sie zum allgemeinen Gesetz machte.«[9] Es ist also nach Kant – anders als er oft verstanden wird – nicht verboten, sein eigenes Glück zu suchen, es sei denn, man verletzt damit andere Pflichten, beispielsweise man sucht sein Glück auf Kosten anderer. Pflicht ist nach Kant nur, sich um das Glück anderer – das heißt, um die wahren Bedürfnisse anderer Menschen – zu kümmern, soweit man kann, und dazu darf man auch eigene Bedürfnisse zurückstellen. Aber das Opfer als solches hat keinen eigenen Wert, den Wert hat die Hilfe, bzw. die Hilfsbereitschaft. Das ist im Rückblick auf manche Tradition in der Pflege vielleicht doch gut zu wissen.

Zum Zweiten, zur Erleichterung beim Entscheiden. Die obersten Prinzipien oder moralischen Vorgaben in der Krankenversorgung sind bekanntlich das Fürsorge*gebot* und das Schädigungs*verbot*. Der Arzt des hippokratischen Eides schwört, Nutzen zu stiften und Schaden und Unrecht fernzuhalten, das Georgetown-Mantra von Beauchamp and Childress enthält die Prinzipien beneficence und nonmaleficence. Bei Kant fallen diese Prinzipien zusammen mit den beiden oberstenTugendpflichten überhaupt, sie heißen bei ihm Liebespflichten und Achtungspflichten. Insofern herrscht da ein breiter ethischer Konsens. Was

---

8 Kant, Grundlegung zur Metaphysik der Sitten, Ausgabe 1947, S. 22.
9 Kant, Metaphysik der Sitten, Tugendlehre, Einleitung VIII, Ausgabe 1966, S. 235.

aber weniger bekannt ist, ist das Verhältnis zwischen diesen obersten Prinzipien, und das ist bei Kant am schärften auf den Punkt gebracht: Die Achtungspflicht – also der Respekt vor der Selbstbestimmung – geht nämlich der Fürsorgepflicht vor. Mit anderen Worten: Wir sollen fürsorglich sein, wir sollen helfen, wo wir können, aber nur unter der Bedingung, dass wir im Einverständnis mit dem nach unserer Meinung Hilfsbedürftigen sind. Denn er ist ein Mensch mit der gleichen Würde wie wir selbst. Achtung also als Vorbedingung für Fürsorge, nicht wie die Eltern, die sagen »ich will doch nur Dein Bestes«, in Wahrheit aber das Kind mißachten. Nach dem, was wir vorhin über die Funktionsbedingungen des modernen Krankenhauses gesagt haben, verschiebt sich im Krankenhaus der Akzent sozusagen systematisch auf die Achtungspflichten. Denn das Krankenhaus signalisiert dem Kranken – und zwar mit Recht – »wir helfen Dir, aber ordne Dich ein«. Aber es enthält auch die entsprechenden Versuchungen: Für den Patienten die Versuchung, zum Kind zu regredieren und alle Selbstverantwortung abzugeben, für den Arzt die Versuchung, den medizinischen Eingriff als Selbstzweck anzusehen und für die Pflege die Versuchung, dem geschilderten komplexen Bündel von mitunter unvereinbaren menschlichen Ansprüchen auszuweichen. Die Entscheidungen, die die Kopfschmerzen machen, betreffen ja nicht die Perfektion der pflegerischen Handlungen selbst. Sondern es sind die, die »darum herum« liegen, im Was, Wann, Wie und für Wen. Wenn zum Beispiel die Anforderungen von mehreren Patienten gleichzeitig erfüllt werden sollen, man also irgendwo nein sagen muss, oder wenn sich die beiden Patienten im Zweierzimmer absolut nicht vertragen, oder wenn die ausgetrocknete alte Dame nicht mehr essen und trinken will. Dann geht es nicht mehr um technische Routine, sondern um Übersicht, Kommunikation und Entscheidungsfähigkeit. Man muss nicht nur beurteilen, was man überhaupt in dieser Situation leisten kann, sondern auch, was jetzt das Wichtigste ist und was man vor allen anderen vertreten kann. Wenn ich also wissen will, was in einer Entscheidungssituation meine wahre Pflicht ist, sollte ich zuerst ausschließen, dass ich die Achtung gegen jemand verletze oder jemand schade. Verletze ich trotz meiner Fürsorgeabsicht die Achtung, dann bin ich übergriffig, missachte ich mit meiner Fürsorge Dritte, bin ich möglicherweise ungerecht oder unfair, vertrete ich den wahren Willen eines Patienten nicht gegenüber den Ärzten, obwohl ich ihn besser kenne, dann bin ich weder fürsorglich noch achtungsvoll.

Übrigens gilt die Achtungspflicht beziehungsweise das Verbot der Missachtung auch für mich selbst. Auch mich selbst soll ich nicht mißachten, ich soll meine Selbstachtung nicht verlieren. Wenn der Mensch gezwungen wird, chronisch gegen seine eigenen moralischen Überzeugungen zu handeln, dann ist der Verlust der Selbstachtung unausweichlich. Ich vermute, dass das eine der Hauptursachen für den burnout unter Pflegenden ist.

Die Frage war: Wie kann Ethik Pflegenden helfen? Selbstverständlich hilft im

Moment der Entscheidung nicht ethische Theorie. Aber es hilft, wenn man sich des spezifischen pflegerischen Anforderungs- oder Herausforderungsprofils bewusst, in der Wahrnehmung der Probleme und der sachgerechten Entscheidung geübt und mit seinen moralischen Überzeugungen im Einklang ist. Und zu dem allen hilft das ethische Reflektieren. Und damit bin ich beim dritten Punkt. Gibt Ethik eine Richtung vor, die Verhältnisse zu verbessern? Mit anderen Worten, was kann man dafür tun, dass die Einzelnen auf ihrer Gratwanderung auch von einer dem entsprechenden Kultur getragen werden?

Dem mittelalterlichen Hospital war eine solche tragende Kultur vorgegeben: Man diente nicht nur dem zeitlichen sondern auch dem ewigen Heil. Eine religiös informierte Praxis bezog alle Menschen in den Heilsplan Gottes ein. Insofern waren im Hospital alle beheimatet. Darauf können wir heute nicht mehr zurückgreifen – was keine Absage an die Religion ist. Wir heute können nicht anders als uns jeweils darauf einigen, was unser gemeinsames Handeln trägt. Aus meiner Sicht heißt das für die Pflege zunächst, was schon gesagt wurde: Sich des spezifischen Anforderungs- oder Herausforderungsprofils bewußt sein. Darüber hinaus aber heißt es, zu formulieren, wie man darauf anworten will und auch, wie man darauf *nicht* antworten will. Und das heißt, darüber zu reden, formulierbar zu machen, was die berufliche Identität ist, was die gemeinsamen »Werte« und Pflichten sind, wie man sie fördert und einübt, was man lernen muss, um ihnen gerecht zu werden und das auch zu überwachen. Ich kann das als Nicht-Pflegender nur andeuten: Etwa trotz der im Krankenhaus strukturell angelegten Übergriffigkeit stets aufs Neue die Person achten, trotz fehlender biographisch-persönlicher Verbundenheit stets das Wohlwollen behalten, dennoch die Rationalität der Institution Krankenhaus überzeugend vertreten. Dazu gehört eine besondere Kompetenz. Aber diese Kompetenz brauchen wir. Eine ihrer selbst bewußte Pflege wird im politischen Kräftespiel des Gesundheitswesens gebraucht. Es wird zum Beispiel eher die Pflege als die Ärzteschaft sein, die sich der kompletten Kommerzialisierung der Medizin entgegenstellt. Mit einem Wort: Pflege – professionalisiere Dich! Und Immanuel Kant wäre begeistert!

Literatur

Kühn, M. (2003): Kant. Eine Biographie. C. H. Beck: München.

Kant, I., Metaphysik der Sitten. Unveränd. Nachdr. der 4. Aufl., Hamburg: Felix Meiner, 1966

Kant, Grundlegung zur Metaphysik der Sitten, Unveränd. Nachdr. der 3. Aufl., Leipzig: Felix Meiner, 1947

2. Achtsamkeit – Gerechtigkeit – Gender

Heiner Friesacher

Solidarität und Verantwortlichkeit. Eine erweiterte Perspektive auf Gerechtigkeitsdiskurse

Einleitung

Ethik boomt, es ist ein Thema, welches die Menschen beschäftigt. Betrachtet man einige der jüngst publizierten Bücher über Ethik, zeigt sich die ganze Spannbreite des Diskurses über »die Moral der Gesellschaft« insgesamt (Luhmann 2008) und über die »Moralisierung der Märkte« (Stehr 2007) bis hin zur »Ethik leiblicher Existenz« (Böhme 2008) und dem »Bewußtsein von dem, was fehlt« – über die Rolle der Religion im Diskurs der praktischen Philosophie (Reder & Schmidt 2008).

Ethik bewegt, weil es um Fragen des Menschseins geht, genauer um den Umgang mit menschlichem Leben. Das ist relevant für die Gesellschaft insgesamt und besonders für die Berufe, die sich dem Leben verpflichtet fühlen wie die Pflege und die Medizin.

In diesem Beitrag, der Teile meiner Dissertation (Friesacher 2008a) und Auszüge eines jüngst publizierten Beitrags zur Ethik in der Pflege (2008b) enthält, werden zunächst und in aller Kürze verschiedene Zugänge für die Beschäftigung mit Ethik in der Pflege aufgezeigt, bevor einige für die Ethikdebatte zentrale Rahmenbedingungen pflegerischen Handelns erörtert werden. Erst dann werden die Begriffe der Verantwortung, Gerechtigkeit und Solidarität im Theorierahmen der Ethik der Anerkennung entwickelt. Gerechtigkeitsdiskurse in der Pflege lassen sich mit diesem Ansatz normativ gehaltvoll und kritisch konzipieren und werden auch den extrem steilen Begründungspflichten einer kritischen Theorie gerecht.

1. Zur Begründung einer Beschäftigung mit Ethik in der Pflege

1.1 Eine kurze Sequenz aus dem Pflegealltag (aus Friesacher 2006: 28)

Eine ältere Patientin nach einem Herzinfarkt, einen Tag nach der Extubation.

> Pflegende: Frau M., möchten Sie mal was trinken? Zeit zum Antworten bleibt nicht, der Becher ist schon am Mund der Patientin. Das Bett ist flach, die Pflegende hebt mit einer Hand mühsam den Kopf von Frau M., etwas Tee läuft in einem kleinen Rinnsal die Wange entlang auf das Kopfkissen. Frau M. ist es sichtlich unangenehm, die Pflegende wirkt genervt und stellt den Becher auf das Nacht-tischchen. Sie packt Frau M. ohne Ankündigung unter die Arme und zieht sie im Bett nach oben. Dann wird das Kopfteil hochgestellt. Frau M. schaut etwas irritiert und überrascht. Die Pflegende legt einige Lagen Zellstoff unter das Kinn von Frau M. und startet einen erneuten Trinkversuch. Nach einigen wenigen Schlucken heftige Hustenanfälle, Frau M. spuckt auf die Bettdecke, die Pflegende nimmt den Zellstoff und hält ihn vor das Gesicht von Frau M. . Zur vorbeieilenden Kollegin auf dem Flur ruft die Pflegende: »Ich hab doch geahnt, dass das mit der noch nicht geht«. Frau M. beruhigt sich nach etwa einer halben Minute wieder. Sie möchte etwas sagen, ihre Worte sind aber nicht verständlich. Die Pflegende sagt »Ich komme gleich wieder« und stellt, wieder ohne Ankündigung, das Kopfteil flach. Frage: »Liegen Sie gut so?« Eine Antwort wird nicht mehr abgewartet, die Pfle-gende verlässt das Zimmer.

Die Situation beschreibt eine alltägliche Handlung des pflegerischen Alltags. Dabei fällt auf, dass das Arbeitstempo nicht an die Situation der älteren Patientin angepasst ist, eine empathische Zugangs- und Handlungsweise fehlt. Das Scheitern des Trinkversuchs ist in erster Linie auf die mangelnde Sensibilität im Umgang mit der Patientin zurückzuführen. Die Handlung wird gerade nicht »*carefully*« durchgeführt sondern missachtend. Emotionale Zuwendung zur Befriedigung grundlegender Bedürfnisse bleibt aus, ebenso fehlt in dieser Si-tuation ein verständigungsorientiertes Handeln, die wenigen Äußerungen können nicht als wirkliche Kommunikationsangebote gedeutet werden. Der Mangel an Achtung drückt sich aus in der Ignoranz autonomer Entscheidungen seitens der Patientin, die eingangs gestellte Frage ist als rein rhetorisches Ritual zu identifizieren.

In der Nachbesprechung dieser teilnehmenden Beobachtungssituation äu-ßerte die Pflegende, dass ihr die ethisch- moralischen Dimensionen in der Pflegesituation überhaupt nicht bewusst waren, mögliche negative Folgen in Bezug auf die Integrität und Würde von Frau M. lagen jenseits des Vorstel-lungshorizontes. Eine Problematik wurde lediglich darin gesehen, dass der Zellstoff nicht schon sofort zum Schutz des Bettes untergelegt wurde.

1.2 Eine historische Betrachtung

In den Nürnberger Prozessen zur juristischen Aufarbeitung der Verbrechen der Nationalsozialisten wurden die Pflegenden überwiegend freigesprochen. Als Hilfsberuf hatten Sie keine Verantwortung zu tragen. Zur Berufsauffassung gehörte eine verinnerlichte Gehorsamspflicht, eine habitualisierte Haltung der Demut gegenüber Autoritäten und das strikte Befolgen der Anordnungen der Ärzte. Dabei wollten Pflegende nur Gutes tun, und dieses Gute haben ihnen die Vorgesetzten mitgeteilt. Diese Gehorsamsbereitschaft gegenüber Autoritäten und das Abgeben eigener individueller Verantwortung an übergeordnete Personen und Instanzen ermöglichte das Ausführen von moralisch zu verurteilenden Taten und erlaubte gleichzeitig, ein Gefühl von Unschuld und Nicht-Beteiligung aufrecht zu erhalten (Steppe 1989: 163–164). Die Fremdbestimmung der Pflege wird bis heute fortgeführt. Das medizinische System prägt die Handlungsbögen der Pflegenden bis heute maßgeblich, noch wirkmächtiger beeinflussen die scheinbar evidenten ökonomischen Zwänge die Pflege. Ökonomisierungsprozesse führen zu veränderten Denk- und Handlungsmustern, denen die Pflege kaum eine eigene und starke Berufsethik entgegen zu setzen hat (Bauer 2007). Für den Bereich der Medizin erweist sich ein großer Teil des Ethikbetriebes als »Schmiermittel der Kommerzialisierung« (Kühn 2007: 64 ff). Ethik in der Pflege ist somit eng verbunden mit der Forderung nach Professionalisierung, nach Eigenständigkeit und einem neuen Selbstverständnis, welches nicht nur affirmativ die bestehenden Verhältnisse stützt und aufrecht erhält sondern kritisch in Frage stellt.

1.3 Ethik als alltägliche Aufgabe

Die Frage, wie wir leben wollen und sollen, ist auch eine ganz alltägliche und betrifft alle Mitglieder der Gesellschaft gleichermaßen. Ethik und Moral sind somit keine von den vermeintlichen Experten aufgeworfenen und besetzten Themen, sondern Fragen des richtigen Handelns und des guten Lebens stellen sich im Alltag jedes einzelnen Menschen. Das Ethos, die »substantielle Sittlichkeit«, ist das, was sich gehört und von selbst im Leben versteht. Dieser Teil der Ethik ist massenwirksam und bestimmt das Alltagsleben (Böhme 2008: 71 ff).

Schwierig wird die selbstverständliche Orientierung dadurch, dass der Umgang mit Leben problematisch geworden ist. Die Möglichkeit der Technik, invasiv in den menschlichen Leib einzudringen (vgl. Böhme 2008: 9), bringt grundlegende Überzeugungen ins Wanken und konfrontiert uns mit Problemen, die nicht klar und eindeutig zu lösen sind: Was sind die Rechte von bewusstlosen

Patienten? Was ist ein gutes Leben für Menschen mit fortgeschrittener Demenz? Dürfen wir alles tun, was wir können? Für diese Fragen reicht das Ethos des Alltags nicht mehr aus, hier ist der legitime Bereich der Regionalethiken oder auch der Berufsethiken, zu denen auch die Pflegeethik als Teil einer Gesundheitsethik gehört.

2. Hilfehandeln und Strukturprobleme der Pflege

Heutige Autorinnen und Autoren definieren Pflege als Zurechtkommen im und Bewältigen des Lebensalltags bei gesundheitlichen Beeinträchtigungen und beschreiben das Originäre der Pflege als helfende Arbeit, die sich auf die alltäglichen Lebensfelder bezieht (vgl. Bartholomeyczik 1999). »Das typisch 'Pflegerische' zeichnet sich aus durch eine ganz spezifische Zugangweise zum Patienten und durch die typischen Handlungsbögen der Pflegenden. Das Ansetzen an der Leiblichkeit des Betroffenen (und nicht nur an seinem Körper) und die fürsorgende und fürsprechende Anteilnahme sind *die* pflegerische Domäne und grenzen sie ab von den anderen Professionen, begründen den ihr eigenen 'Pflegerischen Blick'« (Friesacher 2008a: 236).

Die besonderen Situationen, in denen Pflegende an und mit anderen Menschen handeln, sind Hilfesituationen, die in verregelten beruflichen Arrangements stattfinden. Die Beziehung ist, anders als in Alltagssituationen, geprägt von der Asymmetrie der beiden Handelnden. Noch so viele Versuche, aus der Pflege- Patient- Beziehung eine Vertragskonstellation zu machen, in der sich zwei gleichberechtigte Partnerinnen und Partner gegenüberstehen und bei der die Patientin und der Patient zur Kundin oder auch Nutzerin bzw. Kunde und Nutzer umdeklariert werden, mögen in Einzelfällen in der Realität vorkommen, sie täuschen aber über die Besonderheiten von Hilfehandeln hinweg. Ein kranker, pflegebedürftiger oder sterbender Mensch ist in aller Regel leidend, benötigt Unterstützung, Begleitung, manchmal Anleitung und Rat, manchmal einfach nur Nähe und Anwesenheit. Krankheit und Pflegebedürftigkeit betreffen den ganzen Menschen, zielen auf das Existentielle des Lebens. Der Kern der Pflege wird als helfende und unterstützende Tätigkeit in existentiell äußerst fragilen und bedrohlichen Lebenslagen sichtbar. Pflegearbeit ist dabei eine an der Lebenswelt der Betroffenen anknüpfende Praxis (Friesacher 2008a: 198). Gerät das Existentielle in den Blick, geht es um Fragen des Menschseins, und dieses sind ernste Fragen, die nach Böhme (2008: 233 ff) moralische Fragen darstellen. Einen pflegebedürftigen Menschen mit all seinen Ängsten, körperlichen Beschwerden, Sorgen und Nöten zu pflegen bedarf einer besonderen Verantwortung und Legitimation. Erst dann wird Pflegen zu einem professionellen Handeln. Das schließt das Bestreben um Empowermentprozesse und

Mündigkeit nicht aus, berücksichtigt aber die asymmetrische Konstellation und den gesellschaftlich- organisatorischen Rahmen, der durch den juristisch- administrativ- therapeutischen Komplex vorgegeben wird (vgl. Kühn 2005, Höhmann 2006, Fraser 1994).

Die doppelte Asymmetrie existiert auf der einen Seite in der Pflege- Patient/ Bewohner- Beziehung im Arbeitsbündnis, auf der anderen Seite im Verhältnis der Pflegenden zum System und dem damit verbundenen Programm, welches durch zunehmende Formalisierung, Technisierung und Ökonomisierung pflegerisches Handeln bis in die Kerndimensionen durchdringt (vgl. Friesacher 2008a, Hülsken- Giesler 2008).

3. Verantwortung, Gerechtigkeit, Solidarität – eine kurze begriffliche Klärung

Eine Pflegeethik muss sich, neben generellen Begründungsfragen, die sich am Diskurs philosophischer Ethiken orientieren, vor allem mit konkreten Anwendungsfragen in einmaligen Situationen beschäftigen. Diese verlangen eine kontextsensitive, individuelle, und fallspezifische Beurteilung. Dabei kommt ein konsequentialistisches Beurteilungsprinzip mit der Abschätzung möglicher Folgen zur Anwendung. Dieses ist typisch für Verantwortungsethiken (vgl. Remmers 2000: 7 ff). Dieser durch Weber zu Beginn des 20. Jahrhunderts eingeführte Begriff löst den ethischen Begriff der Pflicht weitgehend ab. Dabei umfasst der Bedeutungsgehalt neben einer moralischen Verantwortung *gegenüber* jemandem auch die Verantwortung *für* jemanden. Während ersterer kommunikationstheoretisch zu konzipieren ist reicht eine dialogische, sprachlich- kommunikative Konzeption für die zweite

Form nicht aus. Verantwortung zu tragen *für* andere Menschen ist typisch für nicht- reziproke, asymmetrische Beziehungskonstellationen, wie sie unter anderem in der Pflege von Kindern, Schwerstbehinderten, (Wach)Komapatienten und auch Menschen mit einer fortgeschrittenen Demenz auftreten. Das Handeln (und Nicht- Handeln) bedarf hier einer besonderen Legitimation und Rechtfertigung. Der Verantwortungsbegriff selbst ist allerdings zunächst wertneutral, muss also erst durch eine Theorie der Moral ethisch aufgeladen werden (vgl. Bayertz 1995). Verantwortungsethisch handeln heißt, an den Wertvorstellungen und Bedürfnissen in der Lebenswelt der Betroffenen anzuknüpfen. Die Bedürfnisinterpretationen sind dabei aber nicht nur in der Aushandlungssphäre zwischen Pflegenden und Gepflegten anzusiedeln sondern sind ein hochpolitisch besetztes Feld (vgl. Friesacher 2008a: 192, Fraser 1994: 222 ff u. 249 ff, Foucault 1994: 37).

Unter den gesundheitspolitischen Rahmenbedingungen spielt besonders die
Frage nach sozialer Gerechtigkeit eine zentrale Rolle. Ganz grundsätzlich betrachtet zielt die Idee der Gerechtigkeit zunächst auf die Emanzipation be-
nachteiligter Menschen, oder positiv formuliert, die Herbeiführung vernünftiger Zustände. Ganz im Sinne von kritischer Theorie dient dieses in die Zukunft
gerichtet als Ziel und als normative Folie zugleich. Zur Gerechtigkeit gehört
neben der Freiheit von politischer Willkür und der Gleichheit vor dem Gesetz
auch die Solidarität und die Anerkennung der persönlichen Leistungen. Solidarität trägt in unserer modernen kapitalistischen Gesellschaft allerdings
deutlich ideologische Züge, denn normativer Bezugspunkt ist die wirtschaftliche Tätigkeit des ökonomisch unabhängigen, männlichen Bürgertums. Diese
Wertsetzung schließt ganze Bereiche, wie zum Beispiel Familienarbeit (Hausarbeit, Kindererziehung und die familiäre Pflegearbeit), systematisch aus (vgl.
Krebs 2002). Die übergreifenden Deutungshorizonte haben ihren Ursprung in
Welt- und Menschenbildern, die auf naturalistischen Vorstellungskomplexen
und essentialistisch zugeschriebenen Kollektiveigenschaften beruhen.

Pflegeethische Reflexionen sind somit nicht losgelöst von gesellschaftstheo-
retischen Diskursen zu denken und sollten für diese anschlussfähig sein.

4.   Sozialphilosophie und Pflegephilosophie

Aufgabe einer Sozialphilosophie ist die Bestimmung und Erörterung von Fehlentwicklungen innerhalb der Gesellschaft, die sich als Pathologien oder Störungen des Sozialen bezeichnen lassen. Diese Störungen sind bedingt durch eine
dem modernen Kapitalismus inhärente soziale Struktureigentümlichkeit, der
den Prozess der Rationalisierung der Gesellschaft vereinseitigt und deformiert:
Gegenüber den Wertaspekten anderer Menschen verhält sich das Individuum
neutral bis ablehnend, der Andere wird als Objekt und nicht als anzuerken-
nendes Subjekt wahrgenommen (Honneth 2007: 45 ff, vgl. ders. 2005, 2003a).
Aufgabe einer Pflegephilosophie könnte analog dazu die Sichtbarmachung,
Bearbeitung und Beseitigung von Fehlentwicklungen in der Pflege sein, die sich
in vielfältigen Formen der Vernachlässigung, Demütigung und Missachtung
zeigen (Friesacher 2008a: 288). Das Aufzeigen von Missständen, Störungen und
Pathologien des Sozialen ist eine Form von diagnostischem Handeln, welches
sich nur unter hermeneutischem Bezug auf das Selbstverständnis der Betroffenen rekonstruieren lässt. Die »Ermöglichungsbedingungen von Selbstverwirklichung« zur Realisierung eines gelingenden Lebens stellen den Maßstab
dar, an dem soziale (und als Teil davon auch pflegerische) Pathologien gemessen
werden können (Honneth 2000: 58). Dabei geht es nicht um eine vorab festgelegte Form des guten Lebens, die hedonistisch interpretiert wird und sich eher

als Ästhetik des Lebens denn Ethik manifestiert, wie Böhme (2008: 52) kritisch anmerkt. Die ethische Konzeption bleibt insoweit formal, dass nicht die Ziele der Selbstverwirklichung normativ bestimmt werden sondern lediglich die sozialen Voraussetzungen. Erleben die Betroffenen Unrechts- Erfahrungen, werden diese als Ungerechtigkeiten wahrgenommen und mit mangelnder oder vorenthaltener Anerkennung assoziiert. Als soziales Unrecht wird erfahren, »was sich im Lichte allgemein akzeptierter Gründe als eine institutionelle Regelung oder Maßnahme erweist, durch die tiefsitzende Ansprüche an die gesellschaftliche Ordnung verletzt werden« (Honneth 2003b: 154).

5. Anerkennung – Zum Vorrang des Ontologischen vor dem Epistemischen

Der Begriff der Anerkennung scheint in besonderer Weise geeignet für eine normativ gehaltvolle und kritische Konzeption der Pflegewissenschaft. Anders als der relativ klar gefasste Begriff der Achtung, der im ethischen Diskurs eine zentrale Rolle spielt, ist Anerkennung in seinen Bedeutungen jedoch nicht klar umrissen. Gemeinsamer Bezugspunkt könnte aber eine Idee von Praxis sein, in der die Störungen und Pathologien beseitigt sind und eine aktive Anteilnahme und existentielle Bezugnahme die sozialen Beziehungen charakterisieren. Es ist das unbestreitbare Verdienst von Honneth, dieses Ideal bei so unterschiedlichen Denkern wie Lukács, Dewey, Heidegger und Cavell herausgearbeitet zu haben. Ausgangspunkt der Überlegungen ist jeweils die Kritik an der Vorstellung einer primär neutralen Welterfassung. Bei Lukács finden wir diese Vorstellungen in seiner Kritik an der Verdinglichung, dieser verfehlten Praxis der bloß instrumentellen Verfügung über Dinge und Menschen. Sie veranlasste ihn über das Ideal einer Praxis nachzudenken, die gekennzeichnet ist von der existentiellen Involviertheit und aktiven Anteilnahme (Honneth 2005: 19 ff). Berührungspunkte zu Heideggers Ausführungen in 'Sein und Zeit' sind offensichtlich. Gesellschaftstheoretische und ethische Überlegungen finden sich zwar nicht bei Heidegger, aber seine fundamentalontologische Analyse setzt auch an der Überwindung einer primär neutralen Welterkenntnis im Subjekt- Objekt- Status an. Bei Heidegger ist es der Begriff der Sorge, diese Grundverfassung menschlichen Daseins, welcher die grundlegende praktische Bezogenheit und den Modus des 'In- der- Welt- Seins' charakterisiert. Auch wenn die Heidegger Rezeption in der Pflegewissenschaft, insbesondere in der von Benner & Wrubel (1997) konzipierten Form, an einer einseitigen und zum Teil fehlinterpretierten Form leidet (Friesacher 2008a: 73 ff, vgl. Nerheim 2001: besonders 339 u. 446), bleibt der wichtige Befund einer vorrangigen Einstellung im Modus der Sorge bestehen. Diese quasi pragmatische Zugangsweise zum alltäglichen menschlichen Sein lässt eine ungewohnte Nähe zum Pragmatismus eines John Dewey erkennen, für den »am Anfang jeder rationalen Erkenntnis die empfindungsreiche Erfahrung einer praktisch zu bewältigenden Umwelt steht« (Honneth 2005: 41). In jüngster Zeit hat Stanley Cavell (2002: 34–75) einen eigenen Ansatz der Anerkennung entwickelt, der in der Tradition des späten Wittgenstein steht. Cavell gelangt über die Problematik des Fremdpsychischen, der Frage nach dem Zugang zu fremden Gefühlszuständen, zu seinem Begriff des »acknowledgement«. Für Cavell ist diese Problematik keine kognitiv- epistemische Frage, sondern der Erkenntnis geht eine Einstellung und Haltung voraus. Das Verstehen der Schmerzen eines anderen – ein Beispiel, welches Wittgenstein ebenfalls verwendet – ist primär gebunden an ein existentielles Betroffensein. Die Schmerzzustände werden nicht neutral rein kognitiv wahrgenommen sondern »von deinem Schmerz zu wissen, heißt, ihn anzuerkennen [...]« (Cavell 2002: 69 u. 73). Diese Anteilnahme ist nicht gleichbedeutend mit positiven Modi wie liebevoll oder zugeneigt, sondern sagt zunächst lediglich etwas aus über die existentielle Dimension menschlicher Interaktion, die vor- epistemisch anzusiedeln ist und eine elementare Form der Anerkennung darstellt. Das Anerkennen geht dem Erkennen voraus, es gibt ein Primat des Ontologischen vor dem Epistemischen. Diese Behauptung läßt sich anhand von Untersuchungen zur frühkindlichen Entwicklung stützen (Friesacher 2008a: 291–295, vgl. Honneth 2005: 46 ff, Honneth 2003a: 138–161).

6. Formen der Anerkennung als mehrdimensionales Konzept von Gerechtigkeit

Die individuelle Identitätsbildung inklusive der moralischen Sozialisation und auch die soziale Integration sind an verschiedene Formen der intersubjektiven Anerkennung gebunden. Diese verschiedenen Muster der Anerkennung expliziert Honneth (2003a, 2000, 1992) in Anknüpfung an den jungen Hegel und an die Sozialpsychologie von Mead. Dabei lassen sich drei verschiedene Anerkennungsweisen unterscheiden, die jeweils drei Interaktionssphären zuzuordnen sind: Fürsorge (emotionale Zuwendung, Bindung), Rechte (kognitive Achtung) und Solidarität (soziale Wertschätzung). Für die Pflege ergeben sich zentrale Anknüpfungspunkte, denn das Vorenthalten einer oder mehrerer Anerkennungsweisen (siehe die kurze Fallsequenz zu Beginn) stellt eine moralische Verletzung dar und ist ein Akt der persönlichen Beschädigung. Je nach Stufe der Selbstbeziehung sind die Missachtungen und deren Folgen unterschiedlicher Natur. Auf einer basalen und elementaren Stufe sind es Verletzungen der grundlegenden Bedürfnisse, typischerweise durch körperliche Misshandlungen, die das psycho- physische Wohlergehen und damit das Selbstvertrauen beeinträchtigen. Werden Personen oder Gruppen benachteiligt und werden ihnen Rechte vorenthalten, lassen sich diese als Verletzungen der Autonomie qualifizieren. Diese Missachtungen betreffen die Selbstachtung und sind mit dem Gefühl der mangelnden Anerkennung als moralisch gleichberechtigte Interaktionspartner verbunden. Dieser zweiten Ebene der Selbstbeziehung folgt auf einer dritten Stufe das Selbstwertgefühl, das heißt die Anerkennung der Fähigkeiten und Lebensweisen von Einzelnen oder Gruppen. Akte der Missachtung reichen von harmlosen Respektlosigkeiten bis hin zur Enwürdigung und Stigmatisierung (vgl. Honneth 2000: 182 ff).

Primäres Ziel sollte es zunächst sein, jegliche Form der mangelnden Anerkennung zu verhindern. Verantwortung zu tragen *für* andere setzt eine Hinwendung, Anteilnahme und Betroffenheit voraus, die an die existentielle Dimension des Menschseins anknüpft. Eine verobjektivierende Sicht, wie wir sie zum Beispiel im Umgang mit Wachkoma- Patienten und Menschen mit Demenz oftmals erleben, führt zur »Blindheit für die menschliche Seite« (Margalit 1999: 118). Die Anerkennungsform der Fürsorge, realisiert in der Praxis 'Care' (vgl. Conradi 2001), ist eine grundlegende konstitutive Bedingung für eine Verantwortungsethik. Allerdings sind Konfliktlösungen, die Bearbeitung von verschiedenen Fürsorgeansprüchen und Fragen der gerechten Verteilung von Mitteln bei knappen Ressourcen nicht im Rahmen einer lediglich kontextuellen und situativen Perspektive zu lösen (vgl. Remmers 2000: 249 ff). Verantwortung *gegenüber* anderen bedarf der Erweiterung um die Anerkennungsformen der Achtung und der Solidarität.

Ein anerkennungstheoretisches Konzept von Gerechtigkeit beinhaltet sowohl die moralische Sozialisation der Individuen, das heißt die individuelle Identitätsbildung über Stufen der Verinnerlichung von sozialen Normen und der positiven Reaktionen der generalisierten Anderen als auch die soziale Integration als Prozess der Inklusion in die Gesellschaft durch Formen der Anerkennung. Identitätsbildung und soziale Integration lassen sich als »quasi- transzendentale Interessen« der menschlichen Gattung bezeichnen und ganz im Sinne von Habermas kann man von einem »emanzipatorischen Interesse« reden mit dem Ziel des Abbaus von sozialen Asymmetrien und Exklusionen (Honneth 2003b: 205 – 206, Habermas 1971: 155 ff). Alle drei Anerkennungsprinzipien – Fürsorge, Rechte, Solidarität – bilden demnach den normativen Kern einer Gerechtigkeitskonzeption, und Vorrang genießt dabei jeweils das Prinzip, welches nach Art der Sozialbeziehung im Vordergrund steht. Die kritische Rolle wird dadurch deutlich, dass als Kriterien zum einen die Individualisierung und die Zunahme der Inklusion (Fortschrittskriterium) als auch die Beseitigung von

Hindernissen und Exklusionen (negatives Kriterium) zum Maßstab genommen werden können.

Beispiele dafür wären die gelungene Wiederherstellung der Identität und der Neuentwurf der Biografie bei Menschen mit chronischen Erkrankungen, die gelungene Verständigung mit Patienten auch unter den Bedingungen der maschinellen Beatmung auf einer Intensivstation oder die Anerkennung der Pflegearbeit im Umgang mit Menschen mit Demenz als professionelle und damit entsprechend zu honorierende (materiell wie immateriell) Tätigkeit. Vor allem scheinen Prozesse der rechtlichen Gleichbehandlung besonders dazu geeignet zu sein, um in andere Anerkennungssphären korrigierend einzugreifen, um minimale Identitätsbedingungen aufrechtzuerhalten oder überhaupt erst zu ermöglichen.

7.   Schlussbetrachtung

Eine erweiterte Perspektive auf Gerechtigkeitsdiskurse lässt sich im Rahmen einer Theorie und Ethik der Anerkennung explizieren. Dieses erscheint notwendig, da mit diesem Ansatz eine kritische Perspektive eingenommen wird. Der Mainstream des Ethikbetriebes in der Medizin und Pflege ist, von wenigen Ausnahmen abgesehen, gegenüber den kontextuellen Rahmenbedingungen äußerst zurückhaltend. »Fragen nach dem sozialen, ökonomischen und herrschaftlichen Kontext der moralischen Einstellungen und Verhaltensweisen werden suspendiert ... Was nach der impliziten Regel als ethische Reflexion gelten darf, ist die Erörterung aller möglichen Gedanken, Ideen, Standpunkte, Überzeugungen, Begriffe und Worte außerhalb jedes systematischen, den Grundregeln der Wissenschaftlichkeit genügenden Bezugs zu ihrem gesellschaftlichen Kontext« (Kühn 2007: 80). Moralische Fragen werden zu Expertenfragen, und diese Experten verweisen, ethisch einwandfrei schlussfolgernd, zum Beispiel Fragen der Verantwortung gerne an die Betroffenen zurück (vgl. Sass 1991). Ich habe an anderer Stelle (Friesacher 2008a, 2004) bereits ausführlich aufgezeigt, dass mit der zunehmenden Ökonomisierung im Bereich der Gesundheit Konzepte des Selbstmanagements und der Eigenverantwortung Hochkonjunktur besitzen. Die neoliberale Subjektbildung sowohl der Patientinnen und Patienten als auch der professionellen Helfer (Pflegende, Ärzte) wird durch wirtschaftliche Imperative verstärkt, ohne das eine kritisch ethische Reflexion entsprechenden Gegendruck erzeugt. Hier kann eine Ethik der Anerkennung den notwendigen Begründungsanspruch leisten. Denn Kritik an den bestehenden Verhältnissen in der Gesellschaft ist darauf angewiesen, den tatsächlichen Kontext der moralischen Normen zu untersuchen, um deren normative Bedeutung in der aktuellen Situation aufzuzeigen. Dem ökonomischen

Handeln als allgemein-verbindliche Norm kann dann in der lebensweltlichen Sphäre als kritisches Korrektiv die Struktur der Interaktionsbeziehungen und die soziale Integration entgegengestellt werden. Eine Kritische Theorie und Ethik kann sich reflexiv auf eine bestehende Praxis beziehen, »in der ihre Erklärungsangebote zum Zweck der Befreiung vom Leiden (im Sinne von sozialen Pathologien, H.F.) umgesetzt werden« (Honneth 2007: 55).

Eine erweiterte Gerechtigkeitskonzeption im Bereich der Pflege im Rahmen der Anerkennungskonzeption stellt somit eine normativ gehaltvolle Grundlage als auch eine partielle kritische Theorie dar, die nicht den Totalitätsanspruch einer gesamtgesellschaftlichen kritischen Theorie verfolgt. Als kritische Pflegewissenschaft fokussiert sie sich primär auf die Adressatengruppen der gesundheitlichen Versorgung, die als Kranke, Pflegebedürftige und Leidende existentiell betroffen sind, quasi am eigenen Leibe spüren was es heißt, pflegebedürftig zu sein. Dazu bedarf es auch einer Konzeption von Leiblichkeit (vgl. Friesacher 2008a: 319 ff) und einer Ethik leiblicher Existenz, die Böhme (2008) jüngst eindrucksvoll dargelegt hat.

Literaturverzeichnis

Bartholomeyczik, S. (1999): Zur Entwicklung der Pflegewissenschaft in Deutschland. In: Pflege, 12. Jg., H.3, 158–162.

Bauer, U. (2007): Gesundheit im ökonomisch- ethischen Spannungsfeld. In: Jahrbuch für Kritische Medizin, Band 44: Geld als Steuerungsmedium im Gesundheitswesen. Herausgegeben von Essers, Michael u. a. Hamburg, 98–119.

Bayertz, K. (1995): Verantwortung: Prinzip oder Problem? Darmstadt.

Benner, P./ Wrubel, J. (1997): Pflege, Streß und Bewältigung: Gelebte Erfahrung von Gesundheit und Krankheit. Huber, Bern.

Böhme, G. (2008): Ethik leiblicher Existenz. Über unseren Umgang mit der eigenen Natur. Frankfurt/ M.

Cavell, S. (2002): Die Unheimlichkeit des Gewöhnlichen und andere Philosophische Essays. Herausgegeben mit einer Einleitung und Einführungen von Espen Hammer und Davide Sparti. Mit einem Nachwort von Hilary Putnam. Frankfurt/ M.

Conradi, E. (2001): Take Care. Grundlagen einer Ethik der Achtsamkeit. Frankfurt.

Foucault, M. (1994) [1975]: Überwachen und Strafen. Die Geburt des Gefängnisses. Frankfurt/ M.

Fraser, N. (1994): Widerspenstige Praktiken. Macht, Diskurs, Geschlecht. Frankfurt/ M.

Friesacher, H. (2008a): Theorie und Praxis pflegerischen Handelns. Begründung und Entwurf einer kritischen Theorie der Pflegewissenschaft. Göttingen.

Friesacher, H. (2008b): Die Würde des Menschen ist unantastbar. Ethik in der Pflege. In: PADUA, 3. Jg., H. 3, 6–15.

Friesacher, H. (2006): Pflegeverständnis der Intensivpflege – ein theorie- und praxisbasierter Entwurf. In: intensiv, 14. Jg., H. 1, 23–32.

Friesacher, H. (2004): Foucaults Konzept der Gouvernementalität als Analyseinstrument der Pflegewissenschaft. In: Pflege, 17. Jg., H. 6, 364–374.

Habermas, J. (1971): Technik und Wissenschaft als 'Ideologie', 5. Auflage. Frankfurt/ M.

Höhmann, U. (2006): 'Hilfehandeln' als Tätigkeit der beruflichen Pflege. In: Pflege & Gesellschaft, 11. Jg., H. 1, 17–29.

Honneth, A. (2007): Pathologien der Vernunft. Geschichte und Gegenwart der Kritischen Theorie. Frankfurt/ M.

Honneth, A. (2005): Verdinglichung. Eine anerkennungstheoretische Studie. Frankfurt/M.

Honneth, A. (2003a): Unsichtbarkeit. Stationen einer Theorie der Intersubjektivität. Frankfurt.

Honneth, A. (2003b): Umverteilung als Anerkennung. Eine Erwiderung auf Nancy Fraser. In: Fraser, Nancy, Axel Honneth: Umverteilung oder Anerkennung? Eine politisch-philosophische Kontroverse. Frankfurt/ M., 129–224.

Honneth, A. (2000): Das Andere der Gerechtigkeit. Aufsätze zur praktischen Philosophie. Frankfurt/ M.

Honneth, A. (1992): Kampf um Anerkennung. Zur moralischen Grammatik sozialer Konflikte. Mit einem neuen Nachwort. Frankfurt/ M.

Hülsken- Giesler, M. (2008): Der Zugang zum Anderen. Zur theoretischen Rekonstruktion von Professionalisierungsstrategien pflegerischen Handelns im Spannungsfeld von Mimesis und Maschinenlogik. Göttingen.

Krebs, A. (2002): Arbeit und Liebe. Die philosophischen Grundlagen sozialer Gerechtigkeit. Frankfurt/ M.

Kühn, H. (2007): Der Ethikbetrieb in der Medizin. Korrektur oder Schmiermittel der Kommerzialisierung? In: Jahrbuch für Kritische Medizin, Band 44: Geld als Steuerungsmedium im Gesundheitswesen. Herausgegeben von Essers, Michael u. a. Hamburg, 64–97.

Kühn, H. (2005): Patient- Sein und Wirtschaftlichkeit. In: Jahrbuch für Kritische Medizin, Band 42: Patientenbeteiligung im Gesundheitswesen. Herausgegeben von Essers, Michael u. a. Hamburg, 8–25.

Luhmann, N. (2008): Die Moral der Gesellschaft. Herausgegeben von Detlef Horster. Frankfurt/ M.

Margalit, A. (1999): Politik der Würde. Über Achtung und Verachtung. Frankfurt/ M.

Nerheim, H. (2001): Die Wissenschaftlichkeit der Pflege. Paradigmata, Modelle und kommunikative Strategien für eine Philosophie der Pflege- und Gesundheitswissenschaften. Bern.

Reder, M./ Schmidt, J. (Hrsg.): (2008): Ein Bewußtsein von dem, was fehlt. Eine Diskussion mit Jürgen Habermas. Frankfurt/ M.

Remmers, H. (2000): Pflegerisches Handeln. Wissenschafts- und Ethikdiskurse zur Konturierung der Pflegewissenschaft. Bern

Steppe, H. (1989): »Mit Tränen in den Augen zogen wir dann die Spritzen auf…«. In: Dies.: Krankenpflege im Nationalsozialismus, 5. veränderte Aufl. Frankfurt/ M, S. 125–165.

Stehr, N. (2007): Die Moralisierung der Märkte. Eine Gesellschaftstheorie. Frankfurt/ M.

Elisabeth Conradi

Ethik und Politik.
Wie eine Ethik der Achtsamkeit mit politischer Verantwortung verbunden werden kann

Ein gelegentlich gegen die *ethics of care* erhobener Einwand lautet, sie sei *per se* unpolitisch. Denn sie beschränke sich ausschließlich auf die soziale Interaktion zwischen Menschen und lasse zugleich eine die Individualethik überschreitende politiktheoretische Perspektive vermissen. So schließen Helen Kohlen und Christel Kumbruck ihre Literaturstudie über *Care*-Ethik und das »Ethos fürsorglicher Praxis« mit der Bemerkung: »Es scheint jedoch in der Debatte sehr schwierig zu sein, die Mikroebene des pflegerischen Tuns im Sinne des Blickes auf die Elemente des Ethos fürsorglicher Praxis mit einer Makroebene zu verbinden, die Pflegestrukturen und -organisation oder gar die gesellschaftlichen Rahmenbedingungen im Fokus hat.« (Kohlen/ Kumbruck 2008, 26).

Die von Kohlen und Kumbruck im Hinblick auf verschiedene Varianten der *ethics of care* formulierte Kritik bietet den Anlass, zu prüfen, inwieweit dieser Einwand auch die philosophische ›Ethik der Achtsamkeit‹ (Conradi 2001) trifft. Dementsprechend ist es sinnvoll, das Verhältnis von Ethik und Politik zu erörtern, sowie insbesondere den Zusammenhang zwischen einer ›Ethik helfender Berufe‹, der philosophischen ›Ethik der Achtsamkeit‹ und der politischen Theorie zu bestimmen.

Deshalb wird im Folgenden (1) zunächst programmatisch das Verhältnis der philosophischen Ethik der Achtsamkeit zu einer disziplinenübergreifenden ›Ethik helfender Berufe‹ beschrieben. Daraufhin wird (2) erwogen, wie die – von der sozialen Interaktion ausgehende – philosophische Ethik der Achtsamkeit in einem gesellschaftlichen und politischen Kontext sowie im Rahmen politiktheoretischer Überlegungen zu verstehen ist. Sodann wird (3) gezeigt, dass eine ›Ethik helfender Berufe‹ von Max Weber lernen kann. Weber erwägt in Bezugnahme auf den Beruf des Politikers, ob es sinnvoll sei, das berufliche Handeln durch eine konsequente ethische Haltung leiten zu lassen. Webers Frage lässt sich von der ›Politik als Beruf‹ auf die ›Hilfe als Beruf‹ übertragen. Allerdings setzt Weber die Politik einer an der Bergpredigt orientierten Ethik scharf entgegen. Eigens zu diesem Zweck umreißt er eine Konzeption, die er zwar als ›Verantwortungs*ethik*‹ bezeichnet und die ihm für den *Beruf* des Politikers geeignet erscheint, deren ethische Komponente jedoch durch einen politischen Pragmatismus eingeschränkt wenn nicht sogar ersetzt wird.

Im Unterschied zu Max Weber interpretiere ich das Verhältnis von Ethik und Politik nicht von der Politik sondern von der Ethik her. Insofern schlage ich (4) die konzeptionelle Verbindung einer Ethik der Achtsamkeit mit der politischen Theorie vor, die als Grundlage einer ›Ethik helfender Berufe‹ dienen kann. *Care* bildet den Schlüsselbegriff einer theoriearchitektonischen Brücke zwischen Ethik und Politik, die unter vager Bezugnahme auf die Kantische Tradition gegen Webers Position entwickelt wird und bei der die Politik nicht die Ethik übertrumpft.

Die Überlegungen von Jane Addams aufgreifend, werden schließlich (5) Bezüge zwischen einer ›Ethik helfender Berufe‹ und der Übernahme politischer Verantwortung erörtert und dabei (6) auch auf die Unterscheidung zwischen vermittelndem, advokatorischem sowie bevormundendem Handeln eingegangen.

Plädoyer für eine disziplinenübergreifende ›Ethik helfender Berufe‹

Viele Fachkräfte der Pflege und der Sozialen Arbeit verstehen Zuwendung und ermutigende Achtsamkeit als einen wesentlichen Teil ihres professionellen Selbstverständnisses: *Care* beschreibt generell ein *Ethos* helfender Berufe. Jedoch ist *Care* lediglich *ein* – wenn auch wesentlicher – Aspekt helfender Berufe.[1]

Für die Pflege lässt sich das englische *Care* als achtsame Zuwendung übersetzen, während in verschiedenen Bereichen der sozialen Arbeit vor allem das ermutigende Handeln wichtig ist, die Achtsamkeit aber auch in höherem Maße

---

1 Im Unterschied zu Benner und Wrubel, die Pflegekräfte als *Care*-Expertinnen ansehen (Benner/ Wrubel 1997, 449), aber auch der Auffassung sind, *Care* sei »Ausgangspunkt allen menschlichen Handelns« (Benner/ Wrubel 1997, 463), meine ich nicht, dass *Care* grundsätzlich in allen menschlichen Handlungsbereichen verwirklicht wird. Im Unterschied zu den Pflegetheoretikerinnen Brody, Leininger und Watson andererseits, deren Texte die Frage »Is caring unique in nursing?« bejahen (Siehe die vergleichende Untersuchung pflegewissenschaftlicher Texte: Morse u. a. 1992, 82), sehe ich *Care* nicht als in der Pflege einzigartig an. *Care* hat zwar eine zentrale Bedeutung für die Pflege, beide sind aber keineswegs gleichzusetzen. Siehe auch Helen Kohlen (2009).
  Für die Bedeutung von *Care* in der Sozialen Arbeit siehe beispielsweise Edith Bauer: Was heißt eigentlich helfen? – Ethik professioneller Hilfeleistung. In: Theorie und Praxis der Sozialen Arbeit. Weinheim: Beltz, Nr. 6 (2004) S. 60–65; Ruth Großmaß: Die Bedeutung der Care-Ethik für die Soziale Arbeit. In: Dungs, Susanne u.a (Hg.): Soziale Arbeit und Ethik im 21. Jahrhundert. Ein Handbuch. Leipzig: Evangelische Verlagsanstalt 2006, S. 319–338; Annette Noller: Ethik der Achtsamkeit – Ethik der Menschenwürde. Sozialethische Anmerkungen zum Konzept Community Living, in: Maas, Th. (Hg.), Community Living. Bausteine für eine Bürgergesellschaft, Hamburg 2007, 60 ff.

rezeptiv als in der Pflege sein kann, wenn sie auf Aktivitäten der Klientel reagiert. In Pflege und Sozialer Arbeit steht Achtsamkeit nicht *neben* anderen Handlungsabläufen, sondern sie hat *in* pflegerischen und sozialarbeiterischen bzw. sozialpädagogischen Prozessen ihren Platz.

Dass *Care* die Tätigkeitsfelder helfender Berufe gewissermaßen ›durchzieht‹, verleitet leicht dazu, diese Praxis irrtümlicherweise für umfassend zu halten. Gerade darin, dass sich diese Berufe jedoch mehr oder weniger *careful* ausführen lassen, und darin, dass Fachkräfte die Selbstsorge mehr oder weniger ernst nehmen, liegt jedoch die ethische Relevanz dieser Praxis.

Mit einer Konzeption der Praxis *Care* wird das *Ethos* helfender Berufe beschrieben und damit ein wesentlicher Teil des professionellen Selbstverständnisses helfender Berufe zum Ausdruck gebracht. Doch damit erschöpft sich ihre Bedeutung noch keineswegs. *Care* ist darüber hinaus auch der Schlüsselbegriff einer *Ethik der Achtsamkeit*, die einen eigenen philosophischen Ansatz darstellt.[2] Die philosophische Ethik der Achtsamkeit ist in vielen Praxisfeldern von Belang (für die Pflege siehe beispielsweise Conzen/ Overlander/ Freund 2008; Maiss 2006; Becker 2007; Pfabigan 2008). Neben den helfenden Berufen ist sie auch während alltäglicher Interaktionen sowie in Verhältnissen der Freundschaft (Conradi 2001, 150 – 175) und im Zuge zivilgesellschaftlichen Engagements bedeutsam. Die Ethik der Achtsamkeit bietet also die Grundlage für eine Vielzahl daran anschließender Konzeptionen, so dass eine noch näher zu bestimmende ›Ethik helfender Berufe‹ lediglich einen Teilbereich darstellt. Zugleich muss aber auch die ›Ethik helfender Berufe‹ nicht vollständig in einer *Ethik der Achtsamkeit* aufgehen. Über die Aspekte der Zuwendung und ermutigenden Achtsamkeit hinaus wäre etwa an die Frage einer Pflichtenkollision zu denken.

Es ist, so meine ich, an der Zeit, eine umfassende ›Ethik helfender Berufe‹ (weiter) zu entwickeln und zu begründen. Zu einer solchen Ethik könnten neben der Philosophie idealer Weise verschiedene andere Disziplinen beitragen: die Pädagogik ebenso wie die Geschlechterforschung, die Sozialarbeitswissenschaft und die Pflegewissenschaft neben den *disability studies*. Aber auch Medizin-

---

2 Die Ethik der Achtsamkeit, wie sie mit dem englischen Ausdruck *ethics of care* beschrieben wird, unterscheidet sich grundlegend von der buddhistischen Meditation. Im Unterschied zur Achtsamkeit in der buddhistischen Meditation handelt die philosophische *Ethik der Achtsamkeit* gerade davon, zu bewerten: Gutes wird von schlechtem Handeln unterschieden. Erst durch die Bewertung kann eine Wahl stattfinden, eine Entscheidung getroffen werden. Gewaltausübung in helfenden Berufen muss bewertet werden, damit sie gemindert oder sogar verhindert werden kann. Um eine angemessene Entscheidung treffen zu können, ist es oft erforderlich, zurückzuschauen. Eine vollzogene Praxis wird nachträglich beurteilt. Aber auch die vorausschauende Überlegung ist wichtig, um zu wissen, wie auf geeignete Weise gehandelt werden kann. Eine Ethik der Achtsamkeit bezieht sich nicht nur auf das hier und jetzt, sondern schließt einen verantwortungsvollen Umgang mit Vergangenheit, Gegenwart und Zukunft ein. Siehe dazu Conradi 2008a, 1 – 4.

ethik, Theologie und Politikwissenschaft wären hier gefragt.[3] Tatsächlich gibt es *innerhalb der Disziplinen* bereits eine Reihe entsprechender Ansätze, von denen sich einige ausdrücklich auf die Praxis *Care* beziehen.[4] Jedoch ist bisher eine *disziplinenübergreifende* Zusammenarbeit zur Entwicklung und Begründung einer ›Ethik helfender Berufe‹ nur in ersten Ansätzen vorhanden. Wenngleich also die *Ethik der Achtsamkeit* und eine noch näher zu bestimmende ›Ethik helfender Berufe‹ nicht identisch sind, so kann doch die philosophische Ethik der Achtsamkeit einen wesentlichen Beitrag zur Entwicklung einer disziplinenübergreifenden Ethik helfender Berufe leisten. Um dies zu verdeutlichen schildere ich nun zunächst skizzenhaft zwölf ›Elemente‹ einer philosophischen Ethik der Achtsamkeit, bevor ich auf den gesellschaftlichen und politischen Kontext sowie die politiktheoretischen Schnittstellen dieses Ansatzes eingehe.

Die philosophische Ethik der Achtsamkeit und ihre politiktheoretischen Schnittstellen

Als Aufforderung, sich anderen Menschen und sich selbst zuzuwenden, wird Achtsamkeit in der »ethics of care« anders *begründet* als die Achtung in der Pflichten-Ethik. In der Pflichten-Ethik gründet das Gebot der Achtung vor der Würde des Menschen in den Postulaten der Autonomie, Gegenseitigkeit und Gleichheit. Die Aufforderung zur achtsamen Zuwendung wird in der Ethik der

---

3 Eine solche Forschungs-Kooperation zur Entwicklung und Begründung einer ›Ethik helfender Berufe‹ kam bisher noch kaum zustande. Während im englischsprachigen wissenschaftlichen Kontext sowohl die *nursing science* als auch die *social work education* einerseits und der interdisziplinäre Diskurs über *Care* andererseits relativ gut situiert sind, lässt sich im deutschsprachigen Raum, insbesondere im Bereich der Philosophie eine Art ›Diskurs-Verweigerung‹ konstatieren. So verzichtet etwa Anton Leist in seinem Buch »Ethik der Beziehungen. Versuche über eine postkantianische Moralphilosophie« (2005) ganz auf eine Auseinandersetzung mit *Care*-Ansätzen.

4 Obgleich also die – gegebenenfalls auch kritische – Rezeption der *ethics of care* in der deutschsprachigen Philosophie bisher ausbleibt, so gibt es *innerhalb* anderer Disziplinen in jüngster Zeit durchaus eine ganze Reihe entsprechender Ansätze, so dass ich hier nur exemplarisch auf einige verweisen kann: Claudia Wiesemann (2006): Von der Verantwortung ein Kind zu bekommen. Eine Ethik der Elternschaft, München: Beck (Ethik in der Medizin); Haker, Hille (2006): Medizinethik auf dem Weg ins 21. Jahrhundert – Bilanz und Zukunftsperspektiven. Aus Sicht der Katholischen Theologie. In: Ethik in der Medizin, Nummer 4 (Dezember) Vol 18, S. 325–330 (Theologie); Schnabl, Christa (2005): Gerecht sorgen. Grundlagen einer sozialethischen Theorie der Fürsorge, Freiburg (Theologie); Gerhard, Ute/ Hausen, Karin (Hg.) (2008): L'HOMME. Zeitschrift für Feministische Geschichtswissenschaft, 19, 1 (*gender studies*); Eckart, Christel/ Senghaas-Knobloch, Eva (Hg.) (2000): Sich Sorgen – Care, Feministische Studien extra: Fürsorge – Anerkennung – Arbeit (*gender studies*); Morris, Jenny (2001): Impairment and Disability: Constructing an Ethics of Care That Promotes Human Rights, *Hypatia*, Volume 16, Number 4 (*disability studies*).

Achtsamkeit mit der grundlegenden Angewiesenheit von Menschen begründet (Conradi 2001, 237–239).

Die moralische Intuition, von der die Ethik der Achtsamkeit ihren Impuls erhält, findet eine Formulierung in dem englischen Leitspruch »not to turn away from someone in need« (Gilligan 1988, 73; Tronto 1993, 127 f.), was sich auf die kurze Formel »Zuwenden statt Wegsehen« bringen lässt.

Unter der Überschrift »Care-Interaktionen« finden sich in meinem Buch *Take Care* neun Thesen, die ich in diesem Zusammenhang aufgreifen möchte (Conradi 2001, 44–60). *Care* bezeichnet menschliche Interaktionen, die mit Ausnahme der Selbstsorge von mindestens zwei Menschen gestaltet werden. Als Interaktion umfasst Care Aspekte der Bezogenheit ebenso wie sorgende Aktivitäten. Insgesamt ist Care als gesellschaftliche Praxis zu verstehen. Überdies sind Care-Verhältnisse in der Regel nicht reziprok und das Schenken von Achtsamkeit ist nicht an Reziprozität gebunden – dies wird im Buch *Take Care* ausführlich erörtert. Weiter beschreibe ich dort, inwiefern Care sowohl das Zuwenden als auch das Annehmen der Zuwendung umfasst, und was es bedeutet, davon auszugehen, dass Care-Interaktionen oft asymmetrisch sind, aber es eine Dynamik der Macht gibt, sowie dass an Care-Interaktionen beteiligte Menschen unterschiedlich autonom sind. Besonderes Augenmerk liegt im Hinblick auf die Begründung der Ethik auf einem Konzept der Achtung (in Form der Achtsamkeit), das nicht auf eine Unterstellung von Autonomie angewiesen ist.

Über diese neun Thesen zu *Care*-Interaktionen hinaus, aber mit ihnen durchaus korrespondierend, möchte ich nun in Kurzform ›zwölf Elemente‹ einer philosophischen Ethik der Achtsamkeit vorschlagen:

1. Im Prozess der achtsamen Zuwendung werden Kontakte neu geknüpft und es entstehen *Beziehungen*, diese werden gepflegt und intensiviert (Gilligan 1988, xviii; Conradi 2001, 46–48, 26–34).

2. Durch achtsame Zuwendung und insbesondere durch *tätige Hilfe* werden Bedürfnisse erfüllt (Tronto 1993, 118; Conradi 2001, 48–50, 35–41).

3. Achtsame Zuwendung bedeutet, *sich einzulassen* auf die Situation und die eigene Aufmerksamkeit mindestens einem (anderen) Menschen zu widmen.

4. Achtsame Zuwendung ist oft ein fortdauernder Prozess (Tronto 1993, 103; Conradi 2001, 40–41), für den auch *Verlässlichkeit* (Käppeli 2004, 282) nötig ist.

5. Tätige Hilfe setzt Kompetenz voraus und die Übernahme von *Verantwortung* (Tronto 1993, 133 f.; Conradi 2001, 221–225). Achtsame Zuwendung kann ein aktives Eingreifen und Sich-Einmischen bedeuten (Käppeli 2004, 282).

6. Die Achtsamkeit ist eine Vorgabe oder ein *Geschenk*, sie ist nicht an eine Verpflichtung zur Gegengabe gebunden (Conradi 2001, 56–57, 61–93).

7. Achtsame Zuwendung bedeutet auch, die *Antwort* auf die Hilfe und Unterstützung zu hören und daraus Konsequenzen zu ziehen (Tronto 1993, 127; Conradi 2001, 41, 224).
8. Idealerweise gibt es eine Balance der *Selbstsorge* und der Sorge für andere.
9. Die Sorgetätigkeiten und Menschen, die sie ausüben, sowie Menschen, die ihrer bedürfen, werden *wertgeschätzt*.[5] Das geht gegen den *mainstream*, da achtsame Zuwendung nonverbal sein kann, meist körperliche Berührungen einschließt und Fühlen, Denken und Handeln verbindet (Conradi 2001, 59 – 60, 89 – 93).
10. Achtsame Zuwendung kann auch bedeuten, für die *Rechte*, die Würde, die Bedürfnisse und Interessen der Menschen einzustehen, denen die Zuwendung gilt (Käppeli 2004, 282).
11. Durch die achtsame Aktivität der Zuwendung werden die Möglichkeiten selbstbestimmten Handelns erweitert. *Selbstbestimmtes Handeln* ist nicht Voraussetzung, sondern ein Ergebnis der Zuwendung, Unterstützung und Hilfe (Conradi 2001, 55 – 56, 82 – 89).
12. Es ist auch Teil der achtsamen Zuwendung, Möglichkeiten der Ermutigung (*empowerment*) aller beteiligten Menschen zu erkennen und zu befördern.

Welches ist der gesellschaftliche und politische Kontext, welches sind die politiktheoretischen Schnittstellen der philosophischen Ethik der Achtsamkeit? Für die von mir hier umrissenen ›Elemente‹ einer Ethik der Achtsamkeit liegen einige Bezüge auf der Hand.

Insbesondere die Elemente 8 und 9 stellen eine überwiegend *gesellschaftliche* Herausforderung dar: Eine Zunahme an Wertschätzung der Sorgetätigkeiten und der Menschen, die sie ausüben, sowie der Klientel, kann allererst durch einen innergesellschaftlichen Wandel erreicht werden (Element 9). Dies betrifft – ergänzend zur Individualethik und über sie hinausgehend – auch die geforderte Balance der Selbstsorge und der Sorge für andere (Element 8) sowie eine Aufwertung des Gefühlsanteils des Handelns und der professionellen körperlichen Berührungen (Element 9). Auch das Element 6 verweist auf den gesellschaftlichen Kontext: achtsame Zuwendung, die als Vorgabe oder Geschenk verstanden wird und nicht an eine Verpflichtung zur Gegengabe gebunden ist (siehe Conradi 2001, 56 – 57, 61 – 93) lässt über eine gesellschaftliche Kultur der Gabe nachdenken (Volz 2008), ähnlich wie es in vielen Ländern eine ausgeprägte Kultur der Gastfreundschaft gibt. Dass im Prozess der achtsamen Zuwendung

---

5 Die Wertschätzung von Sorgetätigkeiten ist eines von vier *Care*-Grundüberzeugungen, die Margret Urban Walker benennt: Ich habe sie frei nach folgender Textpassage übersetzt: »valuing of connection and relationship itself; and valuing of caring labor and activities« (Walker 2006, 148).

Kontakte neu geknüpft werden und Beziehungen entstehen (Element 1), verweist auf die Notwendigkeit der Veränderung jener gesellschaftlichen Bedingungen, die unbefangene Begegnungen verhindern oder erschweren, nämlich Vorbehalte, Vorurteile und Stereotype. Wie ein gesellschaftlicher Wandel geschehen kann, so dass Diskriminierungen vermindert werden, analysiere ich ausführlich an anderer Stelle (Conradi 2011, Kapitel III und IV). Von Interesse ist in diesem Zusammenhang auch die Frage der ›Präsenz‹. Wenn es darum geht, sich auf bestimmte Situationen einzustellen, spezifische Konstellationen und Kontexte zu akzeptieren (oder sie zu verändern), so ist dies ebenso lernbar, wie die eigene Aufmerksamkeit anderen Menschen zu widmen (Element 3). Dies ist allerdings nur in einer Gesellschaft problemlos möglich, die nicht selbst unter einem kollektiven Aufmerksamkeits-Defizit-Syndrom leidet. Hier haben Bildungseinrichtungen eine Aufgabe.[6]

Neben diesen insbesondere *gesellschaftlichen* Herausforderungen überschreitet das Erfordernis der Bedürfnisinterpretation (Element 2) den Rahmen einer Individualethik vor allem in Richtung *Politik* (siehe dazu Fraser 1994; Brückner 2004). Auch die Dauer der Hilfe, ihre Verlässlichkeit, die notwendige Kompetenz und die Übernahme von Verantwortung (Elemente 4 und 5) sowie die Notwendigkeit, die Antwort auf Hilfe und Unterstützung zu hören und daraus mehr als nur individualethische Konsequenzen zu ziehen (Element 7) und schließlich die Erweiterung selbst bestimmten Handelns durch Unterstützung sowie Ermutigung (Elemente 11 und 12) bilden sowohl professionelle als auch gesellschaftliche, insbesondere aber *politische* Herausforderungen (darauf weist Käppeli 2004 hin; insbesondere aber Tronto 1993 und Tronto 2005).

Im europäischen Sozialstaat wird soziale Arbeit und die gemeindenahe Pflege zunehmend in einem Zusammenspiel staatlicher Leistungen, der Selbsthilfe, des Freundeskreises und der Familie, der Zivilgesellschaft und der Profession erbracht, wobei die professionelle Hilfe wiederum eine Kombination aus öffentlicher, gemeinnütziger und gewerblicher Initiative darstellen kann (Evers/ Olk 1996, 9–60). In Bezug auf die Anforderung Bedürfnisse zu interpretieren (Element 2), die zuverlässige Fortdauer der Hilfe, ein entsprechendes Studium bzw. eine Ausbildung zur Entwicklung der notwendigen Kompetenzen, die Verantwortungsklärung (Elemente 4 und 5, aber auch Element 10) sowie die Erfor-

---

6 Die Münchner Pädagogen Joachim Kahlert und Richard Sigel haben im Auftrag der Bundeszentrale für gesundheitliche Aufklärung mehrere Materialienbände zu »Achtsamkeit und Anerkennung« herausgegeben, die dazu beitragen sollen, das Sozialverhalten in der Schule zu fördern. Siehe Kahlert, Joachim/ Sigel, Richard (2006) (Hg.): Achtsamkeit und Anerkennung. Materialien zur Förderung des Sozialverhaltens in den Klassen 5–9, herausgegeben im Auftrag der Bundeszentrale für gesundheitliche Aufklärung, Bonn. Sowie Kahlert, Joachim (2004): Achtsamkeit und Anerkennung als Leitbild für soziales Lernen. In: Hempel, M. (Hg.): Sich bilden im Sachunterricht. Bad Heilbrunn, S. 35–48.

dernis, Konsequenzen daraus zu ziehen, wie die Klientel auf sozialarbeiterische oder pflegerische Aktivitäten reagiert (Element 7) ist dementsprechend besonders die *Politik* gefragt, die Rahmenbedingungen eines solchen Zusammenspiels mit zu gestalten und zwar unter Einbezug des Adressatenkreises der Hilfe. Umgekehrt ist die Sozialarbeitsprofession in Form der Politikberatung hier durchaus tätig, muss sich in diesem Bereich aber noch stärker als bisher professionalisieren (Rieger 2008).

Da selbstbestimmtes Handeln als ein Ergebnis der Care-Interaktion verstanden wird (Element 11), die auch Ermutigung (*empowerment*) einschließt (Element 12), ist damit politiktheoretisch die *Partizipation* des Adressatenkreises – seien es etwa mündige Patientinnen oder aktive Erwerbslose – thematisiert. Weitergehend wird dadurch die Frage nach dem Verhältnis von vermittelndem und advokatorischem Handeln angeschnitten.

So betont Silvia Käppeli die Verantwortung der Pflegekräfte und sieht für sie advokatorische Aufgaben vor (Käppeli 2004, 282). Sie spricht von aktivem Eingreifen und Sich-Einmischen aber auch vom *Einstehen* für die Rechte, Würde, Bedürfnisse und Interessen der Menschen, denen die Zuwendung gilt (Element 10). Die von Käppeli in einem religiösen Kontext erwähnte Anforderung, existentiell gegenwärtig zu sein, ließe sich säkular mit dem Ausdruck der ›Repräsentation‹ zusammenfassen (Käppeli 2004, 282; zur politischen Repräsentation siehe auch Ethik-Kodex für die Soziale Arbeit der British Association of Social Workers sowie die berufsethischen Prinzipien des DBSH und der Internationalen Vereinigung der SozialarbeiterInnen sowie Ethik Kodizes für die Pflege in Arndt 1996). Dies bedarf des professions- und interessenpolitischen Engagements.

Neben der oben erwähnten Bedürfnisinterpretation als *politische* Frage danach, in welcher Gesellschaft wir leben wollen, ist auch die Frage zu formulieren, wie Menschen im Rahmen professioneller Hilfe dazu ermutigt und befähigt werden, ihre Bedürfnisse selbst zu *artikulieren*. Anders als Käppeli annimmt, die meint, hier sei insbesondere ein advokatorisches Handeln gefragt, ist es mir – ausgehend von der Ethik der Achtsamkeit – daran gelegen, dass Prozesse der Hilfe und ihre professionellen, gesellschaftlichen und politischen Rahmenbedingungen nicht nur advokatorisch, sondern, und dies noch stärker als zuvor, auch *partizipativ* gestaltet werden (Young 1994).

Die ›zwölf Elemente‹ der philosophischen Ethik der Achtsamkeit gehen von der sozialen Interaktion aus, sind jedoch konzeptionell in einem gesellschaftlichen und politischen Kontext zu verstehen. Entsprechend finden sich in meinem Buch *Take Care* eine Reihe von Erörterungen, wie der Schlüsselbegriff *Care* nicht nur (individual)ethisch, sondern auch gesellschafts- und politiktheoretisch zu fassen ist. Das gilt sowohl für die Entfaltung der Praxis Care als Folie der Kritik aktueller politiktheoretischer Ansätze wie etwa der Vertragstheorie und Kantischer Positionen. Es gilt aber auch für die in diesem Zusammenhang unterbreiteten Gegenvorschläge: Erstens wird *Care* hier als *gesellschaftliche Praxis* entfaltet (Conradi 2001, 27, 49; Tronto 1993, 103). Zweitens wird mit dem Begriff der *Interrelationalität* der Bezug zwischen sozialen Interaktionen und gesellschaftlichen Verhältnissen thematisiert (Conradi 2001, 175 f., 196–204). Drittens wird das *Othermother*-Konzept aufgegriffen, mit dem Stanlie James und Patricia Hill Collins kollektives an Care orientiertes Handeln im Rahmen eines *Community*-Modells beschreiben und dabei insbesondere den Perspektiven von *Women of Colour* Ausdruck verleihen (Conradi 2001, 147–150). Viertens geht es – in Auseinandersetzung mit dem Normenverständnis von Seyla Benhabib – um Möglichkeiten des sozialen und insbesondere des *gesellschaftlichen Wandels* (Conradi 2001, 197–204).

Obwohl die Verbindung zwischen Individualethik und politischer Theorie ganz allgemein konzeptionell eine Herausforderung darstellt, so ist doch gerade im Bereich der *Care*-Theorien diese Verbindung oft gesucht worden. In der Tat gibt es seit Beginn der Diskussion um die Praxis *Care* viele einschlägige Veröffentlichungen, die politiktheoretische Fragestellungen von vornherein ins Zentrum ihrer Überlegungen stellen und keineswegs nur beiläufig darauf eingehen. So wurde früh das Verhältnis von *Care* und *Citizenship* diskutiert, unter anderem bei Peta Bowden und Selma Sevenhuijsen (Bowden 1996; Sevenhuijsen1998). Besonders deutlich wird die gesellschafts- und politiktheoretische Bedeutung der Praxis *Care* in den Arbeiten von Joan Tronto, die in ihrem Buch »Moral Boundaries: A Political Argument for an Ethic of Care« explizit das Verhältnis von Ethik und einer Theorie der Politik thematisiert (Tronto 1993). Joan Tronto möchte *Care* konzeptuell fassen und damit zugleich als eine Praxis sichtbar machen und aufwerten, um Missstände insbesondere in Form von ›Privilegien der Verantwortungslosigkeit‹ aufzudecken und abzuschaffen. Sie kritisiert gesellschaftliche und politische *Strukturen*, die es bestimmten Personen oder Gruppen erlauben, sich der Verantwortung für andere zu entziehen. Darüber hinaus denkt sie über Care als eine Praxis nach, die das gängige Verständnis der Demokratie erweitern und verändern kann (Tronto 2005; Tronto 1996).

Auch die Sozialwissenschaftlerin Diemut Bubeck (Bubeck 1995) und die Philosophin Virginia Held (Held 1987; Held 1993; Held 1995) stellen ihre Care-Konzeptionen in den Kontext politischer Theoriebildung, die eine unter Bezugnahme auf Karl Marx, die andere im Entwurf einer nicht auf der Fiktion eines Vertrages basierenden Gesellschaftstheorie. Die Texte der Philosophin Sara Ruddick handeln von Frieden und Gewaltverzicht als politische Maßnahmen (Ruddick 1993; Ruddick 1995; siehe auch Young 2005), und das Buch ihrer Kollegin Eva Feder Kittay thematisiert die politische Gleichheit (Kittay 1999). Die Soziologin Margrit Brückner führt aus, Care sei als ein Handeln zu verstehen, das gesellschaftlich bedingt und ressourcenabhängig sei und das auf der Basis politisch durchgesetzter, historisch wechselnder Bedürfnisinterpretationen geschehe (Brückner 2004), und die Soziologin Christel Eckart fordert, die politischen Debatten um den Wandel des Sozialstaates so zu gestalten, dass die eigenen Ansprüche an die Lebensgestaltung und entsprechende Visionen sowie deren soziale und politische Bedingungen berücksichtigt würden. Es sei dafür zu sorgen, dass Care zu einer leitenden Perspektive werde. Sie betont in diesem Zusammenhang Erfordernisse politischer Regelungen, durch die allererst gesellschaftliche Voraussetzungen gewährleistet würden, um überhaupt wirkungsvoll fürsorglich handeln und Verantwortung übernehmen zu können (Eckart 2004).

Zwei weitere Denkerinnen, die sich wiederum kritisch über Care-Theorien äußern, die Soziologin Patricia Hill Collins mit der Frage »Ist das Persönliche politisch genug?« (Collins 1996) sowie die Philosophin Uma Narayan über »Colonialism and its others: considerations on rights and care discourses« (Narayan 1995; siehe auch Narayan 1997), tun dies im Hinblick auf gesellschafts- und politiktheoretische Reflexionen.[7] Zudem sind in der jüngsten Zeit einige Bücher erschienen, in denen *Care* nicht bloß im Hinblick auf regionale Politik diskutiert wird, sondern die ganz ausdrücklich transnationale und globale Fragen in den Mittelpunkt stellen und diese mithilfe von *Care*-Ansätzen zu beantworten versuchen. So veröffentlicht Virginia Held (2005) ihr Buch »The Ethics of Care. Personal, Political and Global« und Ruth Groenhout (2006) schreibt über »Connected Lives: Human Nature and an Ethics of Care«; Maurice Hamington und Dorothy Miller wiederum widmen ihre Überlegungen unter dem Titel »Socializing Care« verschiedenen »Public Issues« (2006). Ein weites Spektrum an Themen wird aufgegriffen: Die Souveränität von Staaten, Ungleichheit, Armut (Koggel 2004), *citizenship*, globale Gemeinschaftsbildungen, Migration, Sicherheit und schließlich auch Fragen der *Restorative Justice* (Held 2005; Hamington, Miller 2006; Cragg, Koggel 2004; Groenhout 2006; Robinson 2006; Gould 2004; Walker 2006).[8]

Es gibt somit seit langem einen weit gefächerten sozialwissenschaftlich-philosophischen Diskurs über die politische Bedeutung der Praxis Care sowie einer

---

7 Siehe darüber hinaus Stanlie James 1993; Alison Bailey 1994; Barbara Omolade 1994; Patricia Hill Collins 1995.

8 Ohne Bezug auf *Care*-Theorien, wohl aber im Sinne einer Verantwortung und sozialen Vernetzung argumentiert Iris Marion Young. Sie fordert auf, politische Verantwortung zu übernehmen, um nicht nur im eigenen Land sondern global zu gerechteren politischen Strukturen beizutragen. Sie beschreibt ein Modell der »Social Connection« um auf diese Weise struktureller Ungerechtigkeit zu begegnen. Denn, so Youngs Argument, individuelle Verantwortung allein, sei nicht genug. Siehe Young 2007.

entsprechenden Ethik. Dass in jüngster Zeit der Bereich der internationalen Beziehungen zunehmend von einer Care-Theorie her entfaltet wird, erstaunt nur auf den ersten Blick und nur dann, wenn die Praxis Care als marginal eingeschätzt wird. Denn in der politikwissenschaftlichen Disziplin der internationalen Beziehungen spielen normative Modelle – gerade im Hinblick auf die Erreichung von Friedenszuständen – schon immer eine wichtige Rolle.

Was kann eine ›Ethik helfender Berufe‹ von Max Weber lernen?

Obwohl also der gegen die *ethics of care* erhobene Einwand, sie beschränke sich ausschließlich auf die soziale Interaktion zwischen Menschen und lasse zugleich eine politiktheoretische Perspektive vermissen, für die philosophische Ethik der Achtsamkeit nicht zutrifft, ist gleichwohl danach zu fragen, wie eine ›Ethik helfender Berufe‹ weiter zu entwickeln ist. Diesem Anliegen will ich nun nachgehen, indem ich ›klassische‹ Texte der Politischen Theorie aufgreife und sie im Lichte einer ›Ethik helfender Berufe‹ erörtere.

Ethos und Gesellschaft, Ethik und Politik werden in manchen Theorien als einander entgegengesetzt, grundsätzlich voneinander unterschieden oder gar als unvereinbar angesehen. So spricht sich Max Weber in seinem Vortrag über »Politik als Beruf« (1919) in Form einer rhetorischen Frage dagegen aus, dass »›dieselbe‹ Ethik für das politische Handeln wie für jedes andere« Handeln gelte (Weber 1982, 55). Als zentrales Argument gibt er an, dass die »ethischen Anforderungen« mit »Macht, hinter der Gewaltsamkeit steht« versehen sind (Weber 1982, 55), dass also durch den modernen Staat in der Politik »die legitime physische Gewaltsamkeit als Mittel der Herrschaft« eingesetzt wird (Weber 1982, 13).

Nun ist die »physische Gewaltsamkeit« nicht der ›Politik als Beruf‹ vorbehalten. In zweierlei Hinsicht lässt sich diese Prämisse diskutieren: es fragt sich einerseits, ob nicht auch in anderen Berufen zumindest die Möglichkeit der Gewaltausübung eine wichtige Bedeutung hat. Andererseits ist fraglich, ob Politik auf diese Weise zutreffend charakterisiert werden kann. Wenn wir Max Webers Vortrag über ›Politik als Beruf‹ als eine Schrift über ›Pflege als Beruf‹ oder als einen Text über ›Soziale Arbeit als Beruf‹ lesen, so wird hier recht schnell eine Gemeinsamkeit deutlich: Eine ›Ethik helfender Berufe‹ hat es – wie die Politik, wenn auch in anderer Weise – mit Situationen zu tun, in denen sich die Frage des legitimen Zwanges stellt. »Macht, hinter der Gewaltsamkeit steht« hat in den »ethischen Anforderungen« aller drei Berufe – Pflege, soziale Arbeit, Politik – einen zentralen Stellenwert. Sie werden besonders dann relevant, wenn etwas aus den Fugen gerät oder außergewöhnliche Zustände eintreten. Für alle drei Berufe gilt auch, dass gerade Macht und Machtmissbrauch es sind, die zu ethischen Überlegungen Anlass bieten. Für die ›Politik als Beruf‹ konstatiert Weber weiter – und dies gilt, so finde ich, auch für helfende Berufe –, dass Unsachlichkeit und Verantwortungslosigkeit zentrale Probleme darstellen und dass die Gefahr besteht, dass das »Machtstreben« zu einer »Selbstberauschung« führt (Weber 1982, 51). Zugleich betont Weber jedoch, der Politiker arbeite »mit dem Streben nach Macht als unvermeidlichem Mittel« (Weber 1982, 51) und stellt heraus, dass es sich grundsätzlich um ein legitimes »Herrschaftsverhältnis von Menschen über Menschen« handle (Weber 1982, 9).

Anders als Max Weber kritisiert Hannah Arendt in ihrem 1960 in Stuttgart veröffentlichten Buch *Vita activa oder Vom tätigen Leben* »die Vorstellung, daß alle Politik eine Form der Herrschaft sei« und lehnt die platonische Idee ab, »daß jede politische Gemeinschaft aus Herrschenden und Beherrschten bestehe« (Arendt 1981, 281). Arendt plädiert hingegen für einen Politikbegriff, der das Handeln und das Zusammenhandeln der Menschen, nicht die Herrschaft, in den Mittelpunkt stellt. Wenn ein solches – gegenüber dem Weberschen Vorschlag – verändertes Politikverständnis den Ausgangspunkt bildet, so rückt ›Politik als Beruf‹ noch näher an die ›helfenden Berufe‹ heran. Denn sowohl in der Pflege als auch in der sozialen Arbeit ist nicht nur – wie in der Politik – die Machtfrage zentral, sondern insbesondere auch das *Zusammenhandeln* der Menschen. Im Unterschied zur einfachen ›Handlung‹, die ein Individuum allein vollziehen kann, ist der Begriff des Handelns, so meine ich, mindestens *auch* als ein Zusammenhandeln zu verstehen. Hannah Arendt interpretiert den griechischen Ausdruck *praxis* (Arendt 1981, 245) noch weitergehend *wesentlich* als ein »Miteinander« (Arendt 1981, 248, 252 f., 224) und ein »zusammen handeln« (Arendt 1981, 252), sie erwähnt »das menschliche Zusammen« (Arendt 1981, 253) sowie das »geflochtene Bezugsgewebe«, das durch das Handeln zwischen Menschen entsteht (Arendt 1981, 246, 234, 225 f.). Auch wenn ich mich hier positiv auf Hannah Arendts Konzept des politischen Handelns beziehe, so ist es doch wichtig, daran zu erinnern, dass Arendt es ausschließlich in der öffentlichen Sphäre verortet (Arendt 1981, 74). Demgegenüber erscheint es mir besonders wichtig, das Arendtsche Handeln auch in die *gesellschaftliche* Sphäre zu übertragen, denn gerade in ihr sind die von Arendt hervorgehobenen Aspekte des *Anfangens* (Schües 2008) und des *Zusammenhandelns* besonders bedeutsam (Conradi 2011, Kapitel III).

Insofern lässt sich festhalten: Max Webers Vortrag über ›Politik als Beruf‹ gibt Anstöße, generell über die Frage einer Berufsethik nachzudenken. Er lässt sich, so meine These, mit Gewinn als ein Grundlagentext zur Entwicklung und Begründung einer ›Ethik helfender Berufe‹ lesen, gerade auch, weil Weber auf durch die Berufsrolle entstehende Konflikte verweist und weil er die Spannung zwischen der Individualethik und strukturell-organisatorischen Konsequenzen thematisiert. Auch wenn Weber dies keineswegs berücksichtigt, so besteht doch faktisch eine Gemeinsamkeit zwischen ›Politik als Beruf‹ und ›Hilfe als Beruf‹. Denn für beide Tätigkeiten stellen Zwang und ein Gewaltpotential zentrale Probleme dar und sowohl Begünstigung als auch Leichtfertigkeit, Versäumnisse, ein Mangel an Weitsicht und eine Ignoranz gegenüber möglichen Konsequenzen kommen vor und führen zu Schwierigkeiten.

Gegen Max Weber lässt sich wiederum mit Hannah Arendt für einen Begriff des Politischen plädieren, in dem allgemein das Handeln und insbesondere das Zusammenhandeln von Menschen zentral sind, womit eine weitere Gemeinsamkeit zwischen ›Politik als Beruf‹ und ›Hilfe als Beruf‹ aufscheint. Jenseits schließlich der von Arendt behaupteten Entgegensetzung von Öffentlichkeit und Gesellschaft kann für eine ›Ethik helfender Berufe‹ das von ihr betonte Zusammenhandeln *in* der Gesellschaft konzeptionell an Bedeutung gewinnen.

Die konzeptionelle Verbindung einer Ethik der Achtsamkeit mit der politischen Theorie als Grundlage einer ›Ethik helfender Berufe‹

Zur Entwicklung einer ›Ethik helfender Berufe‹ kann die anknüpfende aber auch kritische Bezugnahme auf Konzepte der politischen Theorie, hier insbesondere auf Vorschläge von Max Weber und Hannah Arendt, wie gezeigt, durchaus ertragreich sein: Max Webers Vortrag über ›Politik als Beruf‹ kann als ein Grundlagentext zur Entwicklung und Begründung einer Professionsethik gelesen werden; ›Politik als Beruf‹ und ›Hilfe als Beruf‹ haben durchaus Gemeinsamkeiten; mit Hannah Arendt kann von einem Begriff des Politischen ausgegangen werden, in dem das Zusammenhandeln (auch *in* der Gesellschaft) im Mittelpunkt steht.

Allerdings bedarf das Verhältnis von Ethik und Politik einer anderen Bestimmung, als Weber es in seinem Vortrag über ›Politik als Beruf‹ entfaltet hat. Hier argumentiert Weber, dass es eine strikte Unterscheidung zwischen gesinnungsethischem und verantwortungsethischem Handeln gäbe. Die Verantwortungsethik ist, Weber zufolge, an den Folgen einer Handlung ausgerichtet und die Handlung wird nur vom Ergebnis her beurteilt, so dass der Zweck die Mittel heiligt und Gewalt geduldet wird, wenn dadurch ein wichtiger Zweck zu erreichen oder Schlimmeres zu verhindern ist. Ein realistisches Abwägen der Möglichkeiten führt zu Kompromissbereitschaft und gegebenenfalls dazu, das kleinere Übel zu wählen. Dagegen grenzt Weber die Gesinnungsethik ab, die sich für ihn dadurch auszeichnet, dass die individuelle Gewissensverpflichtung im Vordergrund steht und auf ihrer Grundlage eine Handlung beurteilt wird. Es gibt eine Pflicht zur Wahrheit (Weber 1982, 57) und das Gebot der Gewaltlosigkeit gilt uneingeschränkt – manches erinnert deutlich an die Ethik Immanuel Kants (Weber 1982, 56).

Letztlich geht es darum, dass der Politiker sein Handeln eben gerade nicht an einer (Gesinnungs)Ethik ausrichtet, sondern sich Zwecke setzt, die – ob ethisch oder nicht ethisch begründet – mithilfe eines geeigneten Mittels erreicht werden. Für die ›Politik als Beruf‹ bevorzugt Weber deutlich eine Perspektive, die er zwar »Verantwortung*sethik*« nennt, deren handlungsleitende Maxime, nämlich ›der Zweck heiligt die Mittel‹, aber eben gerade nicht ethisch sondern politisch pragmatisch bestimmt ist. Andererseits polemisiert er gegen Gesinnungsethiker, denen er unterstellt, ihre Friedfertigkeit bzw. ihre Plädoyers für absolute Gewaltlosigkeit würden in Gewaltsamkeit umschlagen[9], wobei Spartakisten und Menschen, die sich an der Bergpredigt ausrichten[10], gleichermaßen dieser Ethik zugerechnet werden. Weber identifiziert friedlich gesinnte Protagonisten und politisch zur Gewaltsamkeit tendierende Akteure miteinander und trägt auf diese Weise eben gerade nicht zu einer Klärung des Begriffes Gesinnungsethik und auch nicht zum Aufschluss des Verhältnisses von Ethik und Politik bei. Beides wird bei ihm konzeptuell verunklart, denn tatsächlich friedlich motivierte Grundpositionen kann er nicht fassen. Er kann sie weder verantwortungsethisch noch gesinnungsethisch verstehen, da die Verantwortungsethik in seinem Verständnis die Gewalt als Mittel einsetzt und die gesinnungsethisch orientierten Menschen, die er beschreibt, zwar von Frieden sprechen, aber ihr Handeln in Gewalttätigkeit umschlägt, sobald sie die vermeintliche Wirkungslosigkeit ihres friedlichen Handelns gedanklich vorwegnehmen.

Trotz der mangelnden Differenziertheit in dieser Frage ist gleichwohl ein Aspekt für die heutige Diskussion um eine »Ethik helfender Berufe« nach wie vor

---

9 Die Vermutung, dass das Problem der Gewalt durch eine Art ›Umkippen‹ zustande kommt – wie Weber es für die Politik behauptet –, wird auch im Hinblick auf Pflegekräfte und Professionelle der Sozialen Arbeit geäußert. So meint Theo Klauß im Hinblick auf den pädagogischen und fördernden Umgang mit geistig behinderten, verhaltensauffälligen Menschen: »vor allem MitarbeiterInnen mit hohem Engagement und einer dezidierten Absicht, pädagogische Erfolge zu erzielen, stehen unter der besonderen Gefährdung, Gewalt anzuwenden.« (Klauß 1999) Und Dorothea Sauter und Dirk Richter vertreten die Auffassung, dass ein besonders hohes persönliches Engagement in der Pflege eine viel zu hohe Erwartung darstelle, die eine Emotionalisierung hervorruft, »in deren Rahmen nicht nur freundliche, sondern häufig auch destruktive Gefühle frei werden« (Richter/ Sauter 1997, 125).

10 Da die philosophische Ethik der Achtsamkeit manches mit der jüdischen Liebesethik und der christlichen Ethik der Nächstenliebe gemeinsam hat, ist es nicht unwesentlich, die Webersche Polemik gegen eine Ethik der Bergpredigt auf ihre Triftigkeit zu prüfen. Allerdings unterschlägt Weber eine wesentliche Pointe der Bergpredigt, nämlich die Vorstellung, Menschen könnten in ihrem ethischen Handeln Salzkörnern gleichen, die bei der Würzung von Speisen schon in kleiner Menge erhebliche Wirkung erzielen können. Zu den Gemeinsamkeiten und Unterschieden zwischen der philosophischen Ethik der Achtsamkeit und einer biblischen Ethik siehe Conradi 2011, sowie Conradi 2001, 16–19.

von Bedeutung: Dass nämlich eine ethische Handlung auch die Folgen zu berücksichtigen hat, dass eine Ethik dann unterkomplex, ja geradezu gefährlich
naiv ist, wenn sie beabsichtigte und unbeabsichtigte Folgen nicht bedenkt und
Machtfragen von vornherein ausschließt. Weber zufolge sieht sich der Gesinnungsethiker eben gerade nicht verantwortlich für die Handlungen Dritter, die
auf die eigenen Handlungen folgen: »Wenn die Folgen einer aus reiner Gesin-
nung fließenden Handlung üble sind, so gilt ihm nicht der Handelnde, sondern
die Welt dafür verantwortlich, die Dummheit der anderen Menschen oder – der
Wille des Gottes, der sie so schuf. Der Verantwortungsethiker dagegen rechnet
mit eben jenen durchschnittlichen Defekten der Menschen, – er hat, wie Fichte
richtig gesagt hat, gar kein Recht, ihre Güte und Vollkommenheit vorauszuset-
zen, er fühlt sich nicht in der Lage, die Folgen eigenen Tuns, so weit er sie
voraussehen konnte, auf andere abzuwälzen. Er wird sagen: diese Folgen werden
meinem Tun zugerechnet.« (Weber 1982, 58)

Mit dem nachdrücklichen Hinweis auf die Verantwortung für die Folgen einer
ethisch motivierten Handlung kann Max Weber der Professionsethik einen
wichtigen Impuls geben. Zugleich kritisiert er auch eine Kantische Ethik, insofern sie zwar den Handelnden hilft, die partielle Richtigkeit ihres Tuns zu
sichern, letztlich aber möglicherweise zu eng denkt, dann nämlich, wenn sie nur
begrenzt unmittelbare Wirkungen und nicht die langfristigen Folgen des eigenen Handelns in die innere Bestimmung des Willens einbezieht. Für die ›Ethik
helfender Berufe‹ bedeutet dies, dass sie einerseits neben beispielsweise einer
ethischen ›Haltung‹ auch Machtfragen zu berücksichtigen hat. Deswegen erschöpft sich die Ethik der Achtsamkeit auch nicht in einer ›Haltung‹, sondern
geht von Care als einer ›gesellschaftlichen Praxis‹ aus. Andererseits kann eine
›Ethik helfender Berufe‹ keine reine ›Individualethik‹ sein, sie muss die institutionellen Rahmenbedingungen und gesellschaftlichen Verhältnisse mitre-
flektieren, unter denen das eigene Handeln auch steht. Aber: das bedeutet nun
keineswegs, dass eine ›Ethik helfender Berufe‹ sich der Klage über die eigene
Machtlosigkeit hingeben darf, denn auch dies ist ein Weg, sich der Verantwortung zu entziehen.

Trotz des wichtigen Impulses, den Max Weber der Professionsethik mit dem
nachdrücklichen Hinweis auf die Verantwortung für die Folgen einer ethisch
motivierten Handlung gibt, führt seine Entgegensetzung einer ›politischen‹
Verantwortungsperspektive und einer ›ethischen‹ Gesinnungsperspektive in die
Irre. Überdies müssen Ethik und Politik keinen unüberbrückbaren Gegensatz
bilden, sie können konzeptionell verbunden sein. Mehr noch, Politische Theorie
kann von der Ethik her entwickelt werden, Politik muss die Ethik nicht über-

trumpfen. Dies lässt sich wiederum von Kant lernen oder von den an Kant orientierten Theorien der Gegenwart.

Anders als Max Weber sehen John Rawls und Jürgen Habermas im Rückgriff auf Immanuel Kant einen engen Zusammenhang zwischen Moral und Politik sowie zwischen Ethik und einer Theorie der Politik, wobei jeweils die Moral bzw. die Moraltheorie den Ausgangspunkt bildet, von dem her die politische Theorie entwickelt wird. Immanuel Kant begründet seinen Schlüsselbegriff Autonomie sowohl moralphilosophisch (Kant Grundlegung 1785 BA 74; Kritik der praktischen Vernunft 1788, A 58) als auch politiktheoretisch (Über den Gemeinspruch 1793, A 244). John Rawls buchstabiert seinen Grundbegriff Gerechtigkeit, der in Ethik und Politik gleichermaßen bedeutsam ist, in beide Richtungen aus (Rawls 1979), und Jürgen Habermas wiederum lässt seine Theorie auf der Praxis der Kommunikation basieren: Ausgehend von den normativen Implikationen der sprachlichen Verständigung entwickelt Jürgen Habermas erstens die Diskursethik, mit der er ein formal-argumentatives Verfahren zur Begründung moralischer Normen beschreibt (Habermas 1983, 1991). Zweitens entfaltet Jürgen Habermas eine Gesellschaftstheorie verständigungsorientierten kommunikativen Handelns (Habermas 1981). In diesem Sinne lässt sich sogar sagen, dass er die Kommunikation als eine umfassende und insofern auch alternativlose Praxis ansieht. Drittens präsentiert Habermas die deliberative Theorie der Demokratie, mit der parlamentarische Politik als begleitet durch und sogar fußend auf kommunikativen Meinungs- und Willensbildungsprozessen der Bürgerinnen und Bürger verstanden wird (Habermas 1992). Im Rahmen normativer Theoriebildung ist es also durchaus üblich, dass sowohl Ethik als auch (eine Theorie der) Politik mit Bezugnahme auf einen Schlüsselbegriff begründet werden: Kant bezieht sich auf die Autonomie, für Rawls steht die Gerechtigkeit im Mittelpunkt und Habermas zentriert seine Theorie um die Kommunikation.

Obgleich Webers Argumentation suggeriert, dass die Politik die Ethik übertrumpfen muss, so lässt sich doch gegen Weber mit Kant, Rawls und Habermas sagen, dass dies keineswegs notwendigerweise der Fall ist: Von der Ethik her lässt sich politische Theorie entwickeln. Die Ethik der Achtsamkeit kann mit ihrer konzeptionellen Verbindung von Ethik und politischer Theorie durchaus an die Arbeitsweise prominenter Denker anschließen. Zwar liegt die Gemeinsamkeit mit den erwähnten Ansätzen nicht in der »Prozedur«, die für alle drei Ansätze eine zentrale Bedeutung hat und für sie unabdingbar ist. Aber in der Entwicklung von Ethik und politischer Theorie, die von einer (gesellschaftlichen) Praxis ausgeht und diese als Schlüsselkonzept ausgestaltet, liegt eine wesentliche Gemeinsamkeit der ›Ethik der Achtsamkeit‹ mit den genannten Theorien.

Zur Entwicklung einer ›Ethik helfender Berufe‹, die sich am Schlüsselkonzept *Care* orientiert, bedeutet dies, dass sie von Max Weber den Impuls aufgreift, die

Verantwortung für die Folgen des Handelns sowohl im Hinblick auf die Machtfrage als auch im Hinblick auf die Institutionen zu berücksichtigen und dabei nicht aus den Augen zu verlieren, dass helfende Berufe ebenfalls mit Gewaltsamkeit zu tun haben, und sei es nur – im Falle der sozialen Arbeit – durch das ›doppelte Mandat‹. Am Beispiel der Ansätze von Immanuel Kant, John Rawls und Jürgen Habermas lässt sich auch für eine an der Achtsamkeit orientierte Professionsethik zeigen, dass Moral und Politik, Ethik und eine Theorie der Politik über gemeinsame Schlüsselkonzepte verbunden werden können und dass dabei die Politik der Ethik nicht notwendigerweise übergeordnet werden muss.

Während die Verbindung zwischen Ethik und politischer Theorie über die gesellschaftliche Praxis *Care* im konzeptionellen Rahmen der ›Ethik der Achtsamkeit‹ geknüpft wird, lohnt es gleichwohl, diesen Brückenschlag noch einmal am Beispiel einer für die helfenden Berufe wesentlichen Praxis auszubuchstabieren. Dies wird nun abschließend getan, indem auf die Berufspraxis der Gründerinnen der sozialen Arbeit sowie insbesondere deren theoretische Reflexion der Profession eingegangen wird.

Die Verbindung von Achtsamkeit mit politischer Verantwortung

Während Ärzte seit vielen Jahrhunderten wissenschaftlich ausgebildet werden, einen Berufskodex haben und für ihre Dienste entlohnt werden, hat dies in der Sozialen Arbeit eine vergleichbar kürzere Tradition: Das Elberfelder System der Armenfürsorge in der Mitte des 19. Jahrhunderts gründete in der ehrenamtlichen Arbeit. Erst als gegen Ende des 19. Jahrhunderts die Gesundheitsfürsorge hinzukam, war das Fundament für eine Professionalisierung der Sozialen Arbeit gelegt (Sachße 2005, 671–673). So konnte Alice Salomon (1893) »Gruppen für sociale Hilfsarbeit« gründen und zu Beginn des 20. Jahrhunderts (1908) die erste »Soziale Frauenschule« eröffnen.

Alice Salomon wiederum stand in regem persönlichem Kontakt mit Jane Addams. Auf eindrückliche und differenzierte Weise schildert Anja Schüler den mehrere Jahrzehnte umspannenden transatlantischen Dialog zwischen Addams und Salomon (Schüler 2004). Beide Kolleginnen vereint, dass sie sich aktiv für den Ausbau des Sozialstaates engagierten, also ihre individualethischen Überzeugungen in gesellschaftliche, politische und professionsbildende Aktivitäten münden ließen und damit weit reichenden Erfolg hatten.

Als eine bedeutende Mitbegründerin der Gemeinwesenarbeit war Jane Addams damals nicht nur eine überaus wichtige Protagonistin der Settlement-Bewegung, die sich als eine Mischung aus wohngemeinschaftlichem Siedeln, Gemeinwesenarbeit und Bildungsinstitution beschreiben lässt. Sie hat überdies das Projekt, in dem sie tätig war, sowie dessen Vorgehensweise auch theoretisch und methodisch erörtert, wobei sie als wissenschaftlichen Zugang zur erst in der Gründung begriffenen sozialen Arbeit eine Perspektive wählte, die von praktischen Fragen ausgehend sozialwissenschaftlich reflektierte (Addams 1982 [The Objective Value of a Social Settlement 1892]; Addams 1982 [A Function of the Social Settlement 1899]); Addams 2003 [Newer ideals of peace 1907]; Addams 1945 [Twenty years at Hull-House 1910]; Addams 1930 [The Second Twenty Years at Hull-House]; Addams 1964 [Democracy and social ethics]).

Dies unterscheidet sie von anderen zeitgenössischen Methoden, so etwa vom Ansatz Mary Richmonds, die ihren wissenschaftlichen Zugang zur Sozialen Arbeit vor allem medizinisch und psychologisch versteht und mit ihrem Buch ›Social Diagnosis‹ (1917) der ›Einzelfallhilfe‹ zu wissenschaftlicher Beachtung verholfen hat (Meinhold 2005, 361). 1926 publiziert Alice Salomon in Deutschland ein Buch mit dem Titel ›Soziale Diagnose‹, das beinahe wie eine gekürzte Übersetzung des Buches von Richmond erscheinen könnte (Meinhold ebd.).

Einige Jahre zuvor (1913) veröffentlichte Salomon bereits das Buch »Twenty Years at Hull House« von Jane Addams in Deutscher Sprache.[11] In ihrem Geleitwort hebt Alice Salomon insbesondere die sozialpolitische Bedeutung ihrer amerikanischen Kollegin hervor (Salomon in: Addams 1913, 4) und meint, deren Buch zähle zu den »books of powers«, da es zu einer neuen Form des gelingenden Handelns veranlasse (Salomon in: Addams 1913, 3).

Jane Addams war keine *Care*-Theoretikerin, der Begriff hat in ihren zahlreichen Schriften keine konzeptuelle Bedeutung. Gleichwohl gibt es im 21. Jahrhundert verschiedene Versuche, die Überlegungen Addams' für eine Weiterentwicklung der *ethics of care* fruchtbar zu machen und sie als eine Vordenkerin anzusehen. So hebt Maurice Hamington hervor, dass Addams von »sympathetic knowledge« spricht, dass sie einen »relational approach to morality« habe und sowohl den Kontext als auch die Erfahrung in den Mittelpunkt ihres Ansatzes rückt (Hamington 2004, 108–121). Was ihre theoretischen Ansichten jedoch für eine an Care orientierte ›Ethik helfender Berufe‹ besonders interessant macht, ist das Verhältnis von Ethik und Politik, das sie in ihren Schriften reflektiert und das sich darüber hinaus ferner in ihrer sozialen und politischen Praxis zeigt. Mit ihrem Buch »Democracy and social ethics« schlägt

---

11 Jane Addams: Zwanzig Jahre sozialer Frauenarbeit in Chicago. Berecht. Übers. von Else Münsterberg. Nebst d. Bildn. d. Verf. u. e. Geleitw. von Alice Salomon. München: Beck 1913 [Übers.v. Twenty Years at Hull House]. Zwei weitere Übersetzungen siehe: Jane Addams: Settlementsarbeit: Wege zur Lebensgemeinschaft. Geleitw.: Alice Salomon. Wien: Schulbücherverlag 1923. [Auszug aus Zwanzig Jahre sozialer Frauenarbeit in Chicago.] Jane Addams: Die Stimme der Völker über den Krieg. Basel: Zbinden 1915 [Aus: Neue Wege, Bl. f. relig. Arbeit. Nov. 1915]

Addams überdies den Bogen von der Ethik zur Politik bzw. zur Politischen Theorie (Addams 1964). Wesentlich für die hier behandelten Fragen ist zudem die Tatsache, dass sie ein Konzept der *citizenship* entwickelt, das soziale Rechte einschließt, sich für eine plurale Öffentlichkeit engagiert und den Frieden anvisiert (Fischer/ Nackenoff/ Chmielewski 2009).

Mit der Settlement-Bewegung und ihren ersten Ansiedelungen in London machte sich Jane Addams persönlich vertraut, bevor sie selbst ein ähnliches Projekt verfolgte. Gemeinsam mit Gleichgesinnten richtete sie 1889 das »Hull House« an der Ecke von Polk Street und Halsted Street in der Westside von Chicago ein.[12] Damals befand sich der Stadtteil »between Halsted Street and the river« (Addams [The Objective« Value of a Social Settlement 1892] 1982, 45) in einer Phase der Veränderung: *Native-born Americans* sowie irische und deutsche verließen den Stadtteil, während vor allem italienische, russisch-jüdische und griechische als *new immigrants* zuzogen (Lissak 1983, 23).

Die Eröffnung von Hull House geschah noch vor der Gründung der Soziologie an der University of Chicago, an der Jane Addams in mancher Hinsicht beteiligt war. Sie lehrte gelegentlich dort, publizierte in den entsprechenden Zeitschriften und nahm Studierende in das Hull-House-Projekt auf (Ross 1998, 243 f.). Weiter betont Martin Bulmer in seinem Buch über die Anfänge soziologischer Forschung in Chicago: »Hull House became not just an independent social agency but a center at which reformers, politicians, and academics discussed social problems in depth.« (Bulmer 1984, 23)

Jane Addams war insbesondere daran gelegen, die Lebensumstände und die Arbeitsbedingungen der Menschen aus der neuen Nachbarschaft mit ihnen gemeinsam entscheidend zu verbessern. Addams legte allergrößten Wert auf die »self-expression« ihrer Nachbarinnen und Nachbarn[13], diese kamen aber außerdem zum Baden ins Hull House, Jugendliche spielten dort Theater, Arbeiterinnen und Arbeiter trafen hier Streikvorbereitungen, Arbeitslose wurden bei der Arbeitssuche unterstützt (Schüler 2004, 84). Neben sozialarbeiterischen und

---

12 Auch in vielen anderen Ländern wurden entsprechende Projekte gegründet, die meist die Londoner Toynbee Hall als Vorbild ansahen. In Deutschland wurden sogenannte Nachbarschaftsheime ins Leben gerufen, in Berlin gab es außerdem beispielsweise ein von Studenten eingerichtetes und von Ernst Joël gegründetes ›Siedlungsheim‹ in Charlottenburg, von dem Gershom Scholem in seinen Lebenserinnerungen spricht. Ab 1915 hörte er vereinzelt dort Vorträge, z. B. von Hans Blüher und Gustav Landauer und traf dort auch auf Walter Benjamin. Siehe Gershom Scholem: Von Berlin nach Jerusalem. Jugenderinnerungen. Frankfurt am Main: Suhrkamp 1977, S. 59.

13 John C. Farrell stellt Addams' Betonung der »self-expression« in einen Zusammenhang mit der in Chicago verbreiteten Begeisterung für die Fröbelsche Pädagogik, in der dieser Aspekt der Artikulation eine wesentliche Rolle spielt. Siehe John C. Farrell: Beloved Lady. A History of Jane Addams' Ideas on Reform and Peace. Baltimore: John Hopkins Press 1967, S. 86 f.

politischen Aktivitäten gab es in Hull House eine Theorie- und Debattenbe-geisterung, die sich unter anderem in Form des *Working People's Social Science Club* äußerte, der von einem englischen Arbeiter geleitet wurde, gut besucht war und zu dem unter anderem John Dewey durch Vorträge beitrug: »It is difficult to classify the Working People's Social Science Club, which meets weekly at Hull House. It is social, educational, and civic in character, the latter chiefly because it strongly connects the House with the labor problems in their political and social aspects.« (Addams [The Objective Value of a Social Settlement 1892] 1982, 59.).

Generell lässt sich sagen, dass Jane Addams eine kosmopolitische Perspektive einnimmt. Das zeigt sich in ihrem politischen Engagement für die Gründung des internationalen Gerichtshofes in Den Haag und darin, dass ihr als Präsidentin der ›Women's International League for Peace and Freedom‹ 1931 der Frie-densnobelpreis verliehen wird. Ferner interessiert sie sich für eine entstehende Weltgesellschaft und für ein Bewusstsein dieses Entstehungsprozesses: »There is a lively sense of the unexpected and yet inevitable action and reaction between ourselves and all the others who happen to be living upon the planet at the same moment.« (Addams [The second twenty years at Hull-House] 1930, 7) Für ihr Engagement in der Settlement-Bewegung bedeutet das konkret, die sozialar-beiterische, die politische und die theorieorientierte Arbeit durch eine kulturelle zu ergänzen, die für Addams einerseits im *Lernen von* den Nachbarinnen und Nachbarn besteht und andererseits in der Bereitstellung von Ressourcen zur Präsentation oder gemeinsamen Nutzung kultureller Güter: »I believe that we may get, and should get, something of that revivifying and upspringing of cul-ture from our contact with the groups who come to us from foreign countries, and that we can get it in no other way. It implies of course a mutual interest in the life which is being lived in various parts of the globe. The settlement makes a constant effort through books, through the drama and through exhibits, to connect passing experiences with those expressions of permanent values which lie at the basis of world culture.« (Addams 1930, 410).

Hull House ist dafür kritisiert worden, eher der Assimilation als dem Erhalt kultureller Besonderheiten zu dienen. Dies geschah etwa im Hinblick auf rus-sisch-jüdische Jugendliche, die das Haus in großer Zahl frequentierten, um nur ein Beispiel zu nennen (Lissak 1983, 23). Zwar hatte Hull House in seiner Gründungsphase eine afro-amerikanische Ärztin als Mitbewohnerin und es waren Mitglieder der ›National Association of Colored Women‹ als Gäste viel-fach präsent, ebenso wie der Pädagoge und Sozialreformer Booker T. Wa-shington; aber insgesamt gibt es dennoch Kritik an der Unterrepräsentanz von *african americans*, denn erst 1938 beteiligten sich erstmals Schwarze Jugendli-che an den Ferienaktivitäten dieses Settlements (Schüler 2004, 87 f.).

Addams selbst kritisiert die Segregation und thematisiert die eingeschränk-ten Möglichkeiten der städtischen Unterkunft für *african americans* sowie in dieser Hinsicht generell das Wohnungswesen (Addams 1930, 396). Sie schreibt darüber hinaus über die Studie ›Colored Women in Industry‹ und missbilligt deren Ergebnis, dass Schwarze Frauen entschieden weniger Vergütung erhalten als die meisten weißen Frauen (Addams 1930, 400). Sie spricht von Hass und Verachtung durch weiße Menschen und bezeichnet die Diskriminierung Schwarzer Menschen als »the gravest situation in our American life« (Addams 1930, 401). In diesem Zusammenhang insistiert sie nicht nur auf dem Bedarf für eine wissenschaftliche Forschung, die sie engagiert unterstützt, sondern betont dabei zugleich auch die Bedeutung transformierender Praxis: »The entire race situation demonstrates once more that mere information is not enough and that the various research bodies need to be constantly supplemented.« (Addams 1930, 403 f.)

Vermittelndes, advokatorisches oder bevormundendes Handeln?

Zur Beantwortung der Frage, wie Prozesse der Hilfe – ausgehend von der Ethik der Achtsamkeit – so gestaltet werden können, dass ihre professionellen, gesellschaftlichen und politischen Rahmenbedingungen nicht nur *advokatorisch*, sondern noch stärker als bisher auch *partizipativ* gestaltet werden, lohnt ein Blick zurück auf die Praxis des Hull-House und die theoretischen Ausführungen von Jane Addams. Dies soll hier exemplarisch mit Blick auf die Praxis des *Übersetzens* geschehen. Sie liegt nicht nur im Hull-House Alltag nahe, sondern wird auch von Addams theoretisch reflektiert. Entsprechend schreibt Dorothy Ross, Übersetzung und Interpretation seien als Methode des sozialen Umgangs von Jane Addams ausgearbeitet worden (Ross 1998, 141).

　　Dabei geht es zunächst schlicht, im wörtlichen Sinne, um das Übersetzen von der Muttersprache in das Englische und die vielfach von Addams beschriebene Erleichterung der Migrantinnen und Migranten, sich zunehmend besser in der für sie neuen Sprache artikulieren zu können: Viele der in Hull House stattfindenden Gruppentreffen sind Englischkurse. Aber das weitergehende, kulturelle Dolmetschen erlangt für Addams ebenfalls zunehmend an Bedeutung: »Addams meant by the term a twofold process of gaining knowledge of her immigrant neighbors and then explaining them to the respectable public.« (Ross 1998, 247) Zwar setzt Addams auf eine *continuous attention*, mithilfe derer sie erreichen will, die Anliegen und Einsichten der Menschen aus ihrer Nachbarschaft tatsächlich nachzuvollziehen. Zugleich aber, so konstatiert Dorothy Ross, ist Addams sich auch der Schwierigkeiten des Prozesses von Verstehen und Interpretieren sehr bewusst: »She never pretends to speak ›for‹ her neighbors« (Ross 1998, 247). Entsprechend beschreibt Christopher Lasch den von ihm wahrgenommenen Unterschied zwischen bevormundenden »charity workers«

und den »settlement workers«: Während »charity worker« eine Art Kulturschock zu verarbeiten hätten, wenn sie unvorbereitet in eine andere Kultur ›eintauchten‹ oder es als ihre Pflicht ansähen, ihre Klientel anzuweisen (*instruct*) oder sie zu erheben (*uplift*), verstünden die »settlement worker« den Prozess umgekehrt. Jane Addams sieht sich selbst als Lernende: »she herself was the pupil, her neighbors the teachers« (Lasch 1982, 176).

Ohne vorherige *Artikulation* und ohne das *Zuhören* ist die Praxis des Übersetzens kaum möglich. Sehr schwer zu entscheiden ist in diesem Zusammenhang, wann es tatsächlich der Artikulationshilfe einer vermittelnden Person oder Gruppe bedarf, wann Menschen im Rahmen professioneller Hilfe dazu ermutigt und befähigt werden, ihre Bedürfnisse eigenständig zu artikulieren und wann die Rahmenbedingungen in einer Weise geändert werden müssen, so dass Individuen oder Gruppen auch ohne eine Vermittlung selbst partizipieren können. Daran denkt etwa Iris Young, wenn sie die Begrüßung als Kommunikationsform in die deliberative Debatte aufnehmen möchte, damit sie eine integrierende Funktion erfüllen und Menschen erleichtern kann, ihre eigenen Anliegen zum Ausdruck zu bringen (Conradi 2008b, 82 – 86).

Die Unterstützung bei der Artikulation oder sogar die Übernahme des Artikulierens durch andere Individuen oder Gruppen kann im Auftrag, also *repräsentativ*, geschehen, indem zum Beispiel für Menschen gesprochen wird, die vom Ort des Sprechens abwesend sind, aber die Sprecherin entsendet haben. Das Artikulieren kann *bevormundend* sein, so wie der *oikosdespotes* auf der *agora* für die ganze Hausgemeinschaft mitspricht, ohne diese vorher nach ihren Anliegen gefragt zu haben. Die Artikulation kann stellvertretend (advokatorisch) erfolgen: Sei es, dass selbsternannte Anwältinnen oder Anwälte für nicht-sprachliche Wesen, also Tiere oder sogar Pflanzen Partei ergreifen, sei es, dass – repräsentativ oder bevormundend – für Menschen gesprochen wird, die vom Ort des Sprechens abwesend sind, so wie in der Abolitionsbewegung geschehen, oder sei es sogar, dass sie anwesend sind, es ihnen aber nicht möglich ist bzw. verunmöglicht wird, sich selbst äußern.

Oft ist nicht immer ganz klar, um welche dieser drei Formen des Artikulierens es sich gerade handelt. Daher ist die im Rahmen von Selbsthilfegruppen vollzogene Artikulation ein so bedeutender erster Schritt, für sich selbst zu sprechen (Conradi 2011, Kapitel IV). Weitergehend ist jedoch darüber nachzudenken, wie diese Artikulation eine noch stärker öffentlich-politische Komponente erhält (Rieger 2009, Rieger 2007).

Gibt es also Möglichkeiten des Übersetzens, die nicht bevormundend sind? Uma Narayan sucht nach Konzepten der Kommunikation zwischen Menschen, die die Erfahrung einer bestimmten Form von Unterdrückung teilen, und solchen, die sie nicht teilen, mit dem Ziel, die Kommunikation zu vertiefen und gemeinsam politisch aktiv zu werden. Für Narayan ist die Struktur der Auseinandersetzung zwischen beiden ›Parteien‹ überaus bedeutend. Sie fordert eine positive Bewertung verschiedener Erfahrungen und Interessen unterschiedlicher Gruppen (Narayan 1988, 34). Jane Addams möchte von ihren Nachbarinnen und Nachbarn lernen, hört ihnen zu, unterstützt ihre ›self-expression‹. Dies ist nur einen ganz kleinen Schritt entfernt von einem bevormundenden ›Sprechen-für‹ und muss, damit es ein Übersetzen bleibt, immer auch ein Sprechen-mit sein.

Das *Übersetzen* ist (neben dem Reflektieren und Erinnern, siehe Conradi 2011, Kapitel IV) eine wesentliche Form transformierenden Handelns. Übersetzen setzt Zuhören voraus, das wiederum auf dem Artikulieren beruht. Eine besondere Herausforderung für helfende Berufe entsteht dann, wenn Anliegen advokatorisch-vermittelnd vertreten werden, ohne dass sie zuvor artikuliert wurden. Die Auseinandersetzung mit der Praxis des Übersetzens hat die Schwierigkeit verdeutlicht, dass es zwischen vermittelndem, advokatorischem und bevormundendem Handeln changiert und es darauf ankommt, das Zuhören zu lernen, aber auch seine Ermöglichungsbedingungen zu bedenken.

Übersetzen ist eine brückenschlagende transformierende Praxis, in der das Lernen voneinander und die intersubjektive Vermittlung ebenso bedeutsam sind, wie der quasi durch eine Flüstertüte dolmetschend-lautverstärkende Transfer in die Öffentlichkeit (Habermas 1992, 443 sowie dazu Conradi 2011, Kapitel II.3) und nicht zuletzt eine interessenpolitische Vertretung. Dies ist eine der vielen Schnittstellen zwischen einer Ethik der Achtsamkeit, dem professionellen Handeln, gesellschaftstransformierenden Praxisformen und der Politik.

Literatur

Addams, Jane (1982 [1892]): The Objective Value of a Social Settlement. In: Christopher Lasch (Hg.): The Social Thought of Jane Addams. New York: Irvington, S. 44–61.

Addams, Jane (1982 [1899]): A Function of the Social Settlement. In: Christopher Lasch (Hg.): The Social Thought of Jane Addams. New York: Irvington, S. 183–198.

Addams, Jane (2003 [1907]). Jane Addams' writings on peace. 4 Volumes. Volume 1: Newer ideals of peace. Edited and introduced by Marilyn Fischer and Judy D. Whipps. Bristol, England: Thoemmes Press.

Addams, Jane (1945 [1910]): Twenty years at Hull-House. With autobiographical notes. New York: MacMillan.

Addams, Jane (1930): The Second Twenty Years at Hull-House: September 1909 to September 1929. With a Record of a Growing World Consciousness. New York: MacMillan.

Addams, Jane (1964): Democracy and social ethics. Ed. by Anne Firor Scott. Cambridge: Belknap Press of Harvard University Press.

Arendt, Hannah (1981): Vita activa oder Vom tätigen Leben. München, Zürich: Piper.

Arndt, Marianne (1996): Ethik denken – Maßstäbe zum Handeln in der Pflege. Stuttgart, New York.

Berufsethische Prinzipien des DBSH und der Internationalen Vereinigung der SozialarbeiterInnen (IFSW) http://www.dbsh.de/BerufsethischePrinzipien.pdf

Bowden, Peta (1996): Caring. Gender-sensitive ethics. London: Routledge.

Brückner, Margrit (2004): Der gesellschaftliche Umgang mit menschlicher Hilfsbedürftigkeit. Fürsorge und Pflege in westlichen Wohlfahrtsregimen. In: Österreichische Zeitschrift für Soziologie, Vol. 29, Nr. 2, Juni; S. 7 – 23.

Bubeck, Diemut Elisabet (1995): Care, gender, and justice. Oxford: Clarendon Press.

Bulmer, Martin (1984): The Chicago School of Sociology. Chicago Univ Press.

Collins, Patricia (1996): Ist das Persönliche politisch genug? In: Fuchs, Brigitte & Habinger, Gabriele (Hg.): Rassismen und Feminismen. Differenzen, Machtverhältnisse und Solidarität zwischen Frauen. Wien.

Conradi, Elisabeth (2008b): Inklusion in demokratische Debatten – von der sozialen zur politischen Praxis. In: Neue soziale Bewegungen: Forschungsjournal. Stuttgart: Lucius & Lucius, Heft 4, S. 82 – 86.

Conradi, Elisabeth (2011): Kosmopolitische Zivilgesellschaft. Wandel zur Weltgesellschaft durch gelingendes Handeln. Frankfurt am Main: Campus.

Conradi, Elisabeth (2001): Take Care. Grundlagen einer Ethik der Achtsamkeit, Frankfurt am Main: Campus.

Conradi, Elisabeth (2008a): Was ist Achtsamkeit? In: Orientierung. Fachzeitschrift der Behindertenhilfe. Heft 3, August, S. 1 – 4.

Eckart, Christel (2004): Fürsorgliche Konflikte. Erfahrungen des Sorgens und die Zumutungen der Selbständigkeit. In: Österreichische Zeitschrift für Soziologie, Vol. 29, Nr. 2, Juni; S. 24 – 40.

Ethik-Kodex für die Soziale Arbeit der British Association of Social Workers www.dbsh.de/Internationalie_Ethik.doc

Evers, Adalbert/ Olk, Thomas (1996): Wohlfahrtspluralismus. Vom Wohlfahrtsstaat zur Wohlfahrtsgesellschaft, Opladen.

Fischer, Marilyn/ Nackenoff, Carol/ Chmielewski, Wendy (2009) (ed.): Jane Addams and the Practice of Democracy. Urbana: University of Illinois Press.

Fraser, Nancy (1994): Der Kampf um die Bedürfnisse. In: Dies.: Widerspenstige Praktiken. Macht, Diskurs, Geschlecht. Frankfurt am Main: Suhrkamp, S. 249 – 290.

Gilligan, Carol u. a. (1988) (Hg.): Mapping the Moral Domain. Cambridge, Massachusetts.

Gould, Carol (2004): Globalizing Democracy and Human Rights. Cambridge University Press. Chapter 12: 247 – 264.

Groenhout, Ruth E. (2006): Connected Lives: Human Nature and an Ethics of Care. Rowman & Littlefield.

Habermas, Jürgen (1991): Erläuterungen zur Diskursethik. Frankfurt am Main: Suhrkamp.

Habermas, Jürgen (1992): Faktizität und Geltung. Beiträge zur Diskurstheorie des Rechts und des demokratischen Rechtsstaats. Frankfurt/M.: Suhrkamp.

Habermas, Jürgen (1981): Theorie des kommunikativen Handelns. Frankfurt am Main: Suhrkamp.

Hamington, Maurice (2004): Embodied Care. Jane Addams, Maurice Merleau-Ponty and Feminist Ethics. Urbana: University of Illinois Press.

Hamington, Maurice; Miller, Dorothy (2006) (eds.): Socializing Care: Feminist Ethics and Public Issues. Rowman & Littlefield.

Held, Virginia (1995) (Hg.): Justice and Care. Essential Readings in Feminist Ethics. San Francisco, Oxford: Westview Press, Boulder.

Held, Virginia (2005): The Ethics of Care. Personal, Political and Global. Oxford University Press.

Held, Virginia (1993): Feminist Morality. Transforming Culture, Society, and Politics. Chicago, London: Chicago UP.

Held, Virginia (1995): Non-contractual Society: A Feminist View. In: Marsha Hanen & Kai Nielsen (Hg.): Science, Morality and Feminist Theory. Calgary UP 1987. S. 111–137.

Kant, Immanuel (1956 [1785]): Grundlegung zur Metaphysik der Sitten. In: Schriften zur Ethik und Religionsphilosophie. Werke in sechs Bänden. Bd. IV. Hg. v. Wilhelm Weischedel. Darmstadt: Wissenschaftliche Buchgesellschaft.

Kant, Immanuel (1956 [1788]): Kritik der praktischen Vernunft. In: Schriften zur Ethik und Religionsphilosophie. Werke in sechs Bänden. Bd. IV. Hg. v. Wilhelm Weischedel. Darmstadt: Wissenschaftliche Buchgesellschaft.

Kant, Immanuel (1956 [1793]): Über den Gemeinspruch: Das mag in der Theorie richtig sein, taugt aber nicht für die Praxis. In: Schriften zur Anthropologie, Geschichstphilosophie, Politik und Pädagogik. Werke in sechs Bänden. Bd. VI, S. 125–202.

Käppeli, Silvia (2004): Vom Glaubenswerk zur Pflegewissenschaft. Geschichte des Mit-Leidens in der christlichen, jüdischen und freiberuflichen Krankenpflege. Bern, Göttingen: Huber.

Kittay, Eva Feder (1999): Love's Labor: Essays on Women, Equality, and Dependency. New York: Routledge.

Klauß, Theo (1999): Ethische Fragen zum Umgang mit Verhaltenseigenarten bei Menschen mit geistiger Behinderung. In: Behinderte in Familie, Schule und Gesellschaft, Bd. 12, Heft 2.

Koggel, Christine (2004): Poverty and Global Justice. In: Cragg, Wesley; Koggel, Christine (eds.): Contemporary Moral Issues, 5th Edition, Toronto: Mc Graw-Hill.

Kohlen, Helen/ Kumbruck, Christel (2008): Care-(Ethik) und das Ethos fürsorglicher Praxis (Literaturstudie), artec-paper Nr. 151, Januar, ISSN 1613–4907, S. 26.

Kohlen, Helen (2009): Conflicts of Care. Hospital Ethics Committees in the USA and in Germany. Frankfurt, New York: Campus.

Lasch, Christopher (1982): [Ohne Titel. Einleitende Bemerkungen zu Jane Addams: A Toast to John Dewey (1929)]. In: Christopher Lasch (Hg.): The Social Thought of Jane Addams. New York: Irvington. S. 175–177.

Lissak, Rivka (1983): Myth and Reality: The Pattern of Relationship between the Hull House Circle and the »New Immigrants« on Chicago's West Side, 1890–1919. In: Journal of American Ethnic History, Volume 2 (Spring) No. 2, S. 21–50, S. 23.

Meinhold, Marianne (2005): Einzelfallhilfe/ Case-Management. In: Handbuch Sozialarbeit, Sozialpädagogik. Hg. v. Hans-Uwe Otto und Hans Thiersch, 3. Auflage München, Basel: Ernst Reinhardt, S. 361–367.

Narayan, Uma (1995): Colonialism and its others: considerations on rights and care discourses. In: Hypatia 10 2, S. 133–140.

Narayan, Uma (1997): Dislocating Cultures. New York: Routledge.

Narayan, Uma (1988): Working together Across Difference: Some Considerations on Emotions and Political Practice. In: Hypathia Vol. 3 (Summer) No. 2, S. 34.

Rawls, John (1979): Eine Theorie der Gerechtigkeit. Frankfurt am Main: Suhrkamp.

Richter, Dirk/ Sauter, Dorothea (1997): Patiententötungen und Gewaltakte durch Pflegekräfte. Beweggründe, Hintergründe, Auswege, Eschborn.

Rieger, Günter (2007): Politisierung als professionelle Herausforderung, in: Lallinger, M./ Rieger, Günter (Hrsg): Politisierung Sozialer Arbeit. Engagiert und professionell, Stuttgart, S. 85–108.

Rieger, Günter (2008): Politikberatung, in: Maelicke, Bernd (Hg.): Lexikon der Sozialwirtschaft, Baden-Baden: Nomos, S. 785–788.

Rieger, Günter (2009): Sozialarbeitspolitik, aktive Bürgerschaft und Gerechtigkeit, in: Mühlum, Albert/Rieger, Günter (Hrsg.): Soziale Arbeit in Wissenschaft und Praxis. Festschrift für Wolf Rainer Wendt, Lage, S. 228–241.

Robinson, Fiona (2006): Ethical Globalization? States, Corporations and the Ethics of Care. In: Hamington, Maurice; Miller, Dorothy (eds.): Socializing Care: Feminist Ethics and Public Issues. Rowman & Littlefield. Chapter 9:163–182.

Ross, Dorothy (1998): Gendered Social Knowledge: Domestic Discourse, Jane Addams, and the Possibilities of Social Science. In: Helene Silverberg (Hg.): Gender and American Social Science: The Formative Years. Princeton Univ. Press. S. 235–264.

Ruddick, Sara (1995): Injustice in Families. In: Held, Virginia (Hg.): Justice and Care. Essential Readings in Feminist Ethics. San Francisco, Oxford: Westview Press, Boulder 1995. S. 203–233.

Ruddick, Sara (1993): Mütterliches Denken. Für eine Politik der Gewaltlosigkeit. (Boston 1989) Frankfurt a.M., New York: Campus 1993.

Ruddick, Sara (1989): Mütterliches Denken. In: Schön, Bärbel: Emanzipation und Mutterschaft. Erfahrungen und Untersuchungen über Lebensentwürfe und mütterliche Praxis. Weinheim, München: Juventa. S. 33–53.

Sachße, Christoph (2005): Geschichte der Sozialarbeit. In: Handbuch Sozialarbeit, Sozialpädagogik. Hg. v. Hans-Uwe Otto und Hans Thiersch, 3. Auflage München, Basel: Ernst Reinhardt, S. 670–681, S. 671–673.

Schües, Christina (2008): Eine Philosophie des Geborenseins, Freiburg: Alber.

Schüler, Anja (2004): Frauenbewegung und soziale Reform. *Jane Addams* und *Alice Salomon* im transatlantischen Dialog, 1889–1933.

Sevenhuijsen, Selma (1998): Citizenship and the Ethics of Care: Feminist Considerations on Justice, Morality and Politics. London, New York: Routledge.

Tronto, Joan (2005): Care as the Work of Citizens: A Modest Proposal. In: Friedman, Marilyn (ed.): Women and Citizenship. Oxford University Press, S. 130–145.

Tronto, Joan C. (1993): Moral Boundaries: A Political Argument for an Ethic of Care. New York, London: Routledge.

Tronto, Joan C. (1996): Politics of Care. Fürsorge und Wohlfahrt. In: Transit 12 (Winter) S. 142–153.

Volz, Fritz Rüdiger (2008): Die Gestaltung wechselseitiger Angewiesenheit im »Geben – Nehmen – Erwidern« in: Udo Hahn/Thomas Kreuzer/Gury Schneider-Ludorff (Hg.): Stiften und Spenden. Brauchen wir eine neue Kultur der Gabe? Münster: LIT Verlag, S. 13–19.

Walker, Margaret Urban (2006): The Curious Case of Care and Restorative Justice in the

U.S. Context. In: Hamington, Maurice; Miller, Dorothy (eds.): Socializing Care: Feminist Ethics and Public Issues. Rowman & Littlefield, S. 145 – 162.

Weber, Max (1982 [1919]): Politik als Beruf. 7. Aufl. Berlin: Duncker & Humblot

Young, Iris Marion (2005): Anerkennung von Liebesmühe, in: Deutsche Zeitschrift für Philosophie (3), S. 415 – 433.

Young, Iris Marion (1994): Punishment, Treatment, Empowerment: Three Approaches to Policy for Pregnant Addicts. In: Feminist Studies 20 (Spring) No. 1, S. 33 – 57.

Young, Iris Marion (2007): Responsibility, Social Connection, and Global Labor Justice. In: Iris Marion Young: Global challenges. War, self-determination and responsibility for justice. Cambridge: Polity Press.

Helen Kohlen

Care-Arrangements und Gender in der häuslichen Pflege

Einleitung

Umfragen seit den 1980er Jahren zeigen, dass Menschen auch in einer Situation der Abhängigkeit von der Pflege und Betreuung anderer, zu Hause verweilen möchten. Die Pflegebereitschaft von pflegenden Angehörigen ist beeindruckend hoch. Zwei von drei Hilfe- und Pflegebedürftigen aller Schwergrade werden auch heute in Privathaushalten betreut und gepflegt, und mehr als die Hälfte aller Pflegefamilien verzichtet auf professionelle Hilfe und wählt ausschließlich Geldleistungen. Dies ist aufgrund der hohen Belastungen überraschend. Sozialpolitisch ist zukünftig bedeutsam, wer pflegt?

Im Folgenden geht es um die Frage nach der geschlechtlichen Ungleichheit in der häuslichen Pflege. Hierzu werden die aktuellen Rahmenbedingungen zur pflegerischer Versorgung älterer Menschen aufgezeigt und die Pflegeversicherung aus der Gender-Perspektive betrachtet. Zudem wird der Versuch unternommen, die Problemlagen zu differenzieren.

Perspektiven der Pflegebedürftigkeit

Die Anzahl der älteren Menschen wächst in Deutschland und Europa proportional zur Gesamtbevölkerung. Betrug die Anzahl der über 60-jährigen im Jahre 2005 noch ca. 20,5 Millionen Menschen, so wird sie bis zum Jahr 2030 auf ca. 28,5 Millionen Menschen ansteigen, bei einer gleichzeitigen Abnahme der jüngeren Bevölkerungsgruppen. Da diese Entwicklung von einer höheren Lebenserwartung begleitet wird und das Risiko der Pflegebedürftigkeit mit zunehmendem Alter tendenziell ansteigt, erwarten die Statistischen Ämter des Bundes und der Länder (2008) eine Zunahme von derzeit ca. 2,2 Millionen auf ca. 3 bis 3.4 Millionen im Jahr 2030. Es ist davon auszugehen, dass sich die Anzahl der Pflegebedürftigen bis zum Jahr 2050 verdoppelt bei gleichzeitiger Abnahme des häuslichen Pflegepotentials (Blinkert, Klie, 2005: 294).

Aktuell sind gut zwei Drittel aller Pflegebedürftigen weiblich (Statistisches Bundesamt, Pflegestatistik 2008). Zwar steigt das Risiko der Pflegebedürftigkeit jenseits der achtzig für beide Geschlechter stark an, aber für Frauen liegt ab diesem Alter die Pflegequote über derjenigen der Männer und erhöht sich noch für die über 90-jährigen. Für dieses gesteigerte Pflegerisiko werden einerseits geschlechtspezifische Krankheitsbilder und Gesundheitsbedingungen verantwortlich gemacht, andererseits auch ein eher weibliches Verhalten bezüglich der Inanspruchnahme gesundheitlicher und pflegerischer Versorgungsleistungen. Noch deutlicher zeigt sich diese Entwicklung bei dem überdurchschnittlichen Frauenanteil in stationären Pflegeeinrichtungen. Dies erklärt sich dadurch, dass Männer vielfach von ihren meist jüngeren Ehefrauen zu Hause gepflegt werden, wohingegen Frauen, die im hohen Lebensalter zumeist verwitwet sind, häufiger auf professionelle Pflegedienste angewiesen sind (Backes et al. 2008).

Wer pflegt wen?

Nicht nur die Gepflegten sind mehrheitlich Frauen, sondern auch diejenigen, die sie versorgen. In der häuslichen Pflege, wie auch in den Pflegeheimen, sind zu mehr als zwei Drittel weiblich. Deutlich wird eine starke geschlechtsbedingte Dichotomie. Von den 1,54 Millionen Pflegebedürftigen, die zu Hause versorgt werden, geschieht dies bei 67 % allein durch Angehörige, ohne Einbeziehung professioneller Pflegedienste (Statistisches Bundesamt 2008).

Wie die Tabelle zeigt (S. 119), beträgt das Verhältnis von pflegebedürftigen Frauen (68 %) und Männern (32 %) ungefähr zwei Drittel zu einem Drittel. In den häuslichen Pflegearrangements ist die Relation zwischen Frauen und Männern ähnlich, wohingegen in den Pflegeheimen drei Viertel der Pflegebedürftigen Frauen sind (76 %) und lediglich ein Viertel Männer (24 %). Der Geschlechterunterschied zeigt sich noch deutlicher bei den beruflich Pflegenden. In den ambulanten Pflegediensten pflegen zu 88 % Frauen (12 % Männer). In den Pflegeheimen sieht dies mit einem Anteil von 85 % Frauen (15 % Männer) sehr ähnlich aus.

Von den Personen, die informell – ohne Unterstützung durch Pflegedienste – in der häuslichen Pflege tätig sind, handelt es sich um 73 % Frauen und 27 % Männer. Von diesen Frauen leisten den größten Beitrag pflegende Töchter und Schwiegertöchter gefolgt von pflegenden Ehefrauen. Dass diese stärker als Männer in der Partnerpflege verantwortlich tätig sind, ergibt sich aus ihrem meist geringeren Lebensalter in Paarbeziehungen. Männliche Hauptpflegepersonen sind am stärksten in der Partnerpflege vertreten (Schneekloth 2006: 77 ff.).

Zeitlich gesehen werden von den informell Pflegenden durchschnittlich 36,7

Grunddaten zur Pflegestatistik 2007*
differenziert nach Frauen und Männern

2.250.000 Millionen Pflegebedürftige insgesamt		
	Frauen: 1.519.000 (68%)	
	Männer: 728.000 (32%)	

Zu Hause versorgt werden	Seniorenheime versorgen
1.540.000 Mill. (68%)	709.000 (32%)
Frauen: 983.000 (64%)	Frauen: 537.600 (76%)
Männer: 557.000 (36%)	Männer: 171.700 (24%)

Angehörige ausschließlich**	Pflegedienste	Heimpflegekräfte
	236.000 Beschäftigte	574.000 Beschäftigte
Frauen: (73%)	Frauen: 206.900 (88%)	Frauen: 486.000 (85%)
Männer: (27%)	Männer: 29.100 (12%)	Männer: 87.900 (15%)
1.03 Mill. Pflegebedürftige	504.000 Pflegebedürftige	709.000 Pflegebedürftige
Frauen: 633.400 (61%)	Frauen: 346.900 (69%)	Frauen: 537.600 (76%)
Männer: 399.900 (39%)	Männer: 157.300 (31%)	Männer: 171.700 (24%)

* Alle Zahlen aus Pflegestatistik 2007, Statistisches Bundesamt, Wiesbaden 2008 sowie eigene Berechnungen zur Differenzierung nach Frauen und Männern.
** Siehe Schneekloth et al. 2006: 409.

Stunden pro Woche für die Versorgung von Pflegebedürftigen aufgewandt, wobei dies neben der direkten Pflege auch hauswirtschaftliche Verrichtungen und allgemeine Betreuungsaufgaben beinhaltet. Im privaten Rahmen erweist sich eine Trennung dieser Aufgaben als schwierig und zudem steht die Verfügbarkeit rund um die Uhr, insbesondere bei kognitiv beeinträchtigten Personen, im Vordergrund. Der tatsächlich geleistete Zeitumfang ist real deutlich höher als in der Pflegeversicherung für die jeweiligen Pflegestufen veranschlagt (Rumpf 2008).

Die Nähe der pflegerischen Versorgung zu hauswirtschaftlichen Tätigkeiten, die im traditionellen Rollenverständnis dem weiblichen Geschlecht zugeschrieben werden, ist sicher eine Ursache für die geschlechtsspezifische Verteilung von Pflegeverantwortung. Ebenso führt aktuell die traditionelle Familienstruktur der älteren Pflegepersonen zu einer besseren zeitlichen Verfügbarkeit, da diese Altersgruppe in geringerem Maße am Erwerbsleben partizipiert. Die veränderte Lebensgestaltung, insbesondere von Frauen, macht es schwieriger diese »rund um die Uhr« -Betreuung von Pflegebedürftigen im häuslichen Umfeld zu leisten. Ein leichter Rückgang der zu Hause Versorgten ist seit 1999 zu verzeichnen, bei einem gleichzeitigen Anstieg der stationär Betreuten. Dies bleibt bei einer Analyse der häuslichen Pflegesituationen unter geschlechtsspezifischen Aspekten zu berücksichtigen (Rumpf 2008).

Die Pflegeversicherung aus der Gender-Perspektive

Seit Einführung der Pflegeversicherung 1995 hat zwar der Anteil der pflegenden Söhne zugenommen, beträgt aber bezogen auf alle häuslichen Pflegenden nur 10 %. Deren vermehrte Beteiligung an Fürsorgeaufgaben bedingt den Anstieg der männlichen Pflegepersonen auf 27 % in 2002. Die Einführung der Pflegeversicherung hat ebenso zu einer Erhöhung der nichtfamiliären Hauptpflegepersonen geführt, wobei auch hier Frauen zahlenmäßig am stärksten vertreten sind (Backes et al. 2008, Rumpf 2008).

Mit der Einführung des Pflegeversicherungsgesetzes 1995 wurde erstmalig in Deutschland eine einkommensunabhängige, beitragsfinanzierte Grundversorgung im Falle der Pflegebedürftigkeit sichergestellt. Gleichzeitig wurde im SGB XI Pflegebedürftigkeit erstmals als rechtliche Grundlage definiert. Dieser Pflegebedürftigkeitsbegriff wurde jedoch wegen seiner einseitigen Ausrichtung auf körperliche Verrichtungen heftig kritisiert, fanden doch die umfangreichen Betreuungsleistungen für demenziell Erkrankte keine Berücksichtigung. Dies geschah erst 2008 durch das Pflege-Weiterentwicklungsgesetz, worin den besonderen Anforderungen der Betreuung von Personen mit eingeschränkter Alltagskompetenz durch finanzielle Unterstützung Rechnung getragen wird.

Die Leistungen der Pflegeversicherung sind im Sinne einer Teilkaskoversicherung begrenzt,d. h. es ist von den Betroffenen und deren Angehörigen ein Eigenanteil beizusteuern. Der Gesetzgeber übergibt die Verantwortung für die Versorgung pflegebedürftiger, alter Menschen nach dem Subsidaritätsprinzip den Familien, indem die ambulante Versorgung Vorrang vor der stationären Unterbringung haben soll. Mit dem Pflegeversicherungsgesetz wurde die privat geleistete Pflege- und Fürsorgearbeit für pflegebedürftige Angehörige anerkannt und finanziell unterstützt. Allerdings ist die Konzeption voraussetzungsvoll, denn sie setzt eine Pflegeperson voraus, die weitgehend zeitlich verfügbar und finanziell abgesichert ist. Das zugrunde liegende Bild bzw. wer konkret gemeint ist, ist eine Ehefrau, die in einer klassischen »Einernährermodellfamilie« über das Einkommen des Ehemanns versorgt wird. Allenfalls kann sie einer Teilzeitbeschäftigung nachgehen, soll sie ausrechend Zeit für eine pflegerische Tätigkeit haben (Rumpf 2008). Das Pflegegeld, das für private Betreuungsleistungen an den Pflegebedürftigen ausgezahlt wird, entspricht seiner Höhe nach keiner Entlohnung, sondern eher einem Taschengeld. Es kann damit kein Ersatz für eine volle Berufstätigkeit sein und fördert eher die Reduktion der Arbeitszeit, bzw. den Berufsausstieg. Zudem vermindern sich die Chancen zum Berufseinstieg bzw. Wiederaufnahme nach einer Familienphase. Seit 2008 gewährleistet das Pflege-Weiterentwicklungsgesetz eine sechsmonatige berufliche Freistellung zur Übernahme von Pflegetätigkeiten. Dies allerdings ohne Lohnfortzahlung; auch hier ist die Voraussetzung des klassischen Familienmodells impliziert. Ebenso ist die Einbeziehung professioneller Pflegedienste auf die traditionelle Ein-Hauptverdiener-Familie abgestimmt, denn durch finanzielle Sachleistungen der Pflegesätze können täglich nur 0,5–1,8 Stunden formelle Pflegeleistungen finanziert werden, so dass für die übrige Zeit eine Betreuung durch Angehörige gesichert werden muss. Das Pflegeversicherungsgesetz schreibt somit eine geschlechtshierarchische Familienstruktur fest, ohne moderne Lebensentwürfe jüngerer Frauen zu berücksichtigen und eine bessere Vereinbarkeit von Pflege, Beruf und Familie im Blick zu haben. Diese einseitige Perspektive auf häusliche Pflegearrangements trägt zu einer Blockierung bei, alternative Unterstützungsangebote überhaupt denken zu können.

Pflege und Care als geschlechtsgebundene Eigenschaft und Praxis

Pflege und Sorge / Fürsorge werden meist mit dem weiblichen Geschlecht in Verbindung gebracht, als »typisch weibliche« Tätigkeiten angesehen. Hier gilt es zwischen dem biologischen Geschlecht (engl. sex) und dem sozialen Geschlecht, Gender, zu unterscheiden. Gender meint zum einen die soziale Geschlechtsrolle (gender role), beziehungsweise die sozialen Geschlechtsmerkmale. Es bezeichnet also alles, was in einer Kultur als typisch für ein bestimmtes Geschlecht angesehen wird; es verweist nicht unmittelbar auf die körperlichen Geschlechtsmerkmale (sex).

Das soziale Geschlecht wird vielmehr als eine Konstruktion von Geschlecht (Doing Gender) verstanden. Hierbei geht es zwar vordergründig um die Geschlechterdichotomie, aber auch um den Wert der Geschlechtsrolle sowie die hierarchische Positionierung zueinander. Dadurch werden bestimmte Verhaltensweisen, Fähigkeiten und Kompetenzen, sowie Berufe, Tätigkeiten oder Verantwortung für soziale Räume als geschlechtstypisch begründet.

Sowohl Care, als auch Pflege sind weiblich konnotierte Tätigkeiten. Häufig wird der Begriff Care nicht als Praxis konzeptionalisiert, sondern vielmehr als Haltung und Emotion. Unterschiedliche Auffassungen kommen aus der anglo-amerikanischen Literatur. Carol Gilligan sieht Care beispielsweise als ein »Netzwerk von Beziehungen«, Nel Noddings als eine »fürsorgliche Haltung« und als eine »Ethik der Aufmerksamkeit«, die nicht auf Frauen beschränkt ist (Kohlen, Kumbruck 2008). Für Patricia Benner und Judith Wrubel ist Care ein ontologisches Konzept und als eine sorgende Haltung die Basis der Pflegepraxis. In der formellen und informellen Pflege werden mit dieser fürsorglichen Haltung Eigenschaften wie Empathie, Intuition und Einfühlungsvermögen verknüpft, die zur typisch weiblichen Natur gehörend, »keiner Kompetenzentwicklung und adäquaten Entlohnung bedürfen« (vgl. Backes et al. 2008: 26).

Der Pflegebegriff wird in der Literatur meist enger gefasst, und ähnlich wie im SGB XI als Hilfe und Unterstützung für Pflegebedürftige in den Bereichen Körperpflege, Ernährung, Mobilität und hauswirtschaftliche Versorgung beschrieben, was hier sowohl für die private, wie auch die berufliche Pflege gilt. Die Nähe zur Hausarbeit, traditionell »typisch weiblich«, lässt die Pflegetätigkeit als geschlechtsspezifischen Aufgabenbereich erscheinen. Die Unterscheidung in »direkte«, d. h. körpernahe Pflege, ein Aufgabenbereich, der mehrheitlich von Frauen wahrgenommen wird, und »indirekte«, körperferne Pflege, d. h. organisatorische Aufgaben, denen sich mehr männliche Hauptpflegepersonen widmen, weist auch in der häuslichen Pflege eine Geschlechterspezifik auf.

Sozialpolitische Machtstrukturen und tradierte, normative Zuweisungen haben die geschlechtshierarchischen Strukturen verfestigt, die die männlich dominierte Erwerbsarbeit stark hervorheben und die »weibliche« Sorgearbeit in den privaten, häuslichen Raum verweisen, und ihr geringe Anerkennung und Entlohnung erweisen.

Zur Differenzierung der Problemlagen

Die Pflege- und Sorgetätigkeiten im familiären Umfeld sind von geschlechtsbedingten Problemlagen durchdrungen. Die geringe Erwerbstätigkeitsquote von 23 % unter den Hauptpflegepersonen weist auf die Schwierigkeit einer Vereinbarkeit von Berufstätigkeit und Übernahme der Pflegeverantwortung hin. Zwar hat laut MuG-Studien (Schneekloth, Wahl 2005) sich der Anteil der berufstätigen, familiär Pflegenden seit Anfang der 90er Jahre leicht erhöht, aber immer noch ist die Hälfte der Hauptpflegepersonen zu Beginn der Pflegeübernahme nicht erwerbstätig, und 21 % schränken ihre Berufstätigkeit ein oder geben sie ganz auf. Dies betrifft überwiegend Frauen, die 73 % der Hauptpflegepersonen stellen. Insbesondere Ehefrauen, die über den »Haupternährer« finanziell abgesichert sind, neigen zur Berufsaufgabe. Dies führt nicht nur zu einer Aufgabe der eigenen Existenzsicherung und finanziellen Unabhängigkeit, sondern auch nachfolgend zu einer verminderten Alterssicherung. Dies ist kritisch zu sehen, da die Sozialpolitik andererseits eine zunehmende Verpflichtung aller Erwachsener zur Erwerbsarbeit fördert, um darüber eine eigene soziale Sicherung zu erwerben. Der abnehmende Anteil jüngerer Frauen als Hauptpflegepersonen zeigt diese Entwicklung an (Schneekloth, Wahl 2005). Frauen haben heute nicht nur eine höhere Bildung, sondern sind auch sehr viel häufiger erwerbstätig. Gleichzeitig sind sie weniger bereit ihre Berufstätigkeit zugunsten einer familiären Pflegeübernahme zu reduzieren oder aufzugeben. Blinkert und Klie (2005) zeigen, dass diese Bereitschaft vom sozialen Milieu und vom Lebensentwurf abhängt. Frauen mit hoher Bildung und hohem Berufsstatus sind bei einem gleichzeitig »modernen«, nicht der traditionellen Geschlechterhierarchie entsprechenden Lebensentwurf am wenigsten bereit Angehörige selbst zu pflegen. Wohingegen bei Frauen mit niedrigem Sozialstatus und eher traditionellem Lebensentwurf diese Bereitschaft deutlich höher ist. Erklärt wird dieses Verhalten in der Ökonomie durch Opportunitätskosten, d. h. Abwägung der entgangenen beruflichen Chancen, der Möglichkeiten zur Selbstverwirlichung und Karrierebestrebungen. Gleichzeitig haben Angehörige aus besser situierten Milieus die finanziellen Möglichkeiten, professionelle Betreuungs- und Versorgungsleistungen hinzuzukaufen. Ihnen gelingt es bei einer Übernahme der Angehörigenpflege eher ein »Autonomiearrangement« (Rumpf 2008: 106) geltend zu machen, das Entlastung und Unterstützung durch Einbezug von Ehemann, Freunden, Verwandten und formellen Pflegediensten gewährleistet. In Familien aus benachteiligten sozialen Lagen wird auf professionelle Hilfe meist verzichtet und teilweise aus finanziellen Erwägungen und zur Aufbesserung des Einkommens das Pflegegeld gewählt. Das bedeutet nicht, dass dies die Hauptmotivation zur Pflegebereitschaft ist. Aufgrund familiärer und emotionaler Bindungen übernimmt die Mehrheit der Angehörigen pflegerische Aufgaben. Angehörige aus materiell prekären Milieus sind allerdings dabei grundsätzlich auch auf Geldmittel angewiesen.

Informelle Pflege wird zu einem guten Drittel von den bereits beruflich und »familiär Entpflichteten«, d. h. konkret den über 65-jährigen getragen. In dieser Personengruppe stehen die gesundheitlichen Belastungen der Hauptpflegeperson im Vordergrund. Verschiedene Studien zeigen, dass die andauernde Belastung durch Pflegeaufgaben negative Auswirkungen auf das psychische Wohlbefinden und den körperlichen Gesundheitszustand hat, sowie zu einer verminderten Lebensqualität führt. Ein ebenso gutes Drittel gehört zur Altersgruppe der bis zu 54-jährigen (Sandwich-Generation), die sich häufig zugleich eigenen Kindern, dem Beruf und pflegebedürftigen Angehörigen widmet. Ein knappes Drittel Pflegender zählt zur Altersgruppe der 55 bis 65- jährigen – besonders hier treffen sich Frauen in der Gruppe pflegender Töchter und Schwiegertöchter.

In der Partnerpflege, die aufgrund der höheren Lebenserwartung zunehmen wird, sind die physischen und psychischen Belastungen der Hauptpflegeperson bedeutsam. Frauen pflegen häufiger und zeitlich intensiver. Darin zeigt sich eine größere Verantwortlichkeit, was aber auch zu einer Überfürsorglichkeit gegenüber dem Anderen bei gleichzeitiger mangelnder Sorge um sich selbst und insgesamt zu einer (gesundheitlichen) Selbstüberforderung führen kann. Zugleich delegieren Frauen seltener als Männer und beziehen weniger professionelle Unterstützung ein. Frauen sind vermehrt in der körpernahen Pflege vertreten, die verstärkt zu einer eigenen körperlichen Belastung führt (Rumpf 2008).

Bisher findet die größte Umverteilung von Hilfe- und Pflegetätigkeiten zwischen Frauen statt. Durch die vor allem steigende Erwerbstätigkeit von hochqualifizierten, akademisch ausgebildeten Frauen entsteht ein breites Spektrum an Entlastungsstrategien von unbezahlter und bezahlter Haus- und Sorgearbeit (BMFSFJ 2005: 93).

Durch eine Differenzierung der Problemlagen zeigt sich, dass in einem nach wie vor weiblich konnotierten Bereich zunehmend weitere Formen sozialer Ungleichheit entlang den Kategorien soziales Milieu und Ethnizität virulent werden.

Geschlechtsunterschiede in der professionellen Pflege

Mit 88 % im ambulanten Bereich und 85 % im stationären Bereich repräsentieren Frauen in der professionellen Pflege die überwiegende Mehrheit der Pflegenden. Gleichzeitig weist die hohe Teilzeitbeschäftigungsquote von etwa Zweidrittel die professionelle Pflege als typischen Frauenberuf aus. Je niedriger die Qualifikation des Pflegepersonals, desto höher ist der Frauenanteil, bei unterstützenden Hilfstätigkeiten (ca. 90 %). Unter den Beschäftigten mit pflegewissenschaftlichem Studienabschluss liegt der Männeranteil bei ca. 30 %, begleitet von einer höheren Vollzeitbeschäftigung. Ebenfalls sind Männer überproportional stark in Leitungs- und Führungspositionen vertreten. Männliche Altenpfleger erachten ihren Beruf selbst als Frauenarbeit, und verweilen oft nur kurzzeitig in der direkten Pflege, um sich dann durch Spezialisierung und Weiterbildung Tätigkeitsfelder mit einem höheren sozialen Ansehen und einer besseren Bezahlung zu erschließen. Dies unterstreicht die gleiche geschlechtshierarchische Aufteilung der »direkten«, körpernahen, »typisch weiblichen« Pflegetätigkeiten und der »indirekten«, »männlichen« Pflegeaufgaben im Managementbereich, parallel zur häuslichen Altenpflege (Backes et al. 2008).

Sozialpolitische Herausforderungen

Um auch in Zukunft eine Versorgung von pflegebedürftigen Menschen im häuslichen Milieu sicher zu stellen, gilt es nicht nur sich abzeichnende demographische und gesellschaftliche Entwicklungen zu berücksichtigen, sondern auch geschlechtsbedingte soziale Ungleichheiten im Pflegebereich zu erkennen und notwendige Veränderungen zu durchdenken und durchzusetzen.

Derzeit sind ca. 2,5 Millionen Menschen an der privaten, häuslichen Versorgung und Betreuung von älteren Pflegebedürftigen beteiligt, das sind dreimal soviel, wie in der beruflichen Pflege. Der volkswirtschaftliche Wert ihrer Leistung würde umgerechnet etwa 44 Milliarden Euro jährlich betragen (Backes et al. 2008: 55). Langfristig ist jedoch von einer Abnahme der familiären, pflegerischen Versorgung auszugehen. Zugleich ist mit einer kontinuierlichen Alterung der Bevölkerung zu rechnen.

Den unterschiedlichen Problemlagen kann nur mit differenzierten Lösungsansätzen begegnet werden. Es werden einerseits die älteren Alleinlebenden zunehmen, nicht durch eine höhere Verwitwungsrate, sondern durch den steigenden Anteil an geschiedenen und allein lebenden Personen. Dadurch wird die Möglichkeit der Partnerpflege reduziert, die noch etwa ein Viertel der häuslichen Pflegearrangements umfasst. Hoffnung wird in Projekte zu neuen Wohnformen gesetzt, die einen längeren Verbleib in der eigenen Häuslichkeit gewährleisten sollen, wie Senioren-WGs, betreutes Wohnen oder selbst organisierte Hausgemeinschaften, die durch private Eigeninitiative oder mit kommunaler Unterstützung entstehen, sowie Wohnviertel für eine gemeinsame und gegenseitig unterstützende Lebensweisen für Angehörige verschiedener Generationen.[1] Diese Lebensformen sollen auch für allein stehende, ältere Menschen möglichst lange eine pflegerische Versorgung in der eigenen häuslichen Umgebung sicherstellen. Mit Hilfe einer Umsetzung von stadtteilorientierten Gesundheitsförderungskonzepten und neuen, gut auf die jeweiligen örtlichen Bedarfe ausgebauten Strukturen, wie Pflegestützpunkten (Büscher, Schaeffer 2009, Höhmann 2009) können Gemeinden und Nachbarschaften soziale Netzwerke und Gemeinschaften fördern und ehrenamtliches Engagement anbahnen (Richter und Wächter 2009, Dörner 2007).

Die schwierige Vereinbarkeit von Berufstätigkeit, Familie und Pflege betrifft vor allem die jüngeren Pflegenden, und dabei hauptsächlich die Frauen. Der zahlenmäßige Rückgang der 30-60-Jährigen, bei gleichzeitiger Zunahme an erwerbstätigen Frauen in dieser Altersklasse, führt zukünftig zu einer starken Verringerung dieses Pflegepotentials. Jüngere Frauen orientieren sich seltener an dem traditionellen Familienbild und streben häufiger, auch durch eine hö-

---

1 Siehe hierzu http://www.altergerechte-lebenswelten.de/

here Bildung begründet, eine Vollerwerbstätigkeit und berufliche Karrieren an. Die nur sehr langsam zunehmenden Betreuungsmöglichkeiten für kleine Kinder führen zu geringeren beruflichen Unterbrechungen. Solche moderneren Lebensentwürfe werden auch von Seiten des Staats gefordert, wie z. B. das neue Unterhaltsrecht von 2008 zeigt, das eine eigene Erwerbstätigkeit von erziehenden Müttern ab dem 3. Lebensjahr des Kindes erwartet. In Diskrepanz dazu steht das Pflegeversicherungsgesetz, das mit seiner Forderung »ambulant vor stationär« eine häusliche Pflegeperson voraussetzt, die zeitlich wenig eingeschränkt ist, und sich damit an dem klassischen, geschlechtshierarchischen Ein-Haupternährer-Familienmodell orientiert. Um die Pflegebereitschaft dieser Altersgruppe, der pflegenden Söhne und Töchter, zu erhalten und häusliche Pflege zu ermöglichen, sind gesellschaftliche und sozialpolitische Veränderungen überfällig.

Care oder Fürsorge, die Erziehungsarbeit, Familiensorge, häusliche Kranken- und Altenpflege umfasst, müsste als allgemein menschliche Eigenschaft entwickelt und gefördert werden, und somit ihren geschlechtsgebundenen Charakter verlieren. Dies würde zu einer höheren Geschlechtergerechtigkeit innerhalb der Sorgearbeit führen. Im Bereich der Kindererziehung und –betreuung zeigen sich erste Ansätze zu einer gerechteren Arbeitsteilung, die von institutionellen Unterstützungsangeboten flankiert werden. Auch die private Sorgearbeit muss als volkswirtschaftlicher Faktor Beachtung finden und als gleichwertiger Arbeitsbereich neben der bislang dominierenden Erwerbsarbeit anerkannt werden. Zudem müssen strukturelle Rahmenbedingungen geschaffen werden, die eine häusliche Pflegetätigkeit bei gleichzeitiger Berufstätigkeit ermöglichen. Die Unternehmen sind gefordert flexiblere Arbeitszeiten und Teilzeitarbeitsmodelle für beide Geschlechter zu etablieren, die eine Einbettung fürsorglicher Aufgaben in jeden Lebenslauf gestatten. Die staatliche Unterstützung mit der Einführung der sechsmonatigen Pflegezeit ist ein Weg in diese Richtung, setzt aber ohne Lohnersatzleistungen eine finanziell abgesicherte Pflegeperson voraus. Zur Gewährleistung einer häuslichen Pflege trotz Berufstätigkeit der Pflegeperson sind zudem flexible Betreuungs- und Versorgungsmöglichkeiten für die Pflegebedürftigen unerlässlich. Teilstationäre oder häusliche Betreuungsangebote müssen sich an den Bedürfnissen der pflegenden Familien orientieren, die sich nach Wohnortlage, Lebenssituation oder sozialen Netzen unterscheiden.

Die Pflegewissenschaft kann dazu beitragen, Pflege und Fürsorge aus dem privaten, »weiblich« konnotierten Raum ins öffentliche Bewusstsein zu bringen, auch angesichts des sozialpolitischen Handlungsbedarfs aufgrund der demographischen Entwicklungen. Eine Aufdeckung von geschlechtshierarchischen Zuschreibungen und Ungerechtigkeiten kann dazu beitragen, neue Konzepte zu entwickeln, für eine gesamtgesellschaftlichen Bewältigung der anstehenden sozialen Probleme förderlich sein und Privilegien pflegerischer Unverantwortlichkeit entgegenwirken.

Literatur

Backes, Gertrud M., Amrhein, Ludwig & Wolfinger, Martina (2008): Gender in der Pflege. Herausforderungen für die Politik. Expertise im Auftrag der Friedrich-Ebert-Stiftung, Bonn.

Benner, Patricia; Wrubel, Judith (1989): The Primacy of Caring – Stress and Coping in Health and Illness. Menlo Park.

Blinkert, Baldo; Klie, Thomas (2005): Solidarität in Gefahr? Veränderungen der Pflegebereitschaft und Konsequenzen für die Altenhilfe und Pflege. In: Klie,T., Buhl, A., Entzian, H., Hedtke-Becker, A. & Wallrafen-Dreisow, H. (Hrsg.). Die Zukunft der gesundheitlichen, sozialen und pflegerischen Versorgung älterer Menschen (S. 293–315) Frankfurt a. M.

Bundesministerium für Familie, Senioren, Frauen und Jugend (Hrsg.) (2005): Fünfter Bericht zur Lage der älteren Generation in der Bundesrepublik Deutschland. Bericht der Sachverständigenkommission. Berlin.

Büscher, Andrea; Schaeffer, Doris (2009): Zugänglichkeit und Nachhaltigkeit – der Aufbau von Pflegestützpunkten vor dem Hintergrund internationaler Erfahrungen. Pflege und Gesellschaft, Weinheim: 197–215.

Dörner, Klaus (2007): Leben und sterben wo ich hingehöre – Dritter Sozialraum und neues Hilfesystem. Neumünster.

Höhmann, Ulrike (2009): Pflegestützpunkte als Brücken im System: Anmerkungen zu Vernetzungschance. Pflege und Gesellschaft, Weinheim: 215–236.

Kohlen, Helen; Kumbruck, Christel (2008): Care- (Ethik) und das Ethos fürsorglicher Praxis (Literaturstudie). Artec paper Nr. 151. Bremen.

Kohlen, Helen (2010): Bezahlt wird die Spritze, nicht die Zuwendung. Verband Katholischer Altenhilfe in Deutschland. Caritas Jahrbuch. Freiburg: 108–112.

Radtke-Röwenkamp, Bianca (2008): Frauen als pflegende Angehörige. Geschlechts-spezifische Dimensionen familialer Pflege. In: Bauer, A., Gröning, K. (Hrsg.): Gerechtigkeit, Geschlecht und demographischer Wandel. (S. 241–258) Frankfurt a. M.

Remmers, Hartmut (2009): Altersbilder in der Pflege. Expertise für den Sechsten Altenbericht der Bundesregierung. In: Deutsches Zentrum für Altersfragen (Hrsg.): Expertisen zum 6. Altenbericht der Bundesregierung, Berlin: Lit Verlag, 183 S. (im Druck).

Richter, Antje; Wächter, Marcus (2009): Zum Zusammenhalt von Nachbarschaft und Gesundheit. Bundeszentrale für gesundheitliche Aufklärung. Forschung und Praxis der Gesundheitsförderung. Band 36. Köln.

Rumpf, Mechthild (2008): Zeitliche Verfügbarkeit pflegender Angehöriger. In: Senghaas-Knobloch, Eva & Kumbruck, Christel (Hrsg.): Vom Liebesdienst zur liebevollen Pflege. Loccumer Tagungsprotokolle 80/07, Evangelische Akademie Loccum, Rehburg-Loccum 2008.

Schneekloth, Ulrich; Wahl, Hans Werner (Hrsg.) (2005) Möglichkeiten und Grenzen selbständiger Lebensführung in privaten Haushalten (MuG III). Integrierter Abschlussbericht. Berlin: BMFSFJ.

Schneekloth, Ulrich; Wahl, Hans Werner (2006): Schlussfolgerungen, sozialpolitische Implikationen und Ausblick. In: Schneekloth, Ulrich; Wahl, Hans Werner (Hrsg.): Selbständigkeit und Hilfebedarf bei älteren Menschen in Privathaushalten. Stuttgart: 243–248.

Statistisches Bundesamt (2008): Pflegestatistik 2007. Pflege im Rahmen der Pflegeversicherung. Deutschlandergebnisse. Wiesbaden.

Zank, Susanne; Schacke, Claudia (2005). Projekt Längsschnittstudie zur Belastung pflege der Angehöriger von demenziell Erkrankten (LEANDER). unter http://www.ewipsy. fuberlin.de/einrichtungen/arbeitsbereiche/ipg/media/projekte/leander_1/abschlussbe richt_leander_phase1.pdf (Stand: 19.02.2009)

3. Ethische Fragen am Lebensbeginn

Sigrid Graumann

Pränataldiagnostik und Fragen der Anerkennung

Entwicklung und Einführung der Pränataldiagnostik

Die Entwicklung der Pränataldiagnostik reicht in die 1960er Jahre zurück. Durch die Entwicklung von Färbetechniken für Chromosomen war es möglich geworden, Zahl und Grobstruktur von Chromosomen zu diagnostizieren. Damit konnte man Chromosomenstruktur- und zahlabweichungen, wie beispielsweise ein dreifach vorhandenes Chromosom 21 beim Down Syndrom, diagnostizieren. 1970 wurde dieses neue Verfahren in der Bundesrepublik erstmals zur Untersuchung von fetalen Zellen, die aus dem Fruchtwasser gewonnen worden waren, eingesetzt. 1972 startete dann das Schwerpunktprogramm der Deutschen Forschungsgemeinschaft »Pränatale Diagnostik genetischer Diagnostik«. In diesem Rahmen arbeiteten 90 humangenetische Institute und Kliniken zusammen, um eine Versorgungsstruktur mit humangenetischen Laboreinrichtungen und Beratungsstellen aufzubauen. 1976 wurde die Pränataldiagnostik in den Leistungskatalog der gesetzlichen Krankenkassen aufgenommen. Im selben Jahr wurde der Schwangerschaftsabbruch nach Pränataldiagnostik gesetzlich neu geregelt: Die Neuformulierung des § 218 erlaubte nun explizit den Schwangerschaftsabbruch bei »nichtbehebbarer Gesundheitsschädigung« des Kindes bis zur 22. Schwangerschaftswoche.[1]

Die Indikationen für eine Pränataldiagnostik waren in den Anfangsjahren ein erhöhtes familiäres Risiko für ein Kind mit einer erblichen Chromosomenveränderung, das erhöhte Risiko für ein Kind mit Down-Syndrom bei älteren

---

1 Diese sogenannte »embryopathische Indikation« wurde wegen ihres diskriminierenden Charakters bei der Reform des § 218 a 1995 aufgehoben. Seitdem fallen Schwangerschaftsabbrüche nach einer Pränataldiagnostik unter die medizinische Indikation: Ein Schwangerschaftsabbruch ist demnach ohne zeitliche Befristung zulässig, wenn die körperliche oder seelische Belastung einer Fortführung der Schwangerschaft für die Frau nicht zumutbar ist. Diese Lösung halten viele für unehrlich. Gunnar Duttge (2008) gibt einen kritischen Überblick über die Problematik der rechtlichen Regulierung von Schwangerschaftsabbrüchen nach Pränataldiagnostik.

Schwangeren (zunächst ab einem Alter von 38, dann von 35 Jahren der Frau) und ein erhöhtes familiäresRisiko für ein Kind mit einer x-chromosomal vererbten Krankheit. Dazu kamen bald ein erhöhtes Risiko für eine Neuralrohrverschlussstörung (Spina bifida) des Kindes und mit der Entwicklung der molekulargenetischen Diagnostik eine zunehmende Zahl von Krankheiten, die über einzelne Gene vererbt werden können.

Die Zielsetzung der Pränataldiagnostik bei ihrer Einführung war, Paaren, die ein erkennbar erhöhtes Risiko für ein Kind mit einer Behinderung haben, eine Hilfe anzubieten. Die Pränataldiagnostik sollte aber, so wurde gesagt, nicht zur Routine in der Schwangerschaftsvorsorge werden. Außerdem sollte die Freiwilligkeit der Inanspruchnahme der Pränataldiagnostik und gegebenenfalls des Abbruchs der Schwangerschaft durch die Einführung der Triade »Beratung – Pränataldiagnostik – Beratung« gewährleistet werden.

Einige Humangenetiker sagten auch, mit dem Angebot der Pränataldiagnostik für »Risikopaare« Schwangerschaftsabbrüche verhindern zu können. Ihre Erfahrung zeige, dass Eltern von einem Kind mit einer schweren Behinderung, für deren Auftreten auch bei weiteren Kindern ein erhöhtes Risiko bestehe, weitere Schwangerschaften aus Angst abbrechen würden. Wenn man diesen Paaren die Pränataldiagnostik anbieten würde, wären sie dazu bereit die Schwangerschaft mit einem gesunden Kind auszutragen.

Die heutige Praxis der Pränataldiagnostik

Heute ist die Pränataldiagnostik – auch wenn das möglicherweise nicht beabsichtigt war – zur Routine in der Schwangerschaftsvorsorge geworden. In der Schwangerschaftsvorsorge wird per Ultraschall regulär nach »Fehlbildungen« und anderen Hinweisen auf eine Behinderung des Kindes gesucht. Zusätzlich ist es seit einigen Jahren möglich, über einen Bluttest (Triple-Test) bei der Schwangeren, ein »erhöhtes Risiko« für ein Kind mit einer Chromosomenstörung zu bestimmen. Der Triple-Test steht allerdings wegen seiner unzuverlässigen Ergebnisse schon länger in der Kritik. Bei Auffälligkeiten im Ultraschall oder durch den Bluttest wird eine Fruchtwasseruntersuchung oder (seltener, weil mit einem höheren Fehlgeburtsrisiko verbunden) eine Chorionzottenbiopsie empfohlen. Nach den Richtlinien der Bundesärztekammer von 2003 ist »der Arzt verpflichtet, auf die Möglichkeiten hinzuweisen, Schäden der Leibesfrucht zu diagnostizieren.«

In den allerwenigsten Fällen eröffnet ein »auffälliger Befund« einer Pränataldiagnostik therapeutische Möglichkeiten.[2] Die einzige Entscheidungsalter-

---

2 Zu den pränatalen therapeutischen Möglichkeiten siehe Wüstemann 2008.

native, die den betroffenen werdenden Eltern in der Regel angeboten werden kann, ist die Schwangerschaft fortzusetzen oder abzubrechen. Die überwiegende Mehrheit der Frauen entscheidet sich in einer solchen Situation für den Abbruch. Der Schwangerschaftsabbruch nach Pränataldiagnostik ist heute ohne Frist möglich, wenn die Fortsetzung der Schwangerschaft der Schwangeren nicht zuzumuten ist.[3] Das wird in der Praxis, wenn die Frau ein behindertes Kind erwartet, in der Regel angenommen.

Mittlerweile wird schwangeren Frauen zunehmend das »Ersttrimester-Screening« als privat zu bezahlende Zusatzleistung in der Schwangerschaftsvorsorge angeboten und regelrecht beworben. Dabei wird mit einer Kombination von speziellen Ultraschall- und Blutuntersuchungen das individuelle Risiko für ein Kind mit einer Chromosomen- oder Neuralrohrverschlussstörung bestimmt. Laut den Anbietern sollen damit 85 % der Föten mit einer Behinderung auf Grund einer solchen »Abweichung« identifiziert werden. Derzeit wird diskutiert, ob das »Ersttrimester-Screening« in den Leistungskatalog der gesetzlichen Krankenkassen aufgenommen werden soll.

Es muss für die heutige Situation festgestellt werden, dass mittlerweile jede schwangere Frau mit den Angeboten der Pränataldiagnostik konfrontiert ist. Sie in Anspruch zu nehmen wird zunehmend als »normal« verstanden. Sie abzulehnen erfordert Standhaftigkeit. Diese Entwicklung hat bei der Einführung der Pränataldiagnostik in den 1970er und 1980er Jahren noch niemand erwartet.

Die ethische Diskussion der Pränataldiagnostik

Aus politischer und ethischer Sicht werden vor allem die relativ späten Schwangerschaftsabbrüche in Folge auffälliger Befunde der Pränataldiagnostik kontrovers diskutiert (vgl. Wewetzer 2008). Dabei wird auf das Recht der Frau auf Selbstbestimmung einerseits und auf das Lebensrecht des ungeborenen Kindes andererseits Bezug genommen. Das Recht der Frau auf Selbstbestimmung ist dabei unbestritten. Umstritten ist lediglich, ob das ungeborene Kind schon als gleichberechtigtes, unabhängiges, moralisches Subjekt gelten kann. Diejenigen, die ein eigenständiges Lebensrecht des ungeborenen Kindes verneinen, wie Norbert Hoerster (1996), sehen in einem Schwangerschaftsabbruch generell kein moralisches Problem. Diejenigen aber, die davon ausgehen, das das Kind ein Recht auf Leben hat, müssen von einem echten moralischen Dilemma ausgehen: Das heißt, das Lebensrecht des Ungeborenen steht unauflösbar im Konflikt mit dem Recht der Frau auf Selbstbestimmung. Auch manche Diskussionsteilnehmer, die ein solches Dilemma konstatieren, wie beispielsweise

---

3 Vgl. Fußnote 1.

Kathrin Braun (2003), verteidigen aber den Verzicht auf ein Verbot des Schwangerschaftsabbruchs. Sie argumentieren, dass das Leben des Kindes gegen den Willen der Frau nur geschützt werden könne, indem die Rechte der Frau verletzt werden. Das aber sei nicht akzeptabel. Auch diese Sichtweise wird meines Erachtens aber den Besonderheiten des Schwangerschaftskonflikts nach Pränataldiagnostik nicht gerecht. Die dahinter stehende Vorstellung ist nämlich die, dass sich zwei freie und gleiche Subjekte gegenüber stehen, die sich nicht gegenseitig schädigen dürfen. Das ist im Fall einer Schwangerschaft absurd.

Zum einen muss berücksichtigt werden, dass das Kind noch nicht selbstständig sondern nur durch die Frau lebensfähig ist. Das bedeutet, dass das Lebensrecht des Kindes weniger als negatives Recht oder Abwehrrecht sondern eher als Anspruchsrecht oder positives Recht gegenüber der werdenden Mutter verstanden werden muss. Mit dem Anspruchsrecht auf Leben des Kindes korrespondiert damit eine gewisse Fürsorgepflicht der Frau, die allerdings sehr viel von ihr verlangt. Das eigentümliche an solchen Fürsorgepflichten ist daher, dass sie nicht erzwungen werden dürfen. Wenn das nämlich getan wird, werden Rechte der gezwungenen Person – hier der schwangeren Frau – verletzt. Außerdem muss berücksichtigt werden, dass die Entscheidung für einen Schwangerschaftsabbruch nach Pränataldiagnostik, aber auch die gesellschaftliche Akzeptanz und rechtliche Zulässigkeit eines solchen Abbruchs, davon abhängt, ob das Kind behindert sein wird. Dabei ist entscheidend, dass diese »Selektionsentscheidung« erst durch das Angebot der Pränataldiagnostik möglich gemacht wird. Darin, so ist zu vermuten, spiegelt sich eine ganz bestimmte gesellschaftliche Haltung über den Lebenswert behinderter Kinder. Genau diese sozialethische und aus meiner Sicht zu wenig beachtete Ebene wird mit einer Reduktion des ethischen Problems auf die individualethische Dimension nicht erfasst. Deshalb möchte ich im Folgenden versuchen, die sozialethische Problemebene der Pränataldiagnostik unter dem Blickwinkel intersubjektiver Anerkennung zu beschreiben. Ich möchte zeigen, dass es nicht nur darum geht, welche Rechte die Frau und das Ungeborene haben, sondern auch um die Umstände der Anerkennung dieser Rechte.

Die drei Formen von Anerkennung in sozialen Beziehungen

Die Anerkennung in sozialen Beziehungen ist gesellschaftlich normiert über Gesetze, aber auch über Konventionen, Werte, Normen und Rollenerwartungen. In Anlehnung an Axel Honneth (1998) (der sich auf die Anerkennungstheorie des frühen Hegel beruft) möchte ich drei Formen von Anerkennung in zwischenmenschlichen Beziehungen unterscheiden: *Liebe*, *Recht* und *Wertschätzung*. Die Erfahrung von allen drei Formen von Anerkennung stellen, wie

Honneth zeigt, konstitutive Aspekte der personalen Identität dar. Die erste kommt durch »emotionale Zuwendung« in persönlichen Nahbeziehungen, die zweite durch die »Zuerkennung von Rechten« im gesellschaftlichen Leben und die dritte durch die »gemeinsame Orientierung an Werten« in der kulturellen Sphäre zu Stande.

In persönlichen Nahbeziehungen erwirbt der Mensch durch die Anerkennung seiner Bedürftigkeit Selbstvertrauen. Dafür steht paradigmatisch die Eltern-Kind-Beziehung, deren Gelingen für das Kind existentiell ist. Das Kind ist voll und ganz davon abhängig, dass seine Eltern dazu bereit sind, seine Bedürfnisse liebevoll und umfassend zu befriedigen. Wie wir aus der Entwicklungspsychologie wissen, können Störungen in der frühkindlichen Beziehung zu den primären Bezugspersonen zu schweren psychischen Störungen führen. Von daher leuchtet völlig ein, dass die »Anerkennung der Bedürftigkeit« des Kindes grundlegend für die Entwicklung personaler Identität eines Menschen ist. Außerdem kann das Selbstvertrauen eines Menschen auch später im Leben jederzeit durch physische und psychische Verletzungen bedroht sein. Die Anerkennung von Bedürftigkeit ist damit die grundlegendste Form von Anerkennung überhaupt. Sie ist keineswegs auf die Eltern-Kind-Beziehung und auch nicht auf andere familiäre und freundschaftliche Beziehungen beschränkt, sondern besitzt eine gesellschaftliche Dimension, weil die Hilfe, Unterstützung und Sorge für bedürftige Menschen institutionell gestützt, abgesichert und getragen werden muss. Wenn die Anerkennung von Bedürftigkeit in persönlichen Nahbeziehungen »privatisiert« wird, gerät diese gesellschaftliche Dimension aus dem Blick.

Im gesellschaftlichen Leben erwirbt der Mensch durch die gegenseitige Anerkennung von Rechten Selbstachtung. Das Kind erfährt, dass es als Subjekt von gleichen Rechten anerkannt wird und lernt außerdem, dass von ihm erwartet wird, die Rechte anderer zu respektieren und damit andere als Subjekte von gleichen Rechten anzuerkennen. Die Selbstachtung, die das heranwachsende Kind dadurch erwirbt, aber kann wiederum jederzeit durch die Erfahrung gesellschaftlicher Ausgrenzung und Entrechtung gefährdet sein. Auch die Anerkennung von Rechten besitzt eine gesellschaftliche Dimension, weil sie institutionell abgesichert und durch kulturelle Werte gestützt werden muss. Außerdem geht die Anerkennung von Rechten im öffentlichen Leben von freien und gleichen Moralsubjekten aus. Die Vorsetzung dafür, als freies und gleiches Moralsubjekt agieren zu können, ist aber, zuvor als Kind die unbedingte Anerkennung von Bedürftigkeit durch die Eltern oder andere erwachsene Personen, die deren Stelle eingenommen haben, erfahren zu haben.

Durch die Erfahrung sozialer Wertschätzung schließlich, durch die kulturelle Anerkennung als Mensch mit besonderen Eigenschaften und Fähigkeiten, die Anerkennung von Differenz, erwirbt das Kind Selbstwertgefühl. Auch das

Selbstwertgefühl eines Menschen kann aber im Laufe seines Lebens durch die Erfahrung von Entwürdigung und Beleidigung Schaden nehmen: »Nichtanerkennung oder Verkennung kann Leiden verursachen, kann eine Form von Unterdrückung sein, kann den anderen in ein falsches, deformiertes Dasein einschließen.« (Taylor 1997: 13) Die gesellschaftliche Dimension der Anerkennung von Differenz besteht darin, dass sie durch kulturelle Wertemuster und Rollenerwartungen vermittelt wird.

Alle drei Formen des Selbstbezugs – Selbstvertrauen, Selbstachtung und Selbstwertgefühl –, die Honneth beschreibt, stellen damit konstitutive Aspekte der personalen Identität von Menschen dar. Ihr Gelingen ist notwendig, damit ein Mensch eine unbeschädigte personale Identität entwickeln und bewahren kann. Störungen können in jeder der drei Formen von intersubjektiven Anerkennungsverhältnissen jederzeit zur Bedrohung der psychischen Integrität von Menschen führen. Das ist zumindest ein wichtiges Indiz dafür, dass es berechtigte Ansprüche auf Anerkennung in allen drei Formen von Anerkennungsverhältnissen gibt.

Und alle drei Formen von Anerkennungsverhältnissen spielen in der Problematik der Pränataldiagnostik eine Rolle.

Zur Relevanz der drei Formen von Anerkennung für die Diskussion der Pränataldiagnostik

Die Anerkennung von Bedürftigkeit ist primär in durch Emotionen vermittelten persönlichen Nahbeziehungen und hier zunächst in der Eltern-Kind-Beziehung besonders aber für die Situation einer Schwangerschaft relevant. Der Anspruch auf Anerkennung von Bedürftigkeit impliziert die Abhängigkeit des Kindes davon, angenommen zu werden, ohne dass hierfür Bedingungen gestellt werden. Das ist keineswegs eine rein individuelle Angelegenheit. Die unbedingte Annahme und damit Anerkennung des Kindes ohne Berücksichtigung seiner zu erwartenden Eigenschaften und Fähigkeiten war bislang die geltende gesellschaftliche Norm. Dabei ist wichtig, dass eine Schwangerschaft im Grunde die extremste Form einer existenziellen Abhängigkeit einer Person von einer anderen Person ist. Ohne die schwangere Frau kann das Kind nicht leben und vor der eigenständigen Lebensfähigkeit des Kindes ist diese auch nicht durch eine andere Person ersetzbar. Anders gesagt: jedes ungeborene Kind ist existenziell abhängig davon, von seiner Mutter bedingungslos angenommen zu werden.

Die vorgeburtliche Diagnostik eröffnet nun die Möglichkeit, die Annahme eines Kindes vorab von seiner genetischen Konstitution abhängig zu machen. Dadurch verändert sich die gesellschaftliche Norm. Es wird nun Frauen nicht nur zugestanden, sondern es wird erwartet, dass sie die Pränataldiagnostik in Anspruch nehmen und nur ein Kind anerkennen, welches voraussichtlich keine Behinderung haben wird. Diese Normenveränderung hat Elisabeth Beck-Gernsheim (1991) treffend als Veränderung im Verantwortungsprofil der Mutter- bzw. Elternschaft beschrieben. Dabei ist entscheidend, dass Frauen nicht zum Austragen einer Schwangerschaft gezwungen werden können, weil derart intensive und umfassende positive Pflichten nicht zu erzwingen sind.[4] Die persönliche Tragweite des Eingehens einer Beziehung zu einem Kind macht die Frauen aber auch besonders empfindlich für gesellschaftliche Einflüsse.

Die gesellschaftliche Bedeutung der Veränderung des Verantwortungsprofils von Elternschaft im Kontext der Pränataldiagnostik wird meines Erachtens im Allgemeinen unterschätzt. Daran schließt sich nämlich noch eine weitere Frage an, nämlich die, ob sich in der Folge der Pränataldiagnostik eine allgemeine soziale Norm durchsetzen kann, nach der an die Anerkennung der Bedürftigkeit von Menschen Bedingungen bezüglich ihrer Fähigkeiten und Eigenschaften gestellt werden. Würde sich dies bewahrheiten, wären nachhaltige Folgen für die Verlässlichkeit persönlicher Beziehungen überhaupt und damit für die Stellung von allen von Hilfe, Unterstützung und Sorge abhängigen Menschen zu befürchten.

Die *gesellschaftliche Anerkennung* von Rechten hängt eng damit zusammen. Dabei geht es weniger um die Frage, ob die Rechte des ungeborenen Kindes gegen die Rechte der Frau durchgesetzt werden dürfen oder ob das Recht der Frau, selbstbestimmt über Fortsetzung oder Abbruch einer Schwangerschaft zu entscheiden, dem entgegensteht. Wird die Frage nämlich so gestellt, wird fälschlicherweise davon ausgegangen, dass die schwangere Frau und ihr ungeborenes Kind zwei *faktisch* freie und gleiche Subjekte sind. Das Lebensrecht des Kindes gesellschaftlich anzuerkennen, sollte daher nicht bedeuten, die Frau zum Austragen der Schwangerschaft zu zwingen, sondern sie darin zu unterstützen, dies freiwillig zu tun. Die Tatsache aber, dass die Pränataldiagnostik in der Praxis allen schwangeren Frauen nicht nur angeboten sondern angedient wird, obwohl ein auffälliger Befund fast immer zu einem Schwangerschaftskonflikt führt, der meist auch erwartungsgemäß mit einem Abbruch beendet wird, zeugt davon, dass dies so nicht getan wird. Das Lebensrecht von ungeborenen Kindern wird gesellschaftlich nämlich offensichtlich dann nicht anerkannt, wenn eine Behinderung erwartet wird. Eine gesellschaftliche Anerkennung des Lebensrechts ungeborener behinderter Kinder würde keineswegs zwangsläufig bedeuten,

---

4 Aus der Erfahrung mit restriktiven Verboten des Schwangerschaftsabbruchs in anderen Ländern, aber auch in unserer eigenen Vergangenheit, wissen wir, dass Frauen, die eine Schwangerschaft abbrechen wollen, immer einen Weg finden, in dem sie in andere Länder mit weniger restriktiven Gesetzen ausweichen, unter Umständen aber auch, in dem sie auf unseriöse Hilfe zurückgreifen und dabei ihre Gesundheit und ihr Leben riskieren.

Frauen zum Austragen von Schwangerschaften zu zwingen, wohl aber, vorgeburtlichen Diagnoseverfahren, die zu Schwangerschaftskonflikten führen
müssen, nicht als Regelangebot in der Praxis der Schwangerschaftsvorsorge zu
etablieren.

Außerdem ist auf dieser Ebene die Frage zu stellen, ob durch die Pränataldiagnostik die Bereitschaft zur solidarischen Unterstützung von behinderten
Menschen und ihren Familien gefährdet ist. Die gesellschaftliche Anerkennung
von Rechten spiegelt sich in der politischen Gestaltung gesellschaftlicher
Strukturen und Institutionen. Diese spielen in Bezug auf die prekäre soziale
Situation von Frauen mit Kindern, besonders aber für Frauen mit Kindern, die
besondere Aufmerksamkeit erfordern, eine große Rolle. Sie bilden den gesellschaftlichen Kontext, in dem die Verfahren pränataler Diagnostik angeboten
und nachgefragt werden. Aber auch Fragen bezüglich der Gewährleistung des
Schutzes der körperlichen und psychischen Integrität von Frauen in der medizinischen Praxis sollten hier thematisiert werden. Dabei denke ich beispielsweise an die systematische Verletzung des Rechts von Frauen auf Selbstbestimmung durch die ungefragte »Rasterfandung« nach Föten mit Fehlbildungen
per Ultraschall in der ganz normalen Schwangerschaftsvorsorge.

Darüber hinaus muss gefragt werden, ob und wie gesellschaftliche Ausgrenzung und kulturelle Ausschließung von Menschen mit Behinderung im
Kontext einer auf »Perfektion« abzielenden Schwangerschaftsvorsorge zusam-
menhängen. Die *kulturelle Anerkennung von Differenz* betrifft soziale Werte,
Normen und Rollenerwartungen. In einer Gesellschaft, die Behinderung ab-
lehnt, ist es nicht verwunderlich, dass sich die Pränataldiagnostik so durchsetzen kann, wie wir es in den letzten Jahren beobachten konnten. Offensichtlich ist
der Anspruch auf kulturelle Anerkennung von Menschen mit Behinderung
dadurch, dass im Kontext der medizinischen Kontrolle von Zeugung und
Schwangerschaft das Leben von Menschen mit Behinderung primär mit Leid,
Belastung und Verhinderungswürdigkeit in Verbindung gebracht wird, besonders gravierend betroffen. Kulturelle Anerkennungsverhältnisse prägen aber
auch die Rollenerwartung an werdende Eltern und besonders an Frauen. Die
Beschwörung des Leidens von Frauen mit behinderten Kindern zur Legitimation
der vorgeburtlichen Untersuchungsverfahren, basieren auf sozialen Normen,
die letztlich von Frauen fordern, kein krankes oder behindertes Kind in die Welt
zu setzen. Mit der Lebensrealität von Frauen bzw. Eltern, die mit einem behinderten Kind leben, hat diese Sichtweise wenig gemein.

Schlussfolgerungen hinsichtlich politischer Initiativen zur Regulierung der Pränataldiagnostik

Derzeit werden zwei Ansätze zur Regulierung der Pränataldiagnostik diskutiert. Der eine Ansatz bezieht sich auf das Angebot der Diagnostik und sieht Regelungen in einem Gendiagnostikgesetz – vor allem eine Pflichtberatung vor der Diagnostik durch genetisch geschulte Ärzte – vor. Der andere Ansatz will späte Schwangerschaftsabbrüche durch eine dreitägige Wartezeit zwischen Befund und Abbruch und eine verpflichtende psychosoziale Beratung einschränken. Den ersten Ansatz halte ich für grundsätzlich zu begrüßen aber nicht ausreichend, den zweiten für nicht zielführend. Das möchte ich abschließend darlegen.

Vor dem Hintergrund der hier vorgestellten sozialethischen Überlegungen unter Bezug auf die drei Formen von Anerkennung in sozialen Beziehungen ergibt sich, wie ich meine, im Gegensatz zur rein individualethischen Thematisierung der Pränataldiagnostik ein wesentlich komplexeres Bild. Es zeigt sich, dass die persönliche, die gesellschaftliche und die kulturelle Dimension der Pränataldiagnostik mehrdimensional zusammenwirken. Politische Überlegungen zur Regulierung der Pränataldiagnostik sollten alle drei Ebenen berücksichtigen.

Die individuelle und persönliche Entscheidung, ein behindertes Kind nicht anzunehmen, trifft die einzelne Frau bzw. das einzelne Paar. Das ist die Ebene der Anerkennung von Bedürftigkeit in der persönlichen Nahbeziehung. Das Problem, das dabei entsteht, ist, dass die Anerkennung der Bedürftigkeit des Kindes von seinen zu erwartenden Eigenschaften und Fähigkeiten abhängig gemacht werden kann. Die praktischen Möglichkeiten diese Entscheidung zu treffen durch die Etablierung pränataldiagnostischer Verfahren in der Schwangerschaftsvorsorge stellen das Lebensrecht von behinderten Kindern in Frage. Das ist die Ebene der Anerkennung von Rechten im öffentlichen Leben. Es macht daher nicht viel Sinn, wie es im Rahmen der Spatabbruchdebatte derzeit in der politischen Debatte getan wird, die Frauen für die Schwangerschaftsabbrüche nach Pränataldiagnostik moralisch zu verurteilen (vgl. Charbonnier 2008). Politisch relevant sind nicht die individuellen persönlichen Entscheidungen der Frauen, sondern die Angebotsstruktur der Pränataldiagnostik. Das ganze System der Pränataldiagnostik, so wie wir es heute habe, kann nur so funktionieren, wie es funktioniert, weil ein Leben mit Behinderung und ein glückliches und gutes Leben als Widerspruch angesehen wird. Das betrifft die Anerkennung von Differenz in der kulturellen Sphäre. Die damit verbundene Rollenerwartung an werdende Mütter bzw. Eltern, kein behindertes Kind in die Welt zu setzen, legitimiert und stützt die Praxis der Pränataldiagnostik.

Die Unterscheidung der drei Formen von Anerkennung in sozialen Beziehungen kann dabei helfen, die Ebenen, auf denen jeweils argumentiert wird, auseinander zu halten. Vorhaben, die ethischen Probleme der Pränataldiagnostik auf gesetzlichem Wege zu regeln, sollten die folgenden drei Aspekte berücksichtigen:

1. Wenn über eine gesetzliche Regulierung von späten Schwangerschaftsabbrüchen (nach dem ersten Schwangerschaftsdrittel) diskutiert wird, sollte dies zumindest ehrlich geschehen: Die Tatsache, dass es mit der medizinischen Indikation explizit erlaubt ist, eine Schwangerschaft wegen der Behinderung eines Kindes ohne zeitliche Befristung abzubrechen, während nicht behinderte Kinder davor ab dem vierten Schwangerschaftsmonat streng geschützt sind, stellt in der Tat eine Diskriminierung der behinderten Kinder dar. Die Geburt eines behinderten Kindes ist primär eine soziale und keine medizinische Belastung für die Frau. Ob eine 17 jährige ledige, ungewollt schwangere Schülerin, sich überfordert fühlt, ein Kind zu bekommen und alleine großzuziehen, oder ob eine 35 jährige verheiratete, berufstätige, materiell abgesicherte Frau, sich nicht dazu in der Lage fühlt, ein Kind mit Down Syndrom zu erziehen, macht keinen relevanten Unterschied. In beiden Fällen handelt es sich um Lebenskrisen der schwangeren Frauen, deren seelische Folgen vergleichbar sind. Es gibt deshalb keinen überzeugenden Grund dafür, die seelische Belastung durch den Schwangerschaftskonflikt im einen Fall als sozialen, im anderen Fall aber als medizinischen Grund für einen Abbruch zu werten. Das Problem der Diskriminierung kann nur gelöst werden, wenn Schwangerschaftsabbrüche wegen der Behinderung eines Kindes gleich behandelt werden, wie Schwangerschaftsabbrüche aus anderen sozialen Gründen. Das heißt, entweder sollte die heutige Befristung der sozialen Indikation auch für Schwangerschaftskonflikte nach Pränataldiagnostik gelten. Dann wären viele Abbrüche nicht möglich, weil das Ergebnis der Pränataldiagnostik zu spät vorliegt. Die einzige vertretbare Alternative dazu, die ich persönlich für durchaus vertretbar halte, wäre die Befristung für die soziale Indikation zeitlich auf die 20. oder 22. Schwangerschaftswoche[5] zu verschieben. Damit würde auch der Tatsache Rechnung getragen, dass strafrechtliche Verbote generell keine gute Antwort auf die ethischen Probleme des Schwangerschaftsabbruchs sind.[6] Dass Frauen, wenn sie die Möglichkeit dazu haben, leichtfertig Schwangerschaften abbrechen, ist zwar

---

5 Heute sind zu frühe geborene Kinder ab der 22. Schwangerschaftswoche mit medizinischer Hilfe lebensfähig. Viele sehen es als einen moralischen Widerspruch an, einerseits Schwangerschaften wegen der drohenden Behinderung eines Kindes bis zur Geburt abzubrechen, andererseits aber Frühchen mit großem medizinischen Aufwand ins Leben zu helfen. Ohne hier näher auf dieses ethische Spannungsfeld einzugehen, wäre das eine mögliche Rechtfertigung für die vorgeschlagene Grenzziehung,

6 Vgl. Fußnote 4.

ein verbreitetes Gerücht, dass aber mit wenig Evidenz unterlegt ist. Der Grund für Schwangerschaftsabbrüche sind schwere Lebenskrisen und je fortgeschrittener die Schwangerschaft ist, desto belastender ist der Abbruch für die Frau. Deshalb ist sicher nicht mit einer Zunahme Schwangerschaftsabbrüchen im zweiten Schwangerschaftsdrittel durch eine solche Regelung zu rechnen. Ich würde längerfristig eher von einem Rückgang ausgehen, wenn uns eine solche Regelung gesellschaftlich dazu nötigen würde, Frauen in einem Schwangerschaftskonflikt, egal aus welchem Grund dieser vorliegt, auf geeignete Weise solidarisch zu unterstützen, damit sie sich aus freien Stücken für ihr Kind entscheiden.

2. Ungeachtet dieser Überlegungen, sollten gesetzliche Regelungen aus meiner Sicht aber besser beim Angebot der Pränataldiagnostik ansetzen als beim Schwangerschaftsabbruch. Erst durch das Angebot der Pränataldiagnostik entstehen die Schwangerschaftskonflikte, die dann gegebenenfalls zu späten Schwangerschaftsabbrüchen führen. Rechtspolitisch gesehen sollten dafür nicht die betroffenen Frauen in Verantwortung genommen werden, sondern diejenigen, die für die Angebotsstruktur verantwortlich sind. Pränataldiagnostik sollte deshalb als Regelangebot aus der Schwangerschaftsvorsorge herausgenommen und nur gezielt auf Nachfrage angeboten werden. Eine gesetzliche Regelung des Angebots der Pränataldiagnostik sollte außerdem zumindest Aufklärungsstandards umfassen einschließlich der Verpflichtung von Ärzten, die Frauen auf die möglichen seelischen Folgen eines positiven Befundes und auf den Rechtsanspruch auf eine unabhängige psychosoziale Beratung vor der Diagnostik hinzuweisen.

3. Die betroffenen Frauen brauchen professionelle Unterstützung in ihren persönlichen Entscheidungen vor und nach Pränataldiagnostik, zumal diese unter sozialen Zwängen stattfinden. Dafür ist es notwendig, dass die Frauen auf ihr Recht, psychosoziale Beratung in Anspruch zu nehmen, hingewiesen werden. Das gilt ganz besonders beim Vorliegen eines auffälligen Befundes nach einer Pränataldiagnostik (vgl. Weiss 2008). Moralischer Druck durch eine Pflichtberatung im Sinne des Lebensschutzes vor einem Abbruch, wie es für die soziale Indikation der heutigen Gesetzeslage entspricht und derzeit auch für die medizinische Indikation diskutiert wird, wird der Situation der betroffenen Frauen, die sich in einer existenziellen Krise durch einen positiven Befund einer Pränataldiagnostik befinden, nicht gerecht. Eine vorsichtige Unterstützung des Impulses der unbedingten Anerkennung der Bedürftigkeit des Kindes in der freiwilligen Beratung könnte aber gegebenenfalls möglich und sinnvoll sein. Gute psychosoziale Beratung wird Schwangerschaftsabbrüche nach Pränataldiagnostik aber vermutlich nur dann wirkungsvoll einschränken können, wenn sich Frauen, die mit einem

behinderten Kind schwanger sind, auf die gesellschaftliche Solidarität verlassen können.

Diese Vorschläge reichen sicher nicht für eine zufriedenstellende Lösung der Probleme der Pränataldiagnostik aus. Zumindest den betroffenen Frauen würden sie aber helfen. Eine gesetzliche Regelung des Angebots der Pränataldiagnostik erübrigt nicht die Notwendigkeit, die gesellschaftlichen Hintergründe und Folgen der Praxis der Pränataldiagnostik, wie sie sich heute darstellt, zu diskutieren. Dabei muss über den Zusammenhang zwischen der kulturellen Wertschätzung von Menschen mit Behinderung und der Praxis der Pränataldiagnostik offen und ehrlich diskutiert werden. Nur wenn sich die Sichtweise gesellschaftlich durchsetzen kann, dass ein Leben mit einem behinderten Kind keine Katastrophe ist, sondern im Gegenteil bereichernd und glücklich sein kann, werden die Probleme der Pränataldiagnostik wirklich gelöst werden können.

Literatur

Beck-Gernsheim, E. (1991): Technik, Markt und Moral. Über Reproduktionsmedizin und Gentechnologie. Fischer, Frankfurt/Main.

Birnbacher, D. (1999): Selektion am Lebensbeginn – ethische Aspekte. Vortrag auf dem Kongress für Philosophie, Konstanz

Braun, K. (2002): Eine feministische Verteidigung des Menschenwürdeschutzes für menschliche Embryonen. In: Graumann, Sigrid/Schneider, Ingrid (Hrsg.): Verkörperte Technik – entkörperte Frau. Biopolitik und Geschlecht. Campus, Frankfurt/Main, 152–164.

Charbonnier, R. (2008): Späte Schwangerschaftsabbrüche: Individual-, organisations- und sozialethische Überlegungen aus theologischer Perspektive. In: Wewetzer, Christa/Wernstedt, Thela (Hrsg.): Spätabbruch der Schwangerschaft. Praktische, ethische und rechtliche Aspekte eines moralischen Konflikts. Campus, Frankfurt Main, 66–85.

Disabled Peoples' International Europe (2000): The Right to Live and be Different. Deklaration vom 12./13. Februar 2000.

Duttge, G. (2008): Regelungskonzepte zur Spätabtreibung im europäischen Vergleich: Ansätze zur Lösung des Schwangerschaftskonflikts? In: Wewetzer, Christa/Wernstedt, Thela (Hg.): Spätabbruch der Schwangerschaft. Praktische, ethische und rechtliche Aspekte eines moralischen Konflikts. Campus, Frankfurt Main, 86–121.

Graumann, S. (2003): Sind »Biomedizin« und »Bioethik« behindertenfeindlich? Ein Versuch, die Anliegen der Behindertenbewegung für die ethische Diskussion fruchtbar zu machen: Ethik in der Medizin15, 3, 2003, 161–170.

Hoerster, N. (1995): Abtreibung im säkularen Staat. Argumente gegen den § 218. Suhrkamp, Frankfurt a. M.

Honneth, A. (1998): Kampf um Anerkennung. Zur Grammatik sozialer Konflikte. Suhrkamp, Frankfurt/Main.

Parens, E./ Ash, A. (2000): The disability rights critique of prenatal testing. In: dies. (Hrsg): Prenatal testing and disability rights. George Town University Press, Washington DC, 3–43.

Taylor, C. (1997): Die Politik der Anerkennung. In: ders. (Hrsg.): Multikulturalismus und die Politik der Anerkennung. Fischer, Frankfurt a.M., 13–78.

Van den Daele, W. (2002): Zeugung auf Probe. In: Die Zeit 41/2001.

Van den Daele, W. (2003): Empirische Befunde zu den gesellschaftlichen Folgen der Pränataldiagnostik: Vorgeburtliche Selektion und Auswirkungen auf die Lage behinderter Menschen. Wissenschaftszentrum Berlin.

Waldschmidt, A. (2002): Normierung und Normalisierung: Behinderte Frauen, der Wille zum »Normkind« und die Debatte um die Pränataldiagnostik. In: Graumann, Sigrid/ Schneider, Ingrid (Hrsg.): Verkörperte Technik – entkörperte Frau. Biopolitik und Geschlecht. Campus, Frankfurt/Main, 95–109.

Weiß, M. (2008): Implementierung von psychosozialer Beratung in Belastungs- und Krisensituationen – aber wie? In: Wewetzer, Christa/Wernstedt, Thela (Hrsg.): Spätabbruch der Schwangerschaft. Praktische, ethische und rechtliche Aspekte eines moralischen Konflikts. Campus, Frankfurt Main, 232–250.

Wewetzer, C. (2008): Spätabbrüche: Aktuelle Problemstellung und gesellschaftliche Debatte 1996–2007. In: Wewetzer, Christa/Wernstedt, Thela (Hrsg.): Spätabbruch der Schwangerschaft. Praktische, ethische und rechtliche Aspekte eines moralischen Konflikts. Campus, Frankfurt Main, 15–33.

Wüstemann, M. (2008): Neue Entwicklungen in der pränatalen Therapie. In: Wewetzer, Christa/Wernstedt, Thela (Hrsg.): Spätabbruch der Schwangerschaft. Praktische, ethische und rechtliche Aspekte eines moralischen Konflikts. Campus, Frankfurt Main, 45–53.

Yve Stöbel-Richter, Elmar Brähler und Kerstin Weidner

Chancen und Risiken moderner reproduktionsmedizinischer Verfahren

Zusammenfassung

Der Aufschub der ersten Geburt ins höhere Lebensalter führt auch immer wieder zu Diskussionen hinsichtlich der Inanspruchnahmeoptionen von Verfahren der assistierten Reproduktionsmedizin. Der folgende Beitrag setzt sich mit diesen Aspekten auseinander: Inwie weit wird impliziert, dass die Geburt eines Kindes nahezu beliebig aufgeschoben werden kann, da die medizinischen Möglichkeiten inzwischen fast grenzenlos sind? Was geschieht, wenn die gewollte Kinderlosigkeit des frühen Erwachsenenlebens im weiteren Lebensverlauf in eine ungewollte Kinderlosigkeit umschlägt, wie hoch sind die Erfolgsraten durch die assistierte Reproduktionsmedizin wirklich, welche Belastungen treten während und nach einer solchen Behandlung auf, mit welchen ethisch-moralischen Konsequenzen müssen wir uns auseinander setzen? Zur Bearbeitung dieser Aspekte werden Zusammenhänge zwischen demographischer und medizinischer Entwicklung sowie die sich daraus ergebenden spezifischen psychologischen und soziologischen Perspektiven aufgezeigt. Die bisherigen Forschungsergebnisse wecken oft übertrieben große, zum Teil unberechtigte, Hoffnungen hinsichtlich der Wirksamkeit der reproduktionsmedizinischen Verfahren. Oftmals werden hochaufwändige und kostenintensive Verfahren eingesetzt, um den (langen) Wunsch nach einem Kind zu erfüllen, allerdings ohne psychischen und sozialen Wirkfaktoren Rechnung zu tragen. Somit steht die Devise »ein Kind um jeden Preis« seitens vieler Paare und aber auch der Reproduktionsmediziner im krassen Gegensatz zur geringen Beratung vor, während und nach einer Behandlung.

Stichworte: Reproduktionsmedizin, ungewollte Kinderlosigkeit, Fertilitätsentwicklung, Kinderwunschberatung

Fertilitätsentwicklung im demographischen Kontext

Betrachtet man den gesellschaftlichen Wandel in den letzten Jahrzehnten, so kann dieser aus familiensoziologischer Perspektive auch als Spannungsfeld zwischen Freiheit und Risiko umschrieben werden. Familiengründung ist nur noch eine Wahloption unter vielen, was auch die Option offen lässt, gar keine Familie zu gründen. War Elternschaft früher selbstverständlich, so wird heute mehr und mehr ein Problem daraus. Dabei müssen Zögern, Abwägen und Aufschub nicht nur als private Konflikte interpretiert, sondern vielmehr als Ausdruck des derzeitigen epochalen gesellschaftlichen Wandels gesehen werden. Dieser Wandel hat dazu geführt, dass alte Bindungen aufgelöst wurden und neue Formen des Lebenslaufs und – damit einhergehend – neue Erwartungen und Anforderungen, neue Freiräume und aber auch Abhängigkeiten entstehen. Kultur und Strukturen einer Gesellschaft prägen somit die Eltern-Kind-Beziehungen und haben Einfluss auf die Entwicklung der Fertilität.

Neben den o. g. eher individuellen Aspekten können auch Zusammenhänge zwischen Pro-Kopf-Einkommen, Lebenserwartung und Schulbildung der Bevölkerung eines Landes und dessen Geburtenentwicklung hergestellt werden; je höher ein Land entwickelt und je modernisierter es ist, desto höher sind vielfach auch die Kosten, die durch ein Kind entstehen. Diese sog. Opportunitätskosten führen dazu, dass die Zahl der Kinder beschränkt wird auf eben jene, die mit den Kosten und den angestrebten (weiteren) Lebenszielen vereinbar sind. (Dickmann 2003; BMFSFJ 2005).

Eine Beschränkung der Kinderzahl resultiert auch aus der Entwicklung, dass die Entscheidung zur (ersten) Elternschaft immer häufiger nach hinten verschoben wird; das durchschnittliche Erstgraviditätsalter liegt inzwischen bei 28 Jahren. Der Anteil der sog. Spätgebärenden (Frauen über 34 Jahre) ist in den letzten zwei Jahrzehnten von 1,3 % auf 22 % erheblich gestiegen. Dies führt dazu, dass inzwischen 70 % aller Schwangerschaften von den Medizinern als Risikoschwangerschaften eingestuft werden, was wiederum enorme Mehrkosten und diagnostischen Aufwand nach sich zieht. (Cornelißen 2004; Saleth 2005; Wirth & Dümmler 2005).

Somit ist zwar die Entscheidung für ein erstes oder zweites Kind verschiebbar, es sinkt allerdings die Wahrscheinlichkeit, dass noch weitere Kinder gewünscht und »realisiert« werden (Sobotka 2005; Schmidt & Winkelmann 2005). In Deutschland ist die Zahl der gewünschten Kinder im Vergleich mit anderen ausgewählten europäischen Ländern sehr gering: Frauen geben eine durchschnittliche ideale Kinderzahl von 1,75, Männer von 1,59 an. In den anderen Ländern geben die Frauen Werte zwischen 1,84 (Österreich) und 2,33 (Polen), die Männer Werte zwischen 1,78 (Österreich) und 2,29 (Polen) an. (Höhn, Ette & Ruckdeschel 2006).

Charakteristisch für Deutschland ist eine zunehmende Polarisierung der Familienstrukturen in Form einer bimodalen Verteilung der Kinderzahlen: Einerseits nimmt die Zahl der Ein-Kind-Familien kontinuierlich ab und die Zahl derer, die kinderlos bleiben, zu, andererseits entscheiden sich nach wie vor 8 % für vier und mehr Kinder. (Dickmann 2003). Somit erfolgt oftmals entweder kein Übergang zur Elternschaft (keine Kinder) oder aber, wenn denn einmal die Entscheidung zur Elternschaft getroffen wurde, am häufigsten in die zwei-Kind-Familie. Die Elternschaft mit nur einem Kind ist hingegen seltener. Hierbei muss allerdings nach Bildungsgrad und Geburtsjahrgang sowie nach Region (Ost/West) unterschieden werden. (Grünheid 2004; Huinink 2002).

Gewollte und ungewollte Kinderlosigkeit

Grundsätzlich kann in den letzten Jahren ein Anstieg der Zahl der Kinderlosen registriert werden. Schätzungen gehen davon aus, dass 30 % der Frauen des Geburtsjahrgangs 1970 kinderlos bleiben werden. (Dickmann 2003). Allerdings können genaue Zahlen zur Kinderlosigkeit erst nach Abschluss der fertilen Phase, also für Frauen, die 45 Jahre und älter sind, ermittelt werden. In der jüngsten Veröffentlichung des Bundesinstitutes für Bevölkerungsforschung werden für den Jahrgang 1955, also für jene Frauen, die ihre fertile Phase definitiv abgeschlossen haben, 22 % als kinderlos angegeben, in anderen ausgewählten europäischen Ländern liegt die Rate zwischen 8 % (Frankreich) und 17 % (Niederlande und Großbritannien). (Höhn, Ette, & Ruckdeschel 2006).

Bei der Angabe dieser Zahlen erfolgt jedoch in der Regel keine Unterscheidung zwischen gewollter und ungewollter Kinderlosigkeit. Vor allem die für den Anteil der ungewollt Kinderlosen angegebenen Zahlen sind mit Raten von 10–15 % oftmals zu hoch. (Crosignani & Rubin 1996; Brähler & Stöbel-Richter 2002). Genauere Schätzungen gehen davon aus, dass:

- 20–30 % aller Paare einmal in ihrem Leben unter verminderter Fruchtbarkeit leiden, d.h. innerhalb eines Jahres bei ungeschütztem Koitus nicht schwanger werden. (Küppers-Chinnow & Karmaus 1997; Ittner, Himmel & Kochen 2000; ESHRE Capri Workshop 2001),
- 6–9% aller Paare in Mitteleuropa ungewollt kinderlos sind und eine Behandlung wünschen, sowie
- ca. 3 % dauerhaft ungewollt kinderlos bleiben. (Wischmann et al. 2004, Stöbel-Richter & Brähler 2005).

Die Entscheidung für oder gegen Kinder ist ein Prozess, der verschiedene Stadien durchlaufen kann; dabei liegt häufig zunächst eine gewollte Kinderlosigkeit vor, die später in eine ungewollte übergehen kann. (vgl. Dorbritz 2005; Kemkes-

Grottenthaler 2003). Nach dem aktuellen Kinderwunsch befragt, gaben in einer Repräsentativbefragung aus dem Jahr 2003 von 2110 Männern und Frauen zwischen 18 und 50 Jahren lediglich 3,2 % aller Probanden und Probandinnen einen starken bzw. sehr starken aktuellen Kinderwunsch an. 33 % derjenigen, die generell ein (weiteres) Kind wollten bzw. noch ambivalent waren, gaben an, sich derzeit kein Kind zu wünschen. (Stöbel-Richter & Brähler 2006).

Grundsätzlich sollte bei der Frage nach dem aktuellen Kinderwunsch zwischen primärem und weiterem Kinderwunsch unterschieden werden, da es sich bei kinderlosen Personen immer um einen antizipierten Kinderwunsch handelt, während der Wunsch nach einem weiteren Kind auf eigenen Erfahrungen gründet. So ist der Kinderwunsch als solcher, vor allem vor der Erstelternschaft, häufig sehr ambivalent besetzt – vieles spricht dafür, sich ein Kind zu wünschen, gleichzeitig existieren Ängste und Befürchtungen. (vgl. Gloger-Tippelt, Gomille & Grimmig 1993; 1994; Stöbel-Richter 2000).

Viele Untersuchungen zeigen, dass die intendierte Kinderzahl im Lebenslauf nicht konstant ist. So zeigten die Ergebnisse der Bamberger Panel-Studie (Schneewind et al. 1992; vgl. auch Schneewind et al. 1997), dass auffällig viele Ehepaare innerhalb einer relativ kurzen Phase der Ehe ihre Kinderwünsche verändert hatten – in Form von einem Aufschub, durch eine zeitliche Konkretisierung, die zeitliche Vorverlagerung der Realisierung der Elternschaft oder die Veränderung der gewünschten Kinderzahl. »Die Ausprägung des Kinderwunsches ist in den meisten Fällen kein Ergebnis einer endgültig feststehenden und punktuellen Entscheidung, sondern eine veränderliche Option.« (Schneewind et al. 1992, 346). Turchi (1991) beschreibt, dass Änderungen der persönlichen Lebensumstände auch zu einer Veränderung der Familienplanung führen können und dass sich auch die Geburt des ersten Kindes auf den Wunsch nach weiteren Kindern auswirken kann.

Die Realisierung des Kinderwunsches hängt aber auch mit der vermeindlichen Planbarkeit von Schwangerschaften zusammen, von welcher, vor allem beim ersten Kind à priori ausgegangen wird. In all unseren Untersuchungen zeigte sich jedoch immer wieder, dass ein großer Anteil an Schwangerschaften ungeplant zustande kommt. (Brähler & Stöbel-Richter 2003; Stöbel-Richter et al. 2007).

So gaben 1999 in einer repräsentativen Erhebung zu Elternschaft und Kinderwunsch von denjenigen Probanden, welche in den letzten zwei Jahren ein Kind bekommen hatten, rund ein Drittel in den alten und knapp die Hälfte der Probanden in den neuen Bundesländern an, dass die Schwangerschaft ungeplant zustande gekommen sei.

Von 518 Frauen zwischen 18 und 45 Jahren, die in einer Paarbefragung mit ihren Partnern im Jahr 2003 befragt wurden, gaben 24 % an, in den letzten zwei

Jahren schwanger gewesen zu sein. Davon war bei 72 % die Schwangerschaft geplant, bei 28 % ungeplant zustande gekommen. (Stöbel-Richter 2006a).

In der Sächsischen Längsschnittstudie, in welcher ca. 400 Personen seit 20 Jahren jährlich befragt werden, sind die Probanden inzwischen (2008) 35 Jahre alt und haben dementsprechend den Prozess der Familiengründung noch nicht abgeschlossen. Betrachtet man hier die Planung von Schwangerschaften in den letzten zwei Jahren, so zeigen die Ergebnisse einerseits, dass Schwangerschaften geplant wurden, aber nicht zustande kamen (bei der Hälfte derjenigen Teilnehmer und Teilnehmerinnen, die im Jahr 2004 eine Schwangerschaft geplant hatten) und dass andererseits bei einem Drittel (im Jahr 2006) die Schwangerschaft ungeplant zustande kam. Beide Ergebnisse sprechen dafür, dass der Übergang zur Elternschaft nicht einer vollständig intendierten Planung unterliegt, sondern eher ein Prozess des Abwägens stattfindet, dem einerseits Unsicherheiten, Ambivalenzen und Ängste und andererseits emotionale Wünsche zugrunde liegen. (Stöbel-Richter et al. 2006a; Stöbel-Richter 2007).

Entwicklung der medizinischen Optionen

Durch die schrittweise Entkopplung von Sexualität, Befruchtung und Fortpflanzung kommt es zu nachhaltigen Veränderungen, welche das Leben zukünftiger Generationen entscheidend bestimmen werden.

Bereits im Jahr 1878 (!) wurden erste Experimente durchgeführt, die der späteren Entwicklung der In-vitro-Fertilisation (IVF) dienten. In den 1930er Jahren wurden IVF-Experimente durch Gregory Pincus (1903–1967) durchgeführt und das Editorial im New England Journal of Medicine empfahl bereits 1937 die IVF als Behandlungsmethode für infertile Frauen, obwohl das Wissen um die reproduktiven Prozesse und den weiblichen Zyklus damals eher gering waren. In den 50er und 60er konnten erstmalig Eizellen von verschiedenen Säugetieren außerhalb des Körpers, in vitro, befruchtet werden, entwickelten sich nach dem »Einpflanzen« normal und lebende Tiere wurden geboren. (Bavister 2002). Im Jahr 1967 wurde ungewollte Kinderlosigkeit als Krankheit durch die WHO anerkannt, die erste erfolgreiche Befruchtung menschlicher Eizellen erfolgte im Jahr 1969. (Edwards et al. 1969; Bavister 2002). Dennoch vergingen nochmals Jahre, bis das erste Retortenbaby – Luise Brown – von den Medizinern Patrick Steptoe and Robert Edwards gezeugt wurde. Aber selbst nach diesem Erfolg hatte das Verfahren seinen experimentellen Charakter noch nicht verloren. Inzwischen gibt es in Deutschland 122 Zentren, welche Verfahren der assistierten Reproduktionsmedizin anbieten.

Die Entwicklung der IVF ermöglichte eine Abkopplung der Fortpflanzung von der Sexualität, denn das (zukünftige) Kind wurde im Reagenzglas, durch

Dritte (Biologen, Fortpflanzungsmediziner) gezeugt. Mit der Entwicklung von ICSI (Intracytoplasmatische Spermieninjektion) 1991 wurde die Fortpflanzung auch ohne die Fruchtbarkeit des Mannes möglich, da bei diesem Verfahren Spermien des Mannes direkt aus dem Hodensack punktiert werden können (MESA/ TESE) und im Reagenzglas mit der Eizelle der Frau zusammen gebracht werden. Durch die neuesten Entwicklungen wie die Präimplantationsdiagnostik (PID) und die damit mögliche Rohstoffgewinnung aus embryonalen Stammzellen wird inzwischen die Befruchtung auch ohne Fortpflanzung angedacht. Welche Folgen sich aus therapeutischem Klonen oder Klonen zum Zwecke der Reduplikation von Personen ergeben, ist heute überhaupt noch nicht abschätzbar.

In Deutschland sind die Bestimmungen durch das Embryonenschutzgesetz streng geregelt. Aber mit seinen Verboten für z. B. Eizellspende, Leihmutterschaft, Stammzellforschung und Präimplantationsdiagnostik steht Deutschland vielfach allein. Vor allem in den USA ist die Anwendung der o. g. Verfahren erlaubt und somit möglich. Aber auch in Deutschland geraten Politiker zunehmend unter Druck, ob die strengen Auflagen des Embryonenschutzgesetzes gelockert werden sollen, nicht zuletzt, um im internationalen Wettbewerb mithalten zu können. Vor dem Hintergrund der nach wie vor aktuellen Debatte um die Genehmigung der Präimplantationsdiagnostik (PID) sei an dieser Stelle daran erinnert, dass bei der Einführung der IVF die Indikation für die Anwendung dieser Technik zunächst relativ eng gefasst war; angedacht war der Einsatz des Verfahrens vor allem bei Frauen mit verschlossenen Eileitern. Inzwischen wird in vielen Zentren jede Frau behandelt, wenn sie ihren Wunsch nur explizit zum Ausdruck bringt und es bezahlen kann. Vielerorts gelten reproduktionsmedizinische Verfahren wie IVF und ICSI, aber auch die Anwendung pränataldiagnostischer Verfahren als selbstverständliche Dienstleistung. (Sorg & Fränznick 2002).

Seitens vieler Ärzte wurde dabei lange Zeit lediglich die somatische Ebene beachtet. Inzwischen setzt sich dank psychosomatisch orientierter Gynäkologie mehr und mehr durch, auch psychische, berufliche, partnerschaftliche und andere soziale Aspekte im Kontext mit ungewollter Kinderlosigkeit zu berücksichtigen. (vgl. hierzu die Ausführungen von Strauß, Brähler & Kentenich 2004; Sakolos et al. 2004; Wischmann 2003; Malin et al. 2001; Felder et al. 2002; Siedentopf et al. 2001).

Vielfach gehen Paare davon aus, dass ihnen mit den Möglichkeiten der modernen Reproduktionsmedizin eine zuverlässige und zeitlich fast unbegrenzte Hilfe bei der Einlösung ihres unerfüllten Kinderwunsches zur Verfügung steht. (Onnen-Isemann 2000; Brähler & Stöbel-Richter 2002). Diese Annahme basiert allerdings häufig auf mangelhaftem Wissen über die Zusammenhänge zwischen Alter und Fruchtbarkeit sowie über die wirklichen Erfolgsraten nach der Anwendung reproduktionsmedizinischer Verfahren: In der o. g. repräsentativen Bevölkerungserhebung wurden im Jahr 2003 2110 Personen zwischen 18 und 50 Jahren zu verschiedenen Aspekten der Reproduktionsmedizin befragt. Die Ergebnisse zeigen, dass die Erfolgsraten der Verfahren von 67 % der Befragten deutlich überschätzt werden. So erscheint auch wenig verwunderlich, dass 35,9 % der Frauen und 26,1 % der Männer angaben, dass sie im Falle einer ungewollten Kinderlosigkeit alle medizinisch möglichen Verfahren nutzen würden, um ihren Kinderwunsch zu realisieren; 1,3 % der Befragten hatten bereits reproduktionsmedizinische Maßnahmen in Anspruch genommen. (Stöbel-Richter & Brähler 2005).

Gegenwärtig werden in Deutschland ca. 3 % aller Kinder mit Hilfe reproduktionsmedizinischer Maßnahmen gezeugt. (Strauß, Brähler & Kentenich 2004). Allerdings verlässt die Mehrzahl der Paare, die eine Kinderwunschbehandlung in Anspruch nehmen, diese auch wieder kinderlos; vor allem dann, wenn die Frauen bereits älter als 40 Jahre sind. (Brähler & Stöbel-Richter 2002). Liegen die klinischen Schwangerschaftsraten bzw. Raten des Embryotransfers bei mit IVF oder ICSI behandelten Frauen zwischen 31 – 35 Jahren noch bei 33,5 %, so sinken sie bei Frauen über 40 Jahre auf 12,3 %. (DIR 2007).

Die im deutschen IVF-Register angegebenen Zahlen für eine erfolgreiche Behandlung betragen nach IVF 27,4 %, nach ICSI 26,4 %, meinen aber klinische Schwangerschaften bzw. den Embryotransfer. Die dokumentierte (unvollständige) Lebendgeburtenrate lag 2006 für IVF bei 11,2 %, für ICSI bei 11,3 %, enthielt aber jeweils eine Rate von 36 % nicht erfasster Fälle. (DIR 2007). Betrachtet man dahingehend die Zahlen aus dem Jahr 2005, so ergeben sich Erfolgsquoten in Form von Geburten für IVF von 16,8 % und für ICSI von 17,1 %. Seit dem Jahr 2004 gingen die Zahlen der behandelten Paare, aufgrund der neuen Zuzahlungsregelungen der Krankenkassen drastisch zurück: nur noch 10.935 IVF-Zyklen und 27.633 ICSI wurden durchgeführt. (DIR 2007).

Werden nicht die klinischen Schwangerschaften 100 % gesetzt, so wie im DIR üblich, sondern die durchgeführten Behandlungszyklen, so relativiert sich die Erfolgsquote noch einmal sehr stark: 25 % der behandelten Frauen können auf eine erfolgreiche Behandlung im Sinne eines Embryotransfers blicken, aber lediglich 11 – 17 % bekommen schließlich auch ein Kind, d.h. von 10 Frauen verläuft für ein bis zwei Frauen die Behandlung wirklich erfolgreich!

Individuelle Aspekte der reproduktionsmedizinischen Behandlung

Die o. g. Daten geben nur Auskunft über jene Frauen, die sich in Behandlung begeben; keine gesicherten Erkenntnisse gibt es darüber, wie viele Paare ein Kind wünschen und sich dennoch nicht in Behandlung begeben. Unklar ist auch, inwiefern es bei Nichtbehandlung oder durch andere Behandlungsmaßnahmen, z. B. eine Paartherapie, nicht auch zu ähnlichen Erfolgen wie durch die reproduktionsmedizinische Behandlung gekommen wäre. (Verres, Wischmann & Gerhard 2001).

Prinzipiell weckt jede neue Technik neue Hoffnungen und stellt damit die Betroffenen vor neue Entscheidungssituationen. Unter dem Motto »nichts unversucht gelassen zu haben« werden alle möglichen Techniken in Anspruch genommen. Auch wenn durch neue gesetzliche Regelungen hinsichtlich der Kostenübernahme die finanzielle Belastung hoch ist, können sich viele Paare nur schwer von ihren Hoffnungen und damit letztlich von ihrem Kinderwunsch verabschieden und eine erfolglose Behandlung akzeptieren und beenden.

Viele Frauen durchlaufen über Jahre hinweg reproduktionsmedizinische Behandlungen, die sie als körperlich und psychisch belastend empfinden. In körperlicher Hinsicht müssen sie sich mit Nebenwirkungen wie Kopfschmerzen, Schwindel, Übelkeit, Gewichtszunahme oder dem Risiko der Überstimulation auseinander setzen. Bezogen auf die psychischen Belastungen ist vor allem der sich mit jeder Behandlung erneut wiederholende Kreislauf von Vorbereitung, Behandlung, Hoffen, Warten und Enttäuschung bei Einsetzen der Menstruation zu verarbeiten. Die Frauen befinden sich oft in einem Spannungsfeld von Hoffen und ihrem Erleben, dass ihr Kinderwunsch unerfüllt bleibt. (Sorg & Fränznick 2002; de Jong 2002).

Auch wenn jene Frauen, welche die Behandlung erfolglos abschließen oder diejenigen, die einen Abort erleiden, den größten Unterstützungsbedarf haben, ist eine psychologische/ -psychosomatische Beratung vor, während und nach der Behandlung für alle Patientinnen/ Paare nach wie vor überwiegend einzufordern. Für die so wichtige und mitunter bei Misserfolg auch sehr schmerzliche Zeit fühlen sich die in den Zentren arbeitenden Reproduktionsmediziner allerdings kaum zuständig. Somit steht ein enorm hoher technischer, medikamentöser, ärztlicher und finanzieller Aufwand, der betrieben wird, um eine Frau schwanger werden zu lassen, im krassen Missverhältnis zum Fehlen psychologischer Hilfe, wenn es nicht klappt.

So wie die Entscheidung für ein Kind ein Prozess ist, so ist auch die Verarbeitung einer ungewollten Kinderlosigkeit ein Prozess, der sich über lange Jahre hinziehen kann und dessen positiver Verlauf nicht zuletzt auch davon abhängt, die Trauer wirklich gespürt und zugelassen und Abschied von diesem Lebensentwurf genommen zu haben. Dabei spielen die Ursachenzuschreibungen eine wesentliche Rolle. »Kinderlose Frauen, die ihre Kinderlosigkeit im späten Erwachsenenalter durch äußere Umstände, wie beispielsweise das Schicksal oder die mangelnden medizinischen Möglichkeiten erklärten, waren mit ihrem Leben zufriedener als Frauen, die sich selbst die Schuld gaben.« (Beyer 2004, 30).

Individuelle Konsequenzen der Diagnose »Fertilitätsstörung«

Wie wirkt sich die ungewollte Kinderlosigkeit im konkreten Einzelfall aus?

Viele Paare bringt die Diagnose einer Fertilitätsstörung an die Grenzen ihrer seelischen Belastbarkeit. (Freeman, Boxer & Rickels 1985; Burns & Covington 1999; Carl 2002). Gerade von Frauen kann die Tatsache, dass das »Natürlichste von der Welt nicht funktioniert«, (Spiewak 2002, 26) als besonders kränkend empfunden werden. Studien aus den USA haben gezeigt, dass Infertilität zu den stressvollsten Lebenssituationen gehören kann – vergleichbar mit dem Verlust eines Partners oder dem Tod eines Kindes. Die emotionalen Reaktionen auf die Diagnose »Fertilitätsstörung« reichen demnach von Schock und Erstaunen bis hin zu Depression und Trauer. (Spiewak 2002). »Der unerfüllte Kinderwunsch als nicht-normatives Lebensereignis vermittelt Betroffenen den Eindruck, sozial in eine Außenseiterposition geraten zu sein.« (Beyer 2004).

Grundsätzlich stellt der unerfüllte Kinderwunsch vor allem für Frauen eine starke emotionale Belastung dar. Oft konnten bei kinderlosen Frauen höhere Depressivitätswerte nachgewiesen werden, die mit zunehmender Behandlungsdauer weiter ansteigen. (Beyer 2004).

Aber ungewollte Kinderlosigkeit ist in den meisten Fällen kein punktuelles, an einen bestimmten Lebensabschnitt gebundenes Phänomen, sondern Ergebnis einer allmählichen Entwicklung. Der hierbei entstehende subjektive Leidensdruck und die damit verbundene Notwendigkeit, ein leibliches Kind zu bekommen, sind nicht zu unterschätzen und können schließlich auch die Reproduktionsmediziner unter starken Handlungsdruck setzen. So entsteht eine wechselseitige Beeinflussung, in welcher aber die individuell Betroffenen die weit reichenden Konsequenzen nicht abzuschätzen vermögen. Von vielen Paaren wird der Reproduktionsmediziner – bewusst oder unbewusst – in die Rolle des verbündeten, überkompetenten und potenten Dritten gedrängt, dem auch die Entscheidung über einen weiteren Behandlungszyklus angetragen wird.

Ethisch-moralische und gesellschaftliche Aspekte

Nicht nur das Bild der Elternschaft und die Rolle der Frau in der Gesellschaft werden durch die Methoden der medizinisch unterstützten Fortpflanzung tangiert, sondern auch die Sexualität, die Partnerschaft, die Schwangerschaft, die Rolle des Kindes, der Frau und des Mannes. (Ulrich et al. 2000; Laster, Siedentopf & Kentenich 2000). Die Entwicklung der medizinischen Technik kann zur programmierten Zeugung im Labor unter Einbeziehung von individuellen und sozial akzeptierten Wunschkriterien führen, was bereits jetzt in einigen Ländern am Einsatz der PID zur Geschlechtswahl sichtbar wird. Durch die Trennung von

Sexualität und Zeugung, wie ja bei reproduktionsmedizinischen Verfahren praktiziert, entzieht sich die Zeugung dem genetischen Zufallsprinzip.

Durch das Hinausschieben der Erstelternschaft, vor allem in Akademikerkreisen, werden Argumentationen möglich, die eine Planbarkeit der Elternschaft mit Hilfe der Reproduktionsmedizin propagieren. Der Erfinder der »Pille«, Carl Djerassi, sprach sich in einem Interview dafür aus, dass Frauen und Männer im Alter von 20 Jahren ihre Ei- bzw. Samenzellen einfrieren lassen sollten, um diese dann zu gegebener Zeit – nach beruflicher und finanzieller Etablierung – wieder auftauen und mittels reproduktionsmedizinischer Verfahren befruchten und in die Frau einspülen zu lassen. (Schindele 2000). Dabei wird allerdings impliziert, dass dann auch eine Schwangerschaft zustande kommt. Schaut man sich aber die dargelegten Bilanzen des deutschen IVF-Registers an, so wird schnell klar, dass für eine Frau ab 40 Jahren die Chancen auf eine erfolgreiche Behandlung mit Schwangerschaft minimal sind.

Neben dem bereits beschriebenen Aufwand, welcher für den erfolgreichen Abschluss einer Behandlung betrieben wird, muss auch mehr und mehr die soziokulturelle und gesellschaftliche Problematik der Reproduktionsmedizin gesehen werden; der oben beschriebene Aufschub der Erstelternschaft bringt verschiedene Konsequenzen mit sich: einen stärkeren Druck für die Frauen/Paare, wenn es nicht gleich klappt, somit eine frühere Inanspruchnahme von und eine stärkere Nachfrage nach reproduktionsmedizinischen Maßnahmen und die Weitergabe des Drucks auf die Reproduktionsmediziner, welche einerseits häufig die realen Chancen einer erfolgreichen Behandlung nicht klar darlegen und die andererseits immer stärker nach Möglichkeiten suchen, die Erfolgsraten der Verfahren zu verbessern (z. B. durch Micro-Sort – s. Glossar – oder PID). So ist es denn auch nicht verwunderlich, dass eine durch IVF oder ICSI schwanger gewordene Frau grundsätzlich als Risikoschwangere eingestuft wird, was eine vermehrte pränatale Diagnostik (auch invasiv), häufigere Geburten per Kaiserschnitt und letztlich auch insgesamt höhere Kosten nach sich zieht.

Literaturverzeichnis

Bavister, B. D. (2002): Early history of in vitro fertilization. Reproduction, 124, 181–196.

Beyer, K. (2004): Ungewollte Kinderlosigkeit. Betroffene Frauen und ihre Bewältigung im mittleren Erwachsenenalter. Dissertation an der FSU Jena, Fakultät für Sozial- und Verhaltenswissenschaften.

BMFSFJ (Bundesministerium für Familie, Senioren, Frauen und Jugend) (2005): Deutschland: Kinderlos trotz Kinderwunsch? Monitor Familiendemographie 1.

Brähler, E. & Stöbel-Richter, Y. (2002): Familienfeindlicher Zeitgeist? – Zum Wandel im

Reproduktionsverhalten in Deutschland und im europäischen Vergleich. Reproduktionsmedizin, 18, 276–282.

Brähler, E. & Stöbel-Richter, Y. (2003). Vermehren sich die Unfruchtbaren? – Eine Epidemiologie gewollter und ungewollter Kinderlosigkeit in Deutschland. In: Neises, M., Bartsch, S., Dohnke, H., Falck, H.-R., Kauffels, W., Schmidt-Ott, G., Schwerdtfeger, J. & Walter, H. (Hrsg.): Psychosomatische Gynäkologie und Geburtshilfe. Beiträge der Jahrestagung 2002 der DGPFG. Gießen, Psychosozial-Verlag, 482–489.

Burns, L.H., Covington, S.H. (1999) (eds): Infertility counceling. A comprehensive handbook for clinicans. New York (Parthenon Publishing).

Carl, C. (2002): Leben ohne Kinder. Wenn Frauen keine Mütter sein wollen. Reinbek bei Hamburg: Rowohlt.

Cornelißen, W. (2004): Lebensentwürfe junger Frauen. Gynäkologe, 37, 585–590.

Crosignani, P. G. & Rubin, B. (1996): Infertility revisited: The state of the art today and tomorrow. In: Guidelines. Prevalence, Diagnosis, Treatment and Management of Infertility – The ESHRE Capri Workshop. Exerpts on Human Reproduction, 4, 5–7.

De Jong, T. M. (2002): Babys aus dem Labor. Segen oder Fluch? Weinheim (Beltz).

Dickmann, N. (2003): Demographischer Wandel – Geburtenraten im internationalen Vergleich. IW-Trends, 1, 1–25.

DIR (2007): Deutsches IVF-Register für das Jahr 2006 – Bundesgeschäftsstelle, Ärztekammer Schleswig Holstein, Bad Segeberg.

Dorbritz, J. (2005): Kinderlosigkeit in Deutschland und Europa – Daten, Trends und Einstellungen. Zeitschrift für Bevölkerungswissenschaften, 30, 359–408.

Edwards, R. G., Bavister, B. D., Steptoe, P. C. (1969): Early stages of fertilisation in vitro of preovulatory human oocytes. Nature, 227, 1307–1309.

ESHRE Capri Workshop Group (2001): Social determinants of human reproduction. Human Reproduction, 16, 1518–1526.

Felder, H., Goldschmidt, S. & Brähler, E. (2002): Prognostische Kriterien für das Eintreten von Schwangerschaften bei ungewollt kinderlosen Paaren. Reproduktionsmedizin 18 (1): 15–24.

Freeman, E. W., Boxer, A. S., Rickels, K. (1985): Psychological evaluation and support in a program of in vitro fertilization and embryo transfer. Fertility and Sterility, 43, 48–53.

Gloger-Tippelt, G. (1994). Psychologische Veränderungen beim Übergang zur Elternschaft. In: Frick-Bruder, V., Kentenich, H. & Scheele, M. (Hrsg.): Psychosomatische Gynäkologie und Geburtshilfe. Beiträge zur Jahrestagung 1994. Gießen: Psychosozial-Verlag, 55–68.

Gloger-Tippelt, G., Gomille, B. & Grimmig, R. (1993): Der Kinderwunsch aus psychologischer Sicht. Opladen: Leske + Budrich.

Grünheid, E. (2004): Junge Frauen in Deutschland: Bei hoher Ausbildung kinderlos? In: Stöbel-Richter, Y. & Brähler, E. (Hrsg.): Demographischer Wandel. Psychosozial 1/ 2004, Gießen: Psychosozial, 35–46.

Höhn, C., Ette, A. & Ruckdeschel, K. (2006): Kinderwünsche in Deutschland. Konsequenzen für eine nachhaltige Familienpolitik. BiB/Robert Bosch Stiftung.

Huinink, J. (2002): Familienentwicklung in europäischen Ländern: Zur Erklärung von Polarisierungsphänomenen. In: Dorbritz, J. & Otto, J. (Hrsg.): Familienpolitik und Familienstrukturen. BiB: Wiesbaden. Materialien zur Bevölkerungswissenschaft, Bd. 108, 47–60.

Ittner, E., Himmel, W. & Kochen, M. M. (2000): Ungewollte Kinderlosigkeit in der Hausarztpraxis: Beratungs- und Betreuungsbedarf. Brähler, E., Felder, H. & Strauß, B. (Hrsg.): Fruchtbarkeitsstörungen. Jahrbuch der Medizinischen Psychologie 17, Göttingen, Hogrefe, 229–244.

Kemkes-Grottenthaler, A. (2003): Postponing or rejecting Parenthood? Results of a Survey among female academic Professionals. Journal of Biosocial Science, 35, 213–226.

Küppers-Chinnow, M. & Karmaus, W. (1997): Prävalenz von verminderter Fruchtbarkeit und Inanspruchnahme ärztlicher Hilfe. Geburtshilfe und Frauenheilkunde, 57, 89–95.

Laster, F., Siedentopf, F. & Kentenich, H. (2000): Gibt es einen Einfluß der subjektiven Befindlichkeit von Patientinnen auf die Schwangerschaftsrate bei IVF/ ICSI? In: Weidner, K., Hellmann, V., Schuster, D., Dietrich, C. & Neises, M. (Hrsg.): Psychosomatische Gynäkologie und Geburtshilfe. Beiträge der Jahrestagung 2000 der DGPGG und der OGPGG. Gießen (Psychosozial) 213–216.

Malin, M., Hemminki, E., Räikkönen, O., Sihvo, S. & Perälä, M.-L. (2001): What do women want? Women's experiences of infertility treatment. Social Science & Medicine 53: 123–133.

Onnen-Isemann, C. (2000): Ungewollte Kinderlosigkeit und die Auswirkungen der Reproduktionsmedizin: Der Fall Deutschland. Forum Qualitative Sozialforschung, Online Journal 1, http://qualitative-research.net/fqs

Salakos, N., Roupa, Z., Sotiropoulou, P. & Grigoriou, O. (2004): Family planning and psychosocial support for infertile couples. The European Journal of Contraception and Reproductive Health Care 9: 47–51.

Saleth, S. (2005): Späte Mutterschaft – ein neuer Lebensentwurf? Statistisches Monatsheft Baden-Württemberg, 11, 14–15.

Schindele, E. (2000): Weibliche Lebensentwürfe und moderne Reproduktionstechnologien. Vortragsmanuskript.

Schmitt, C. & Winkelmann, U. (2005): Wer bleibt kinderlos? Was sozialstrukturelle Daten über Kinderlosigkeit bei Frauen und Männern verraten. In: Feministische Studien, 23, 9–23.

Schneewind, K. & Vaskovics, L. A. (1992): Optionen der Lebensgestaltung junger Ehen und Kinderwunsch. Im Auftrag des Bundesministeriums für Familie und Senioren. Stuttgart, Kohlhammer.

Schneewind, K. & Vaskovics, L. A. (1997): Optionen der Lebensgestaltung junger Ehen und Kinderwunsch. Verbundstudie – Endbericht. Stuttgart, Kohlhammer.

Siedentopf, F., Laster, F. & Kentenich, H. (2001): Gibt es einen Einfluß psychosozialer Faktoren auf die Schwangerschaftsrate während Sterilitätstherapie? Zentralblatt für Gynäkologie 123: 73–75.

Sobotka, T. (2005): Kinder nur aufgeschoben oder ganz aufgehoben? Demografische Forschung – Aus erster Hand, 2/1, 3.

Sorg, B. & Fränznick, M. (2002): Frauen in der Reproduktionsmedizin: Hoffnungen – Entscheidungszwänge – Behandlungsspiralen. In: Brähler, E., Stöbel-Richter, Y. & Hauffe, U. (Hrsg.): Vom Stammbaum zur Stammzelle. Gießen (Psychosozial) 75–96.

Spiewak, M. (2002): Wie weit gehen wir für ein Kind? Frankfurt (Eichborn).

Stöbel-Richter, Y. (2000): Kinderwunsch als Intention. Zur Relevanz persönlicher und gesellschaftlicher Kinderwunschmotive als Prädiktoren des aktuellen Kinderwunsches. Berlin: Verlag Colloquium Psychoanalyse

Stöbel-Richter, Y. (2007): Fertilität und Partnerschaft – Familienbildungsprozesse im Lebensverlauf. Ergebnisse der Sächsischen Längsschnittstudie (SLS) zu Partnerschaft, Familiengründung, Elternschaft sowie zur Bewertung familienpolitischer Aspekte. Habilitationsschrift.

Stöbel-Richter, Y. & Brähler, E. (2005): Chancen und Verzicht – Grenzen der Fortpflanzungsmedizin bei ungewollter Kinderlosigkeit. Reihe Berliner Medizinethische Schriften Heft 54, Dortmund, Humanitas Verlag.

Stöbel-Richter, Y., Berth, H. & Hinz, A. (2006a): Kinderwunsch in der Paarinteraktion: Determinanten, Kommunikation und Zusammenhang mit Rollenerwartungen. In: Hinz, A. & Decker, O. (Hrsg.) Gesundheit im gesellschaftlichen Wandel. Altersspezifik und Geschlechterrollen. Gießen (Psychosozial) 47 – 60.

Stöbel-Richter, Y. & Brähler, E. (2006): Ausgewählte Fakten zum politischen Lamento über sinkende Kinderzahlen. Journal für Reproduktionsmedizin und Endokrinologie, 3, 307-314.

Stöbel-Richter, Y., Förster, P., Brähler, E. & Berth, H. (2007): Vom Single zur Familie. In: Berth, H., Förster, P., Brähler, E. & Stöbel-Richter, Y. (Hrsg.): Einheitslust und Einheitsfrust. Gießen, Psychosozial, 143 – 176.

Strauß, B., Brähler, E. & Kentenich, H. (2004) (Hg.): Fertilitätsstörungen – Psychosomatisch orientierte Diagnostik und Therapie. Leitlinie und Quellentext. Stuttgart, Schattauer.

Turchi, B. A. (1991): How Economics, Psychology, and Sociology might produce a Unified Theory of Fertility and Labour Force Participation. In: Siegers, J., de Jong-Gierveld, J. & van Imhoff, E. (Eds.): Female Labour Market Behaviour and Fertility. A Rational Choice Approach. Berlin, Springer, 237 – 245.

Ulrich, D., Gagel, D. E., Pastor, V.-S. & Kentenich, H. (2000): Partnerschaft und Schwangerschaft nach durch IVF-erfülltem Kinderwunsch: eine ganz normale Sache? In: Brähler, E., Felder, H. & Strauß, B. (Hrsg.): Fruchtbarkeitsstörungen. Göttingen, Hogrefe, 146 – 164.

Wirth, H. & Dümmler, K. (2005): The Influence of Qualification on Women's childlessness between 1970 and 2001 in Western Germany. Zeitschrift für Bevölkerungswissenschaft, 30, 313 – 336.

Wischmann, T. (2003): Psychosoziale Aspekte bei Fertilitätsstörungen. Der Gynäkologe, 36, 125 – 136.

Wischmann, T., Stöbel-Richter, Y., Goldschmidt, S., Henning, K., Beyer, K., Stammer, H., Verres, R., Kentenich, H., Brähler, E. & Strauß, B. (2004): Quellentext zur Leitlinie Fertilitätsstörungen – Psychosomatisch orientierte Diagnostik und Therapie – Diagnostik. In: Strauß, B., Brähler, E. & Kentenich, H. (Hrsg.): Fertilitätsstörungen – Psychosomatisch orientierte Diagnostik und Therapie. Leitlinie und Quellentext. Stuttgart, Schattauer, 23 – 43.

Glossar

Embryonenschutzgesetz: Seit 1.1.1991 in Kraft, regelt die Herstellung und Verwendung von menschlichen Embryonen bei o. g. Fertilisationsverfahren. Danach ist ihre Erzeugung zu anderen Zwecken als dem einer Schwangerschaft verboten. Pro behandeltem weiblichen Zyklus dürfen nicht mehr als 3 Embryonen hergestellt und übertragen werden, ihre »Produktion auf Vorrat« ist untersagt. Weiterhin verboten sind Gentransfers, Klonen, Chimären und Hybridbildung.

Embryotransfer (ET): Übertragung des (extrakorporal/ in-vitro gezeugten) Frühembryonen in die Gebärmutter der Frau.

extrakorporal: außerhalb des Körpers.

Fertilität: Fruchtbarkeit.

Intrazytoplasmatische Spermieninjektion (ICSI): Injektion einer einzelnen Samenzelle direkt in die Eizelle mit Hilfe von so genannten Mikromanipulatoren bei Fällen von extrem eingeschränkter männlicher Zeugungsfähigkeit.

In-vitro-Fertilisation (IVF): sog. Reagenzglasbefruchtung. Befruchtung erfolgt nicht in der weiblichen Tube, sondern ↑ extrakorporal. Durch hormonelle Stimulationsbehandlungen werden mehrere Eizellen zur Ausreifung gebracht, die ↑ laparoskopisch gezielt ausgewählt und mit einer hohen Anzahl vitaler Spermien zur Befruchtung gebracht werden. Die Embryonen werden später in Uterus oder Tube übertragen (↑ Embryotransfer). Klassische Indikation: Fehlen oder Funktionsstörungen beider Tuben (tubare Sterilität).

Laparoskopie: Bauchspiegelung, operativer Eingriff zur Beurteilung der Eileiterdurchgängigkeit und zu Sterilisationsoperationen am inneren Genitale.

MESA (= microsurgical epididymal sperm aspiration): Mikrochirurgische Spermienaspiration aus dem Nebenhoden zur assistierten Fertilisation.

Micro-Sort: Trennung von X- und Y-Spermatozoen für die präkonzeptionelle Geschlechtswahl.

Präimplantationsdiagnostik (PID) (auch PGD = engl. Preimplantation Genetic Diagnosis): Verfahren der genetischen Untersuchung des Embryos nach künstlicher Befruchtung und vor dem Einsetzen in die Gebärmutter der Frau (Implantation). Einzelne Zellen des Embryos im Sechs- und Achtzellstadium werden hierzu im Rahmen einer ↑ IVF-Behandlung zur Diagnose schwerer Erbkrankheiten entnommen. In Deutschland, Österreich und der Schweiz nicht erlaubt.

Pränataldiagnostik: Gesamtheit aller Untersuchungen zur Erfassung vorwiegend genetisch bedingter Fehlbildungen und Stoffwechselerkrankungen vor der Geburt. Direkte Methoden beinhalten die Untersuchung des Feten bzw. der Fruchthöhle. Mütterliche Blutuntersuchungen geben indirekte Hinweise auf fetale Störungen.

Sterilität: Nichteintreten einer Schwangerschaft bei einem Paar, das über zwei Jahre (lt. WHO) ungeschützten Verkehr ausübt. Der Gynäkologe unterscheidet die primäre Sterilität, bei der noch keine Schwangerschaft eingetreten ist, von der sekundären, bei der nach einer vorangegangenen Schwangerschaft keine weiteren Konzeptionen eintreten.

TESE (= testicular sperm extraction): Mikrochirurgische Spermienaspiration aus dem Hoden zur assistierten Fertilisation.

Hans-Georg Koch

Der rechtliche Status des menschlichen Embryos –
Rechtsvergleich und Rechtspolitik

Die Frage nach dem rechtlichen Status des »frühen« Embryos – wir müssen uns hier auf die Phase zwischen Befruchtung und Nidation konzentrieren – ist von zentraler Bedeutung für die Beurteilung, ob und inwieweit bestimmte Maßnahmen im Kontext medizinisch unterstützter Fortpflanzung für zulässig erachtet werden (z. B. die Kryokonservierung von Embryonen), insbesondere aber dafür, welche Grenzen der fortpflanzungsfremden Erzeugung und/oder Verwendung von Embryonen (etwa zu Forschungszwecken) von Rechts wegen zu setzen sind. Der vorliegende Beitrag will einen Eindruck von der Vielfalt der einschlägigen Sachfragen und der international – insbesondere in Europa – vorgefundenen Regelungen vermitteln. Dabei kann es jedoch nicht darum gehen, Details zur Rechtslage in einzelnen Ländern zu präsentieren; im Vordergrund soll stattdessen der grenzüberschreitende Blick auf einige grundlegende Problemfelder stehen. Dabei wird vor allem das Spektrum der Positionen zu den jeweiligen Sachfragen darzustellen sein. Prozedurale Aspekte wie z. B. Zusammensetzung und Arbeitsweise von Genehmigungsinstitutionen sollen demgegenüber hintangestellt bleiben.

Weitgehend außer Streit steht, dass mit der Befruchtung neues menschliches Leben *beginnt*, höchst umstritten ist aber, wann es wirklich *entstanden ist*[1] und welche rechtlichen Folgen damit – nicht zuletzt im Verhältnis zu Interessen der werdenden Mutter (die etwa eine Präimplantationsdiagnostik durchführen lassen möchte oder einen Schwangerschaftsabbruch erwägt), verbunden sind. Herkömmliche Differenzierungsversuche (»gradualistische« Konzepte) mit beanspruchter Relevanz für Verfassungsinterpretation und Gesetzgebung knüpfen zumeist an das Entwicklungsstadium des Embryos an. Sie sehen sich dem – allerdings nicht wirklich stichhaltigen – Einwand ausgesetzt, die Entwicklung des Embryos verlaufe in einem Kontinuum, welches die Festlegung von

---

1 Zur Verschiedenheit der Positionen aus historischer wie aktueller medizinethischer Perspektive vgl. nur *Wildfeuer, A.G.:* Lebensbeginn, 3. Ethisch, in: Lexikon der Bioethik, Bd. 2, 1998, S. 541–544; *Kreß, H.:* Medizinische Ethik, 2. Aufl. 2009, S. 150–174.

Zäsuren willkürlich erscheinen lasse. Besonderes Augenmerk verdient die Frage, welche rechtliche Bedeutung der Nidation für den Status des Embryo zukommt: Schon bei natürlicher Fortpflanzung wird die Verhinderung einer Einnistung des Embryos in der Gebärmutter nicht den Regeln über den Schwangerschaftsabbruch unterstellt, um gewisse Verfahren postkoitaler Kontrazeption rechtlich zu ermöglichen. Bei künstlicher Befruchtung »im Reagenzglas« streitet die damit gegebene extrakorporale Verfügbarkeit von Embryonen einerseits für spezielle rechtliche Schutzmechanismen; diese müssen jedoch andererseits berücksichtigen, dass die Einnistung nicht nur vom natürlichem Gang der Dinge, sondern auch von einem erneuten, zielgerichteten menschlichen Zutun (in Gestalt des Embryo-Transfers) abhängt.

Themenfelder des Lebensschutzes am Lebensbeginn

Historisch betrachtet, hat sich die Diskussion um den Grad der Schutzwürdigkeit von Embryonen und damit um deren rechtlichen Status im Vergleich zum geborenen Menschen an dem Problemfeld des Schwangerschaftsabbruchs entzündet. Innerhalb dieser Thematik haben wiederum zu unterschiedlichen Zeiten unterschiedliche Aspekte im Vordergrund gestanden, angefangen von der Frage der Tötung in der Geburt zur versuchten Rettung der Mutter über die Entwicklung der verschiedenen (auch außermedizinischen) Indikationen mit teilweise unterschiedlichen zeitlichen Anwendungsbereichen bis hin zu Praktiken der sogenannten postkoitalen Kontrazeption durch (vorsorgliche) Nidationsverhinderung.[2]

Im letzten Viertel des 20. Jahrhunderts ist dann die medizinisch unterstützte Fortpflanzung mit extrakorporaler Verfügbarkeit von Embryonen auch zur Forschung dazu gekommen und neuerdings die mögliche Verwendung von Embryonen zur Gewinnung sogenannter Stammzellen.

Eine rechtsvergleichende Sicht auf den Status von Embryonen sollte alle drei Bereiche ins Blickfeld nehmen. Gesetzgebung zum Schwangerschaftsabbruch gibt es traditionell in allen Ländern, mit erheblichen Unterschieden in Bezug auf Regelungsort (Strafrecht oder Gesundheitsrecht) und Regelungsgehalt (»liberal« oder »restriktiv« mit vielen Zwischentönen). Bezüglich der medizinisch unterstützten Fortpflanzung ist die Regelungsdichte schon deutlich geringer und in vielen Rechtsordnungen noch dazu fragmentarisch, etwa im Hinblick auf

---

2 Diese gebräuchliche Bezeichnung ist in einem Punkt nicht ganz korrekt: Es geht um eine vorsorgliche Maßnahme, für die im Augenblick ihrer Anwendung ungewiss ist, ob es ihrer überhaupt bedürfte, konkret: ob eine Befruchtung stattgefunden hat. Der Ausdruck »Nidationsverhinderung« bildet diese Eventualität nicht ab.

die Präimplantationsdiagnostik. Spezielle Regelungen zur Forschung mit Embryonen sowie der Gewinnung embryonaler Stammzellen sind bislang erst in relativ wenigen Ländern geschaffen worden.

Schwangerschaftsabbruch

Unter den nahezu unerschöpflich vielen Aspekten des Themas »Schwangerschaftsabbruch« können hier nur zwei einer näheren vergleichenden Betrachtung unterzogen werden:
(1) Verständnis und Gebrauch des Terminus »Embryo« im Kontext der Regelungen über den Schwangerschaftsabbruch
(2) Rechtlicher Schutz im Zeitraum zwischen Befruchtung und Nidation.

1. Verständnis und Gebrauch des Terminus »Embryo«

Auffallend erscheint die moderne Tendenz, im Rahmen von Reglungen zum Schwangerschaftsabbruch auf die Verwendung des Begriffs »Embryo« oder einer entsprechenden Bezeichnung für die »Frucht im Mutterleibe« (so das Strafgesetzbuch für das Deutsche Reich von 1871) zu verzichten. Die Tathandlung wird in aktuellen Straftatbeständen oder auch in den einschlägigen gesundheits-rechtlichen Bestimmungen als »Abbruch der Schwangerschaft« oder gar inkorrekt als »Unterbrechung der Schwangerschaft«[3] beschrieben, mithin als künstliche Beendigung eines Zustandes, und nicht als (Tötungs-)Akt gegen ein bestimmtes Schutzobjekt (den Embryo). Diese Terminologie ist keine deutschsprachige Besonderheit (Termination of pregnancy, Interruption de la Grossesse etc.)

Ein solcher Sprachgebrauch ist wohl insbesondere in Ländern mit mehr oder weniger permissiver Gesetzgebung kein Zufall. Indem man den »Embryo« gar nicht erst erwähnt, wird er als Rechtssubjekt praktisch negiert. Tritt aber der »Embryo« als Tatbestandsmerkmal gar nicht erst in Erscheinung, besteht auch kein Anlass, seine Eigenschaften durch eine Legaldefinition näher zu bestimmen.

Eine Ausnahme stellt die aktuelle Gesetzgebung in Polen dar. Die dortigen Regelungen beschreiben den Schwangerschaftsabbruch als »Verursachung des Todes eines gezeugten Kindes«. Wiederum begegnet uns das Bemühen um Vermeidung des Begriffs »Embryo«, wenn auch aus anderen Gründen. Es geht dem polnischen Gesetzgeber nicht darum, das werdende Leben terminologisch

---

3 So die Regelung der (ehemaligen) DDR von 1972.

möglichst aus dem Spiel zu lassen, sondern es soll dem Eindruck entgegen gewirkt werden, dieses sei normativ etwas wesentlich anderes als der geborene Mensch. Gleichwohl – der Sache nach unterscheiden auch die polnischen Regelungen sehr deutlich zwischen den gegenüber Geborenen begangenen Tötungs- und Verletzungsdelikten und den Strafnormen zum Schutz des Ungeborenen.

Auf europäischer Ebene fehlen bislang Regelungen, die sich spezifisch mit dem Schwangerschaftsabbruch beschäftigen. In der Europäischen Menschenrechts-Konvention (EMRK) sucht man denn auch den Begriff »Embryo« vergebens; sie befasst sich jedenfalls nicht ausdrücklich mit dem Schutz des *ungeborenen* Lebens.[4] Die Europäische Kommission für Menschenrechte (EKMR) und später der Europäische Gerichtshof für Menschenrechte (EGMR) haben in ihrer Rechtsprechung bislang wichtige Fragen wie die nach dem Lebensbeginn offen gelassen bzw. in das Ermessen der nationalen Gesetzgebung gestellt.[5] Das Menschenrechtsübereinkommen des Europarats zur Biomedizin von 1997 (Konvention von Oviedo) enthält eine Bestimmung, die speziell den In-vitro-Embryo als Forschungsobjekt zum Gegenstand hat (Art. 18) und deshalb später (im Abschnitt »In-vitro-Embryonen als Forschungsobjekt?«) behandelt werden soll.

2.   Schutz im Zeitraum zwischen Befruchtung und Nidation im Vergleich zum Frühstadium der Schwangerschaft

Die Praxis der Reproduktionsmedizin ist gekennzeichnet durch die extrakorporale Verfügbarkeit der befruchteten Eizelle während und unmittelbar nach dem Befruchtungsvorgang. Es erscheint daher von Interesse, wie es um den Schutz dieser Entitäten in der natürlichen Parallelsituation bestellt ist. Im deutschen Strafgesetzbuch gibt es schon seit 1976 eine Aussage, die sich explizit hierauf bezieht: »Handlungen, deren Wirkung vor Einnistung des befruchteten Eies (also eines Embryos?) in der Gebärmutter eintritt, gelten nicht als Schwangerschaftsabbruch im Sinne dieses Gesetzes« (§ 218 Abs. 1 S. 2 StGB,

---

4 Vgl. *Frowein, J.A./Peukert, W.:* Europäische Menschenrechtskonvention, EMRK-Kommentar, 2. Aufl. 1996, Art. 2 Rn. 3; *Grabenwarter, C.:* Europäische Menschenrechtskonvention, 3. Aufl. 2008, *Rogge, K.:* Europäische Grundrechte-Zeitschrift (EuGRZ) 1978, 186 – 188 (188). Explizit verneinend unter Hinweis auf die Ausnahmebestimmungen des Art. 2 EMRK der österreichische Verfassungsgerichtshof, EuGRZ 1975, 74 – 81 (78); näher dazu *Kopetzki, C.* in: *Kopetzki, C./Mayer, H.* (Hrsg.): Biotechnologie und Recht, 2002, S. 15 (21 ff.).

5 Vgl. EKMR, EuGRZ 1978, 199 – 202 (Brüggemann und Scheuten gegen Bundesrepublik Deutschland); EuGRZ 1981, 20 – 23 (Paton gegen UK) mit Anmerkung von *Rogge, K.:* EGMR EuGRZ 2005, 568 – 584 (Vo gegen Frankreich) mit Übersicht über frühere Entscheidungen.

früher § 219 d StGB). Die rechtsvergleichende Betrachtung zeigt, dass der Phase zwischen Befruchtung und Nidation im Rahmen der gesetzlichen Regelung des Schwangerschaftsabbruchs kaum Beachtung geschenkt wird.[6] In der Praxis hat sich die Anwendung von Mitteln zur »postkoitalen Kontrazeption« weithin etabliert (Ausnahme natürlich Polen, s. o.); die gebräuchlichen Arzneimittel unterliegen in manchen Ländern nicht einmal der Rezeptpflicht und die Regelungen über den Schwangerschaftsabbruch werden nicht als rechtliches Hindernis verstanden.[7]

Namentlich gegenüber Positionen, die den Zeugungsakt als maßgeblich für den Beginn des Lebensschutzes postulieren, muss somit aus rechtsvergleichender Perspektive festgehalten werden: Der (straf-)rechtliche Schutz des ungeborenen Lebens setzt in den meisten Ländern nicht schon mit der auf natürlichem Wege erfolgten Befruchtung ein, sondern erst mit der Einnistung der befruchteten Eizelle in den Uterus.[8] Inwieweit kann dies als Argument dafür herhalten, auch mit Embryonen in vitro solle nach Belieben umgegangen werden dürfen?

Bevor hierauf eingegangen werden soll, erst noch eine kurze rechtsvergleichende Bemerkung zum praktisch bedeutsamen »frühen« Schwangerschaftsabbruch: Für die Phase des ersten Schwangerschaftsdrittels (grob gesagt, hier differieren die Grenzziehungen etwas) hat sich in Europa immer mehr (zuletzt in Portugal) die Auffassung durchgesetzt, die Entscheidung über Fortsetzung oder vorzeitige künstliche Beendigung einer Schwangerschaft müsse letztlich der betroffenen Frau überlassen bleiben, diese solle aber in die Pflicht genommen

---

6 Vgl. *Eser, A./Koch, H.-G.*: Schwangerschaftsabbruch im internationalen Vergleich, Band 3, 1999, S. 190 f.: Ausdrückliche gesetzliche Regelung im Sinne des Abhebens auf die Nidation nur in den Gesetzen von Deutschland, Luxemburg und den Niederlanden; im Sinne der Befruchtung als »Startpunkt« der Normen über den Schwangerschaftsabbruch in Polen.

7 Näher dazu *Eser, A./Koch, H.-G.*: 1999 (Fn. 6), S. 191 f.

8 Zur im reproduktionsmedizinischen Kontext weniger bedeutsamen Abgrenzung des Anwendungsbereichs der Regelungen über den Schwangerschaftsabbruch gegenüber den Tötungsdelikten siehe rechtsvergleichend *Eser, A./Koch, H.-G.* 1999 (Fn. 76), S. 193 f. Bekanntlich ist nach herrschender Meinung und Rechtsprechung zum deutschen Strafrecht der Beginn der Eröffnungswehen maßgebend, vgl. nur Entscheidungen des Bundesgerichtshofs in Strafsachen (BGHSt) 31, 348; *Ingelfinger, R.*: Grundlagen und Grenzbereiche des Tötungsverbots, 2004, S. 103 ff.; sowie (kritisch) *Herzberg, R./ Herzberg, A.*: Juristen-Zeitung (JZ) 2001, 1106. Zunehmend wird aber dem Schutz extrauterin lebensfähiger Ungeborener Aufmerksamkeit geschenkt; zur Diskussion darüber in Deutschland vgl. z. B. *Gropp, W.*: Goltdammers Archiv (GA) 2000, 1 (12 ff.) mit Kritik von *Küper, W.:* GA 2001, 515 (523 f.); *Eser, A./ Koch, H.-G.* 1999 (Fn. 6), S. 579 f.; sowie die aktuelle politische Diskussion zu »Spätabtreibungen« mit sechs in den Bundestag eingebrachten Vorschlägen (Bundestags-Drs. 16/11106, 16/11330, 16/11342, 16/11347, 16/11377 und 16/12970 sowie dem Gesetzesbeschluss zur Änderung des Schwangerschaftskonfliktgesetzes vom 13.5.2009 (Bundestags-Plenarprotokoll 16/221, Bundesrats-Drs. 447/09). Das Änderungsgesetz wurde am 14.09.2009 im Bundesgesetzblatt (I S. 2990 – 2991) verkündet und ist am 01.01.2010 in Kraft getreten.

werden, ihre Entscheidung bis zum Ende dieses Zeitraums zu treffen und umzusetzen. Dass unterschiedliche Verfahrensregeln sowie die faktischen Verhältnisse vor Ort es betroffenen Frauen leichter oder schwerer machen können, ihren Entschluss in die Tat umzusetzen, ist nicht zu leugnen, spielt aber unter dem hier angelegten Blickwinkel keine entscheidende Rolle. Im fortgeschrittenen Stadium der Schwangerschaft ist deren Abbruch generell an strengere Voraussetzungen geknüpft. Man kann sagen: Je größer der Teil der gegenüber dem Embryo oder Fetus (und auch durch diesen selbst) bereits erbrachten Leistung Schwangerschaft ist, desto berechtigter wird damit dessen Erwartung auf ein postnatales Leben. Trotz aller Bekräftigungen von der Schutzwürdigkeit des Lebens ab seinem Beginn: Die konkrete Ausgestaltung ist praktisch überall gradualistisch ausgelegt; den vollumfänglichen strafrechtlichen Schutz durch das »volle Programm« der Tötungs- und Körperverletzungsdelikte erfährt der Mensch erst mit seiner oder durch seine Geburt.

Aus reproduktionsmedizinischer Sicht liegt es nahe, es als inkonsequent zu bezeichnen, wenn die jeweilige nationale Gesetzgebung im Hinblick auf den Schutz in-vitro erzeugter Embryonen gleichen oder geringeren Entwicklungsstadiums strenger verfährt als bei Eingriffen in den natürlichem Gang der Entwicklung. Denn der In-vitro-Embryo hat ja die erhebliche Hürde der Nidation auch noch vor sich; die Chancen dafür sind nach in-vitro-Befruchtung jedenfalls nicht höher als nach natürlicher Zeugung. Und wenn sogar der Embryo nach der Implantation zur Disposition steht, was soll dann noch Verbote wie etwa das der fortpflanzungsmedizinisch motivierten »Überproduktion« von in-vitro-Embryonen (siehe dazu unten im Abschnitt »medizinisch unterstützte Fortpflanzung«) rechtfertigen können?

Derartige Klage wird – mit unterschiedlichen Hintergedanken – auch immer wieder erhoben.[9] Sie ist aber unbegründet, denn:

– Die Regeln über den erlaubten Schwangerschaftsabbruch sind als *Sonderrecht der Schwangeren* konzipiert. Nur ihr – nicht Dritten – sind die entsprechenden Entscheidungs- und Handlungsbefugnisse eingeräumt, mag sie auch zur Umsetzung auf die fachlich qualifizierte Tätigkeit eines Arztes angewiesen sein. Das Recht, über Fortsetzung oder Abbruch einer Schwangerschaft entscheiden zu dürfen, ist der Frau gleichsam als Gegenleistung dafür ge-

---

9 Vgl. z. B. *Hepp, H./Diedrich, K.*: Die Richtlinien zur Durchführung der assistierten Reproduktion der Bundesärztekammer 1983 – 2006, in: *Diedrich, K./Hepp, H./Otte, S.* (Hrsg.): Reproduktionsmedizin in Klinik und Forschung: Der Status des Embryos, 2007, S. 159 – 174 (165); *Geilen, G.*: Zeitschrift für die gesamte Strafrechtswissenschaft (ZStW) 103 (1991), 829 – 850 (840 f.); *Ipsen, J.*: Neue Juristische Wochenschrift (NJW) 2004, 268 – 270 (268); Bioethik-Kommission Rheinland-Pfalz, Fortpflanzungsmedizin und Embryonenschutz, 2005, S. 71.

währt, dass gerade ihr die Natur die Rolle des Austragens zugewiesen hat.[10] In keinem europäischen Land hat, soweit ersichtlich, der männliche Erzeuger des Kindes ein Vetorecht gegen einen beabsichtigten Schwangerschaftsabbruch[11] oder umgekehrt das Recht, einen solchen zu verlangen (z. B. weil er von der Partnerin über das Risiko des Eintritts einer Schwangerschaft getäuscht worden sei). Er ist der Entscheidung der Schwangeren ausgeliefert, mit allen und alles andere als unerheblichen Konsequenzen im Hinblick auf die Verpflichtung zu Unterhaltsleistungen.

- Zuzugeben ist allerdings, dass die Zulässigkeit nidationsverhindernder Maßnahmen rechtstechnisch besser gelöst werden könnte als dies etwa nach derzeitigem deutschem Recht der Fall ist. Denn selbst wenn sicher ist, dass eine Befruchtung stattgefunden hat, kann die ohne Wissen der Frau oder gar gegen deren Willen vorgenommene Anwendung nidationsverhindernder Mittel nur als Straftat (Körperverletzung) *ihr* gegenüber (und nicht auch als eine solche gegenüber dem Embryo) verfolgt werden. Man denke etwa an den Fall, dass eine Frau gegen den Willen ihres Partners eine (heterologe) In-vitro-Fertilisation vornehmen lässt, deren Partner vom Embryo-Transfer Kenntnis erhält und unmittelbar danach die Frau dazu zwingt, eine »Pille danach« einzunehmen. Dieses zugegebenermaßen nicht besonders realitätsnahe Beispiel macht allerdings auch deutlich, dass derart ungewöhnliche Fallkonstellationen nicht gerade ganz oben auf der Agenda des Gesetzgebers zu stehen brauchen.

- Gerade – und das ist das wohl entscheidende Argument – die *extrakorporale Verfügbarkeit* des Embryos streitet für seine gesteigerte Schutzwürdigkeit. Denn im Gegensatz zur natürlichen Situation steht der künstlich in vitro erzeugte Embryo zu *jedermanns* Disposition. Die für die Regeln über den Schwangerschaftsabbruch kennzeichnende Idee, der Schwangeren besondere Rechte im Hinblick auf ihre von der Natur vorgesehene biologische Rolle einzuräumen, wird dadurch ihre Grundlage entzogen. Der natürlich vorgesehenen Verbindung zur werdenden Mutter enthoben, ist der Embryo in vitro Angriffen nicht nur (und praktisch am wenigsten) durch sie, sondern durch beliebige Dritte ausgeliefert. Deshalb macht es durchaus Sinn, den In-vitro-Embryo strafrechtlich gegen Angriffe durch Dritte zu schützen, selbst wenn eine Rechtsordnung für den Schwangerschaftsabbruch im Vergleich zur medizinisch unterstützten Fortpflanzung permissivere Regelungen vorsieht.

---

10 Vgl. dazu *Geilen, G.:* 1991 (Fn. 9), 837; *Renzikowski, J.:* NJW 2001, 2753 – 2758 (2757); *Merkel, R.:* Forschungsobjekt Embryo, 2002, S. 71 u. 99.
11 Vgl. dazu auch EKMR, Entscheidung vom 13. 5. 1980 (oben Fn. 5).

Andererseits – und auch dies gilt es zu berücksichtigen – gerät der von seiner biologischen Mutter zurückgewiesene In-vitro-Embryo in eine für ihn fatale Situation. Soll deshalb der Frau, die den genetischen Beitrag zu seiner Entstehung beigesteuert hat, nach dem Motto »Wer A sagt, muss auch B sagen« die rechtliche Pflicht auferlegt werden, einem Transfer zuzustimmen?[12] Bemerkenswerterweise findet man eine solche Regel kaum. Einzig das italienische Recht kann hierfür vom Gesetzeswortlaut her als Beispiel herhalten und auch hierfür wird bezweifelt, dass in der Praxis auf transferunwillig gewordene Frauen Druck ausgeübt würde.[13] Wiederum gilt: Solche Konstellationen bereichern eher juristische Fallsammlungen als die Realität des fortpflanzungsmedizinischen Alltags.

Medizinisch unterstützte Fortpflanzung

Kommen wir nochmals zurück auf die Verwendung des Begriffs »Embryo«. Wie steht es um seine Verwendung im Rahmen von Regelungen über die medizinisch unterstützte Fortpflanzung? In der Tat begegnet man in diesem Rahmen schon häufiger einer Legaldefinition des »Embryos«. Aber es springt ins Auge, dass dieser Begriff mancherorts auch in diesem Zusammenhang bewusst gemieden wird, etwa wenn im österreichischen Recht von der »befruchteten Eizelle« die Rede ist.[14] Bekannt ist auch die Redeweise vom »Prae-Embryo«, für die Spanien und England als Beispiele angeführt werden. Allerdings muss dieser Sprachgebrauch nicht in dem Sinne verstanden werden, dass der Embryo kurz nach der Befruchtung noch kein vollwertiger Embryo sei. Vielmehr kann diese Wortwahl auch schlicht deskriptiv gemeint sein: Ein Prae-Embryo ist dann nicht die Vorstufe eines Embryos, sondern es handelt sich um eine pragmatisch-abkürzende Bezeichnung für den »pre-implantation-embryo«,[15] also für das embryonale Daseinsstadium zwischen Befruchtung und (möglicher) Nidation. Auch hier sagt eine Definition nicht unmittelbar etwas über Art und Maß rechtlich vorgesehenen Schutzes aus. Jedoch erkennt man oft schon am Regelungskontext und muss gar nicht ins Detail gehen, ob, wie in Deutschland, die Definition mit dem Ziel der Beschreibung eines Schutzobjekts geschaffen wurde, oder, wie im englischen *Human Embryology Act*, eher dazu dient, den Aufgabenbereich einer Regulierungsbehörde festzulegen.

---

12 Gegen eine solche Garantenpflicht der Mutter, die letztlich erzwungene Schwangerschaften zur Folge hätte: *Geilen, G.* 1991 (Fn. 9), 849; *Hörnle, T.:* GA 2002, 659–665 (662 ff.).
13 *Seith, C.* in: *Maio, G.* (Hrsg.): Der Status des extrakorporalen Embryos, 2007, S. 463 ff.
14 § 1 Abs. 3 Fortpflanzungsmedizingesetz-Österreich.
15 *Koch, H.-G.:* Geburtshilfe und Frauenheilkunde 2000, M 67-M 72 (M 68); *Ipsen, J.:* 2004 (Fn. 9), 269.

Wie dem auch sei: Man kann durchaus den Eindruck gewinnen, in zahlreichen, wenn nicht den meisten Rechtsordnungen sei auch bei Anwendung von In-vitro-Befruchtungstechniken erst mit erfolgter Nidation der Status wahrer Schutzwürdigkeit erreicht. Was vorher stattfindet, sind sozusagen bloße Vorbereitungshandlungen. Vor einem solchen Hintergrund erscheint es nur als konsequent, wenn etliche andere Rechtsordnungen – im Gegensatz zur deutschen – Maßnahmen akzeptieren, die auf das Erreichen dieses Endziels ausgerichtet sind, mögen sie auch mit einer gewissen Auswahl nach erfolgter Befruchtung in vitro verbunden sein. Diese Auswahl kann aus zwei Gründen erfolgen:

– Unter den vorhandenen Embryonen (befruchteten Eizellen) sollen diejenigen oder soll derjenige ausgewählt werden, der/die die mutmaßlich besten Voraussetzungen für ein Gelingen des Transfers einschließlich der Implantation aufweist/aufweisen.

– Durch frühzeitige genetische »Inspektion« (Präimplantationsdiagnostik) sollen Entitäten aus dem weiteren Fortpflanzungsprozess ausgeschieden werden, die eine bestimmte, nicht gewünschte Eigenschaft (konkret: eine zu vermutende erbliche Erkrankung) haben,[16] oder noch extremer: die eine erhoffte Eigenschaft (zum Beispiel die Gewebeverträglichkeit mit einem bereits geborenen Geschwisterkind) nicht haben.

Derartige Selektionsverfahren zuzulassen liegt solchen Rechtsordnungen näher, die Verfahren der medizinisch unterstützten Fortpflanzung eher ergebnisorientiert (sei es im Sinne der Herbeiführung einer möglichst wenig komplikationsgeneigten Schwangerschaft, sei es im Sinne des Ausschließens oder Bewirkens bestimmter embryonaler Eigenschaften[17]) verstehen, bzw. umgekehrt solchen ferner, die schon im In-vitro-Embryo einen schützenswerten Eigenwert erblicken. Im letztgenannten Fall kann sich daher die dem einzelnen Embryo zuerkannte Schutzwürdigkeit geradezu gegen den fortpflanzungsmedizinischen

16 Ein Vorteil der Präimplantationsdiagnostik ist zudem, dass sie eine Alternative zum späteren Schwangerschaftsabbruch bietet, vgl. *Renzikowski, J.*: 2001 (Fn. 10), 2754 ff.; *Ipsen, J.*: 2004 (Fn. 9), 270. Gegen ein Verbot der PID de lege ferenda z. B. *Hörnle, T.*: 2002 (Fn. 12), 664 f.; vgl. auch *Nationaler Ethikrat*, Genetische Diagnostik vor und während der Schwangerschaft, 2003, S. 75 ff.; *Enquete-Kommission »Recht und Ethik der modernen Medizin«*, Schlussbericht, Bundestags-Drs. 14/9020, S. 27 ff.

17 Für besonderes Aufsehen sorgen dabei (zumindest schon in Großbritannien, Schweden und den USA praktizierte) Fälle, in denen ein »Designerbaby« mit dem Ziel gezeugt und mittels Präimplantationsdiagnostik entsprechend ausgewählt wird, einem bereits geborenen Geschwisterkind als (hoffentlich) lebensrettender Stammzellspender zu dienen, vgl. Die Zeit, 21. 9. 2000, S. 41 f. (»Wunderbare Kräfte«); Der Tagesspiegel, 11. 5. 2006, S. 32 (»Zeigt her eure Gene«), Badische Zeitung, 31. 5. 2007 (»Doppelt Leben schenken«). Ein ausdrückliches Verbot besteht insoweit z. B. in der Schweiz (Art. 119 Abs. 2 c der Bundesverfassung). Vgl. dazu auch *Seith, C.*: Status und Schutz des extrakorporalen Embryos, 2007, S. 250 ff.

Erfolg kehren, etwa wenn aus Sorge vor Missbrauch zu fortpflanzungsfremden Zwecken bzw. aus Ratlosigkeit bezüglich des weiteren Umgangs die Zahl der pro Zyklus erzeugten Embryonen limitiert wird oder deren Kryokonservierung verboten ist. Selbst kulturell miteinander nahe verwandte Rechtsordnungen können insoweit ganz unterschiedlich verfahren: Während man in Deutschland mit Bedacht die Kryokonservierung von In-vitro-Embryonen wie von imprägnierten Eizellen vor Abschluss der Kernverschmelzung zugelassen (aber nicht näher geregelt) hat, ist erstere in der Schweiz verboten[18] und letztere nur übergangsweise gestattet;[19] in Österreich ist man hinsichtlich der Zahl der Befruchtungsvorgänge großzügiger, hatte aber bis vor nicht allzu langer Zeit ein enges zeitliches Limit für die Kryokonservierung von befruchteten Eizellen (1 Jahr)[20] – man wollte damit offenbar deren ausschließliche Verwendung zu Fortpflanzungszwecken absichern und ist nach dem Motto verfahren, es sei das kleinere Übel, überzählige Entitäten zu verwerfen als sie für die Forschung zu verwenden.

In Deutschland ist vor allem die Regelung umstritten, der zufolge es verboten ist, mehr Eizellen einer Frau zu befruchten, als ihr innerhalb *eines* Zyklus übertragen werden sollen (§ 1 Abs. 1 Nr. 5 ESchG). Auch wenn damit keine konkrete Obergrenze genannt ist: Diese Vorschrift steht im Gegensatz zu inzwischen international gebräuchlichen und in vielen Rechtsordnungen akzeptierten Verfahren, alle nach hormoneller Stimulation gewonnenen Eizellen zu befruchten und danach unter in der Regel 8 – 10 erzeugten Embryonen den/die nach morphologischen Kriterien am besten geeigneten Embryo(nen) für den Transfer auszuwählen,[21] wobei sich im Regelfall zur Minimierung des Risikos des

---

18 Art. 17 Abs. 3 Fortpflanzungsmedizingesetz-Schweiz. – Ausnahmen sollen aber in Notsituationen möglich sein, vgl. *Zwicky-Aeberhard, N./Kayser, U./Graf, R.*: Schweizerische Ärztezeitung 2004, 2446 – 2450 (2447). Mit Inkrafttreten des Verbots der Kryokonservierung am 1.1.2000 stellte sich in der Schweiz das Problem der »Altlasten« in Gestalt bereits vorhandener kryokonservierter Embryonen. Art. 42 Fortpflanzungsmedizingesetz-Schweiz verbietet eine Aufbewahrung zu reproduktiven Zwecken über den 31.12.2005 hinaus, gestattet jedoch die Aufbewahrung zu Forschungszwecken (mit schriftlicher Einwilligung des betroffenen Paares) bis Ende 2008. Erst das am 1.3.2005 in Kraft getretene Stammzellforschungsgesetz hat dann die (begrenzte) Möglichkeit der Verwendung zu Forschungszwecken geschaffen, vgl. näher *Schweizer* in *Körtner, U. H. J./Kopetzki, C.* (Hrsg.): Stammzellforschung, 2008, S. 297 ff.

19 Art. 16 Abs. 3 Fortpflanzungsmedizingesetz-Schweiz.

20 Die Höchstdauer der Kryokonservierung von »entwicklungsfähigen Zellen« ist durch Gesetz vom 30.12.2004 auf 10 Jahre heraufgesetzt worden (§ 17 Abs. 1 S. 2 Fortpflanzungsmedizingesetz-Österreich).

21 In einer vom Europarat vorgelegten Studie zu 39 Staaten wird für kein einziges dieser Länder (auch nicht für Deutschland!) eine maximale Anzahl von Eizellen angegeben, die »einzeitig« befruchtet werden dürfen, vgl. Medically Assisted Procreation and the Protection of the Human Embryo, 1997, S. 86. Eine solche Beschränkung (auf Erzeugung von maximal 3 Embryonen) besteht jedenfalls in der Schweiz und in Italien, vgl. *Seith, C.*: 2007 (Fn. 17), S. 243.

Eintritts einer Mehrlingsschwangerschaft der Transfer lediglich eines Embryos (sog. Single-Embryo-Transfer, SET) empfiehlt. Die Richtlinien der Bundesärztekammer (BÄK) über die medizinisch assistierte Reproduktion in der Fassung von 2006[22] übertragen die »Dreier-Regel« des § 1 Abs. 1 Nr. 3 EschG (die Übertragung betreffend) auf die Nr. 5 (die Erzeugung betreffend). Das ist eine sehr vorsichtige, ja übervorsichtige Rechtsauslegung, die mit Recht Kritik erfährt.[23] Aber diese Kritik überzieht ihrerseits, wenn sie konstatiert, letztlich zwinge nicht das EschG, »sondern erst die Bundesärztekammer mit ihrer fragwürdigen Auslegung die deutsche Reproduktionsmedizin dazu, aus vermeintlichen Rechtsgründen ihre Patientinnen schlechter zu behandeln, als es die Regeln der ärztlichen Heilkunst zulassen.« Denn um in Deutschland den »Königsweg« des *elective Single Embryo Transfer* praktizieren zu können, bedürfte es einer Änderung des Embryonenschutzgesetzes.[24] Es sollte daher nicht der falsche Eindruck erweckt werden, dem Praktizieren nach internationalen Standards etwa nach belgischem Vorbild[25] stehe hierzulande allenfalls[26] das ärztliche Standesrecht entgegen und nicht auch (und vor allem) die staatliche Rechtslage.

In-vitro-Embryonen als Forschungsobjekt?

Damit ist ein weiterer Prüfstein für den Lebensschutz am Lebensbeginn angesprochen: die Verwendung oder gar Erzeugung von Embryonen zu Forschungszwecken. Auch insofern bestehen international erhebliche Unterschiede. Bekanntlich hat man sich im Rahmen des Menschenrechtsübereinkommens zur Biomedizin des Europarats nur auf einen wenig aussagekräftigen Formelkompromiss verständigen können und nur die *Erzeugung* von Embryonen zu Forschungszwecken ausgeschlossen (Art. 18). Und auch dieser Formelkompromiss – der offenbar Länder wie Belgien und Großbritannien davon abgehalten hat, dem Abkommen beizutreten – wird durch das Fehlen einer Definition des Embryos entwertet, so dass selbst ein Beitrittsstaat wie Griechenland auf

---

22 Deutsches Ärzteblatt 2006; A-1392-A-1403 (A-1400).
23 *Günther, H.-L./Taupitz, J./Kaiser, P.:* Embryonenschutzgesetz, 2008, § 1 Abs. 1 Nr. 5 Rn. 11 f.; vgl. auch *Koch*, Journal für Reproduktionsmedizin und Endokrinologie 2004, 24–27 (26).
24 Dies wird auch von *Günther, H.-L./Taupitz, J./Kaiser, P.:* 2008 (Fn. 23), § 1 Abs. 1 Nr. 5, Rn. 12, so gesehen. Ebenso schon *Koch, H.-G.:* 2004 (Fn. 23), 27; anders vor allem *Frommel, M.:* Reproduktionsmedizin 2002, 158–182.
25 Vgl. *Hansen, B./Nys, H.:* Landesbericht Belgien, in: *Eser, A./Koch, H.-G./Seith, C.* (Hrsg.): Internationale Perspektiven zu Status und Schutz des extrakorporalen Embryos, 2007, S. 32 (Befruchtung von 10 Eizellen, Transfer von einem oder zwei Embryonen).
26 »allenfalls«, weil das ärztliche Berufsrecht nicht im Widerspruch zum allgemeinen Recht stehen darf.

dem Standpunkt stehen kann, ein Embryo sei erst erzeugt, wenn er das Entwicklungsstadium erreicht hat, das bei natürlichem Verlauf der Dinge dem zur Nidation entspricht.[27] Bislang scheint das diesbezügliche Regelungsgefälle nicht zu erheblichen Niveauunterschieden in der Entwicklung der Medizin geführt zu haben, jedenfalls wird insoweit weit weniger Klage geführt als über die für die »therapeutische« Fortpflanzungsmedizin relevanten Regelungsunterschiede.

Im internationalen Vergleich finden wir, grob gesagt, drei Regelungstypen, nämlich zwei Extrempositionen und eine Reihe von Mittelwegen:

- das absolute Verbot der Forschung mit In-vitro-Embryonen nach deutschem Muster (Österreich, Italien, Polen),
- umgekehrt die Zulässigkeit selbst der Erzeugung von In-vitro-Embryonen zu Forschungszwecken (Belgien, UK), sowie dazwischen
- die Zulässigkeit von Forschung mit ursprünglich zu Fortpflanzungszwecken erzeugten, dazu aber nicht mehr benötigten »überzähligen« Embryonen unter bestimmten substantiellen (z.B.: Verbesserung der Reproduktionstechniken, Bekämpfung gravierender Krankheiten, Grundlagenforschung, Stammzellgewinnung) und formellen (wie behördliche Genehmigung, positive Bewertung durch eine Ethik-Kommission) Voraussetzungen (z.B. Dänemark, Frankreich, Griechenland, Schweiz, Spanien).

Die Reichweite bestehender Forschungsverbote wird dabei nicht unerheblich davon mitbestimmt, ob (möglicherweise) entwicklungsfähige Entitäten, die auf andere Wiese als durch Befruchtung entstanden sind bzw. zu deren Herstellung sogar eine Verwendung von Keimzellen unterbleibt (und deren Verwendung zu Fortpflanzungszwecken in aller Regel untersagt ist), als »Embryonen« angesehen werden. Namentlich im Hinblick auf moderne Klonierungs- und Reprogrammierungstechniken im Kontext der Stammzellforschung ist fraglich, ob es sachgerecht ist, von einem »Embryo« auch dann zu sprechen, wenn die Entwicklungsfähigkeit nicht auf eine Befruchtung zurückgeht (so § 3 Nr. 4 des deutschen Stammzellgesetzes von 2002). Gewichtige Gründe sprechen dagegen; auf die damit verbundene komplexe Problematik kann an dieser Stelle jedoch nicht näher eingegangen werden.[28]

---

27 *Kiriakaki, I.:* Der Schutz des Menschen und des Embryos in vitro in der medizinischen Forschung, 2007, S. 528 mit näherer Erläuterung in Fn. 371.

28 Zusammenfassend dazu *Seith, C.:* 2007 (Fn. 17), S. 277 f. mit weiteren Nachweisen. Ausführlich zur eigenen Position *Koch, H.-G.:* Erzeugung und Verwendung ›therapeutischer Klone‹ aus rechtlicher Sicht. Nationale Rechtslage – rechtsvergleichende Kontraste – rechtspolitische Optionen, in: *Dabrock, P./Ried, J.* (Hrsg.): Therapeutisches Klonen als Herausforderung für die Statusbestimmung des menschlichen Embryos, 2005, S. 183–207 (192 ff.), sowie *Koch, H.-G.:* Embryonenschutz ohne Grenzen?, in: *Arnold, J.* u.a. (Hrsg.): Menschengerechtes Strafrecht. Festschrift für Albin Eser zum 70. Geburtstag, 2005, S. 1091–1118 (1098 ff.).

Ausblick

1. Möglichkeit internationaler Rechtsangleichung?

Mag auch auf lange Sicht gesehen zu erwarten sein, dass international tendenziell sich eher permissivere Rechtspositionen zur Fortpflanzungsmedizin durchsetzen werden (auf das Beispiel Schwangerschaftsabbruch kann verwiesen werden); ein Automatismus in diese Richtung besteht nicht. EG-rechtliche Vorgaben »aus Brüssel«, die zur europäischen Harmonisierung drängen könnten, gibt es nicht und wird es auf absehbare Zeit kaum geben. Und das Menschenrechtsübereinkommen des Europarats zur Biomedizin ist in Bezug auf die Fortpflanzungsmedizin und den Status von Embryonen fragmentarisch, schafft lediglich Minimalstandards und gibt damit Beitrittsstaaten große Gestaltungsfreiheit für die nationale Gesetzgebung zusätzlich zu der Möglichkeit, zum Beitrittszeitpunkt schon bestehendes abweichendes Recht fortgelten zu lassen. Deutschland ist dem Abkommen bekanntlich noch immer nicht beigetreten.

Immerhin lässt sich bei aller bestehenden Regelungsdivergenz ein kleiner, aber doch nicht unwesentlicher *Kern von weitestgehender Einmütigkeit* ausmachen:

– Keine Befruchtung zu fortpflanzungsfremden Zwecken,
– kein reproduktives Klonen, und – das Folgende mag vielleicht überraschen –
– keine besondere Strafbarkeit von Auslandstaten, jedenfalls nicht außerhalb dieses Konsensbereichs.

Letzteres mag auch der »ethischen Entlastung« von Staat und Gesellschaft dienen: Lässt man etwa den eigenen Forschern bei strenger nationaler Rechtslage wenigstens den Weg internationaler Kooperation auf fremdem Boden, braucht man ein nicht ganz so schlechtes Gewissen zu haben, wenn es darum geht, die Ergebnisse von (Embryonen-)Forschung zu nutzen, die im eigenen Land aus rechtlichen Gründen nicht möglich war.[29] Im Hinblick auf die fortpflanzungsmedizinische Nutzung weitergehender Möglichkeiten im permissiveren Ausland durch Paare oder Personen mit Kinderwunsch mag man von einem »Reichenprivileg« oder von »Zweiklassen-Medizin« sprechen.[30] Soweit man die größere Permissivität anderer Länder für begründet hält, wäre es freilich rechtspolitisch widersinnig zu fordern, den Weg in diese Länder zu versperren. Stattdessen geht die Aufgabe dahin, auf eine Modernisierung der inländischen

---

29 Auf verbleibende Strafbarkeitsrisiken mit Blick auf § 13 Stammzellgesetz i.V.m. § 9 II StGB insbesondere unter dem Aspekt der Mittäterschaft und mittelbaren Täterschaft weist *Taupitz, J.:* JZ 2007, 113–122 (119) hin; ähnlich schon *Hilgendorf, E.:* Zeitschrift für Rechtspolitik (ZRP) 2006, 22–25 (23 f.).
30 Vgl. *Bioethik-Kommission Rheinland-Pfalz* 2005 (Fn. 9), S. 64.

Rechtslage hinzuwirken. Soweit hingegen Fortpflanzungsmedizintourismus aus »reichen« Ländern Ressourcen ärmerer Länder auszubeuten droht – und zwar insbesondere personelle Ressourcen im Kontext von Leihmutterschaften –, wäre es Sache dieser Länder, dagegen durch Residenzpflichten oder dergleichen protektiv-protektionistisch vorzugehen.[31]

2.   Einübung in den Umgang mit (aktuell) unvermeidlichem Dissens

Gerade in Fragen, die für die Praxis der medizinisch unterstützten Fortpflanzung von großer praktischer Bedeutung sind, wird man also auf absehbare Zeit mit der Tatsache leben müssen, dass gewisse Verfahren von Land zu Land unterschiedlich beurteilt werden und damit Ärzte und Ärztinnen wie Klienten und Klientinnen unterschiedliche Möglichkeiten offen stehen. Damit erscheint es aber auch geradezu illusionär, auf einen internationalen Konsens in der »Statusfrage« bezüglich des In-vitro-Embryos zu hoffen. Wie sollte vor diesem Hintergrund mit diesen internationalen Regelungsunterschieden, aber auch und insbesondere mit scheinbar unauflöslichem Dissens der Diskussionsteilnehmer auf nationaler Ebene über das angemessene Normprogramm rechtspolitisch umgegangen werden? Dazu abschließend nur kurz einige thesenhafte Überlegungen:

Man kann wohl davon ausgehen, die Gesetzeslage lasse sich in von Vielen als essentiell – man denke an den häufigen argumentativen Gebrauch der »Menschenwürde« in diesem Kontext – verstandenen Fragen nur durch besonderen legislativen »Kraftakt« reformieren. Es macht einen Unterschied, ob man zu einem bestimmten Komplex (wie dem der Fortpflanzungsmedizin) ein Regelwerk neu konzipiert (wie bei Schaffung des deutschen ESchG von 1991) oder ob man ein solches schon lange Jahre existentes Regelwerk in einer Grundaussage in Frage stellt. Am Beispiel des Schwangerschaftsabbruchs kann man sehen, dass sich eine rechtspolitische Grundsatzdiskussion nicht alle paar Jahre führen lässt und dass Rechtsfrieden nicht ohne Toleranz zu erreichen ist. Die rechtspolitische Gestaltungsaufgabe geht also dahin, eine reformierte Rechtslage so zu konzipieren, dass die in der Sache vertretenen unterschiedlichen Positionen Ak-

---

31 Beispiele hierfür gibt es bereits, vgl. etwa *Kiriakaki, I.*: Medizinrecht 2005, 143 – 153 (149) zu Residenzpflichten bei Ersatz-Tragemutterschaften nach griechischem Recht. Derartige Regelungen dürften ihre Vorbilder in Bestimmungen haben, mit denen verschiedene Länder der Besorgnis entgegengewirkt haben, zu einem Zielland für abtreibungswillige Frauen zu werden, vgl. etwa zum früheren französischen Recht (Art. L 162 – 11 Code de la santé publique) *Wüst-Reichenbach, T.* in *Eser, A./Koch, H.-G.* (Hrsg.): Schwangerschaftsabbruch im internationalen Vergleich, Teil 1: Europa, 1988, S. 475 (518) sowie zu Schweden (Art. 5 Abs. 1 Schwangerschaftsabbruch-Gesetz) *Cornils, M./Wiskemann, B.*: ebenda, S. 1383 (1420).

zeptanz erfahren, ohne die eine als »richtig« oder die andere als »falsch« zu etikettieren. Damit sind noch keine Detailergebnisse gewonnen, aber eine Richtung angezeigt: Im Mittelpunkt steht die verantwortungsbewusste und darob respektheischende Entscheidung der konkret Betroffenen. Eine dies akzeptierende Rechtsordnung würde sich damit einer eigenen Bewertung als richtig/falsch oder zulässig/unzulässig bis zu einem gewissen Grad enthalten; diese Zurückhaltung würde aber gleichsam aus einer Perspektive höherer Weisheit erfolgen. Rechtliche Vorgaben wären dann ganz wesentlich zu verstehen als Garant eines optimierten Entscheidungs*prozesses*. Verbunden werden könnte dies mit Absicherungen, um ein möglichst alle Aspekte berücksichtigendes Entscheidungsverfahren zu gewährleisten (z. B. durch Kommissionskontrolle). Dem dazugehörigen Respekt gegenüber dem Andersdenkenden trägt bereits das geltende deutsche Recht in Gestalt des in § 10 ESchG verankerten Mitwirkungs-Weigerungsrechts Rechnung.

Der deutsche Gesetzgeber ist seit langem zur Schaffung eines umfassenden Fortpflanzungsmedizingesetzes und damit zu einer Abkehr von seiner bisherigen strafrechtszentrierten Sichtweise oder zumindest zu deren Relativierung aufgerufen.[32] Er zeigt sich offensichtlich bislang nicht begeistert von dieser Aufgabe.[33] Er scheut offenbar die Auseinandersetzung zwischen ethischer Prinzipientreue und fortpflanzungsmedizinisch erfolgsorientiertem Pragmatismus. Er wird aber kaum darauf hoffen können, die Fortpflanzungsmedizin könne die durch sie aufgeworfenen normativen Probleme durch medizinischen Fortschritt zu einem nicht unerheblichen Teil selbst lösen. Die Beobachtung der einschlägigen Rechtsentwicklung in anderen Ländern dürfte deshalb auch künftig einen bedeutenden Beitrag zur nationalen rechtspolitischen Diskussion zu Fragen der Reproduktionsmedizin und des Embryonenschutzes leisten.

---

32 Vgl. nur *Koch, H.-G.*: Das deutsche Embryonenschutzgesetz im Rechtsvergleich, in: *Diedrich, K./Hepp, H,/Otte, S.*: 2007 (Fn. 9), S. 229–235 (235); *Neidert, R.*: Medizinrecht 1998, 347–353.

33 Vorbereitende Aktivitäten wie das vom Bundesministerium für Gesundheit in Zusammenarbeit mit dem Robert-Koch-Institut Berlin veranstaltete Berliner Symposium vom Mai 2000 (dokumentiert durch *Arndt, D./Obe, G.* (Red.): Fortpflanzungsmedizin in Deutschland, 2001), sind offenbar im Sande verlaufen.

4. Ethische Fragen am Lebensende

Arnulf von Scheliha

Ethische Fragen am Lebensende aus Sicht der Evangelischen Theologie

Der sozialethische Diskurs in der Evangelischen Theologie über ethische Fragen am Lebensende ist gegenwärtig auf die Themen »aktive Sterbehilfe«, »medizinisch assistierter Suizid« und Patientenverfügung konzentriert. Dazu wird im Folgenden Stellung bezogen. Andere Themen wie »Hirntod und Organtransplantation«, »Patienten im Wachkoma« und »Entscheidungsdilemmata in der Neonatologie« werden hier nicht aufgegriffen.

Die Evangelische Kirche in Deutschland (EKD) hat in den letzten Jahren klare Positionen erarbeitet, die in den nachstehend genannten Dokumenten zum Ausdruck kommen:

– Sterbebegleitung statt aktiver Sterbehilfe. Eine Textsammlung kirchlicher Erklärungen mit einer Einführung des Vorsitzenden der Deutschen Bischofskonferenz und des Vorsitzenden des Rates der EKD (2003).
– Sterben hat seine Zeit. Überlegungen zum Umgang mit Patientenverfügungen aus evangelischer Sicht. Ein Beitrag der Kammer für Öffentliche Verantwortung der Evangelischen Kirche in Deutschland (2005).
– Wenn Menschen sterben wollen. Eine Orientierungshilfe zum Problem der ärztlichen Beihilfe zur Selbsttötung. Ein Beitrag des Rates der Evangelischen Kirche in Deutschland (2008).

In diesen zum Teil sehr umfangreichen Dokumenten werden folgende Positionen eingenommen und im Einzelnen begründet: Jede Form der aktiven Sterbehilfe wird strikt und kompromisslos abgelehnt. Im Zuge der Diskussion um die »passive Sterbehilfe« wird die grundlegende Spannung zwischen der Patientenautonomie einerseits und der moralisch und ärztlich auszuführenden Fürsorgepflicht andererseits anerkannt, die jeweils verantwortungsvoll, sorgfältig und situationsbezogen zum Ausgleich gebracht werden soll. Grundsätzlich wird passive Sterbehilfe im engeren Sinne als moralisch vertretbar anerkannt, wenn bestimmte Bedingungen erfüllt sind, zu denen ein konkretes Krankheitsbild, eine bevorzugt schriftliche Patientenverfügung und das Eingetretensein des Sterbeprozesses gehören. »Voraussetzung hierfür ist …, dass die Situation des Wartens auf den Tod gewahrt bleibt und nicht durch eigenmächtiges Verfügen über den Todeszeitpunkt ersetzt wird.« (Sterbebegleitung statt Sterbehilfe, 39). Die theologische Argumentation ist schöpfungstheologisch fundiert. Gott gilt als ›Herr über Leben und Tod‹, der das Leben schenkt. Daher darf der Tod eines Menschen nicht herbeigeführt, sondern muss abgewartet werden. Denn Christen verstehen sich als Geschöpfe Gottes und wissen Geburt und Tod in Gottes Hand. Anders gewendet: Geburt und Tod ereilen uns als ›Geschick‹, dem wir uns zu stellen haben.[1] Das bedeutet jedoch nicht, dass Menschen im Hinblick auf den Tod gar nicht handeln dürften. Vielmehr ist geschöpfliches Leben immer zu gestaltendes Leben und das Lebensende ist in diese Gestaltungsaufgabe eingeschlossen. Daher gehört es zur Aufgabe und verantwortlichen Führung menschlichen Lebens, auch das Sterben als eigene Lebensphase anzunehmen und als Möglichkeit zur Selbstbestimmung zu verstehen. Die Patientenverfügung wird daher als grundsätzlich geeignetes Instrument zur Selbstbestimmung. Ihre Anwendung bedarf allerdings »einer sorgfältigen Interpretation« (Sterben hat seine Zeit, 6). Bei der Frage der Reichweitenbegrenzung der Patientenverfügung kommt die EKD zu keinem eindeutigen Ergebnis. Beide Positionen, die Begrenzung auf tödlich verlaufende Erkrankungen einerseits und ihre Erstreckung auf Krankheiten, die – wie ein stabiles Wachkoma – nicht zum Tode führen andererseits, werden als moralisch vertretbar dargestellt. Die erste Option wird vorsichtig bevorzugt. In Zweifelsfällen soll ein Konsil entscheiden, wobei neben dem sorgfältig zu ermittelnden Patientenwillen die ärztliche Verantwortung (Diagnose, Prognose des Krankheitsverlaufes) entscheidendes Gewicht bekommt. Sollten dann noch immer Zweifel bestehen, gilt der Grundsatz: Im Zweifel für das Leben! Als das gegenüber der passiven Sterbehilfe ethisch vorzüglichere Instrument wird die Sterbebegleitung unterstützt. Man fordert die Stärkung der Palliativmedizin und Hospizarbeit und empfiehlt die fürsorglich-seelsorgerliche Begleitung der Sterbenden, denen auch in dieser für sie schwierigen Zeit der christologisch vermittelte Zuspruch von Lebenssinn angeboten werden soll.

Nach dem jüngsten Dokument sind aus der Sicht der EKD weder eine ›Tötung auf Verlangen‹ noch die Beihilfe eines Arztes bei einem Suizid ethisch zu rechtfertigen. In der Orientierungshilfe wendet sich die EKD insbesondere an Ärzte und Ärztinnen, die an der Schnittstelle zwischen den leidenden Patienten, den betroffenen Angehörigen und den neuen, zum Teil kommerziellen Angeboten der Beihilfe zur Selbsttötung tätig sind und daher den größten Bedarf an ethischer Orientierung hätten. Inhaltlich kommt die EKD zu drei Ergebnissen. Sie verwirft zunächst die rechtliche Einschränkung der Garantenpflicht des Arztes. Sodann lehnt sie die Möglichkeit einer Verankerung der ärztlichen

---

1 Vgl. dazu kritisch Kodalle 2005.

Beihilfe zum Suizid im Recht ab, unterstreicht aber den Verantwortungs- und Handlungsspielraum des Arztes im Blick auf die Beurteilung des jeweiligen Einzelfalles. Der Rat der EKD will schließlich politisch auf das Verbot der geschäftsmäßigen Vermittlung von Gelegenheiten zur Selbsttötung hinwirken und plädiert somit für ein Verbot von kommerziellen Selbsthilfeorganisationen nach dem Muster, wie es in der Schweiz etabliert wurde.

In diese kirchlichen Dokumente, die sehr sorgfältig und ausgewogen argumentieren, ist viel theologischer, juristischer, ärztlicher und pflegerischer Sachverstand eingeflossen. Das darin vertretene Grundanliegen ist in meinen Augen zustimmungsfähig.[2] In den nachstehenden 12 Thesen soll in einem geschlossenen Argumentationsgang die spezifische Perspektive der evangelischen Ethik profiliert und im Blick auf die so genannte aktive Sterbehilfe eine Differenzierung angebracht werden, die in den Texten der EKD nicht berücksichtigt ist, aber aus der Beteiligtenperspektive Beachtung verdient.

1. Wegen der Verbrechen während der nationalsozialistischen Epoche ist in Deutschland ein gesteigertes Verantwortungsbewusstsein und eine erhöhte Sensibilität für die ethischen Grenzfragen am Anfang und Ende des Lebens notwenig. Gleichwohl darf die Verantwortung vor der Geschichte nicht zur Tabuisierung jedweder Form von Sterbehilfe instrumentalisiert werden.

2. Der Verzicht auf Tabus ist hier auch deshalb nötig, weil wir es kulturgeschichtlich mit einem neuen Sachverhalt zu tun haben, der es dem Menschen ermöglicht, einerseits präzise über die Umstände seines Sterbens umfassend informiert zu sein bzw. informiert zu werden, andererseits direkt oder mit Hilfe von Patientenverfügung über den wirklichen oder hypothetischen Verlauf des eigenen Sterbens mit zu entscheiden. Hinter dieser neuen Situation stehen zum einen der medizinisch-technische Fortschritt und zum anderen die gewachsene Einsicht in die Patientenautonomie.

3. Für die christliche Ethik bedeutet dies, dass die Antworten auf die neuen Fragen weder einfach feststehen noch aus überlieferten Prinzipien direkt abgeleitet werden können. Vielmehr müssen die ethischen Grundeinsichten des Christentums durch gegenwärtige Verstehens- und Aneignungsprozesse aktualisiert und plausibilisiert werden. Das hat zwei Folgen: Einmal formen sich die überlieferten Prinzipien im Laufe der Geschichte um und werden in der Gegenwart verschieden interpretiert. Es ist daher kurzschlüssig, *eine* bestimmte Auslegung und die aus ihr folgende Regelung der Konflikte um die Sterbehilfe und Patientenautonomie mit *der* christlichen Position gleichzusetzen und andere Rechtsbestimmungen, etwa diejenigen in der Schweiz, in Belgien oder den Niederlanden, pauschal als »wider das 5. Gebot« (Alois Schröder), als »Angriff auf die Menschenwürde« (Peter

---

2 Eine kritische Sichtung der EKD-Positionen bietet neuerdings Friess 2008.

Ramsauer) oder als »Kulturbruch« (Kardinal Lehmann) zu diffamieren.[3] Vielmehr ist zu notieren, dass innerhalb des vom Christentum mitgeprägten Kulturkreises unterschiedliche Antworten auf die ethischen Grenzfragen möglich sind. Das zeigt sich ebenfalls beim Embryonenschutz, dem Schwangerschaftsabbruch oder der Todesstrafe. Selbst der frühere Hamburger Justizsenator Kusch, einer der aktivsten Agitatoren für die aktive Sterbehilfe, hat anfangs seine Position auch mit dem Hinweis auf seinen Glauben und dem daraus abgeleiteten Ethos der Nächstenliebe begründet. Heute argumentiert er primär menschen- bzw. grundrechtlich, was bekanntlich aber nicht im Gegensatz zum Christentum stehen muss. Sodann, zur Lösung neuer ethischer Probleme sind daher die wesentlichen Impulse aus der sittlichen Substanz des Christentums in den gesellschaftlichen Diskurs einzuspeisen im Vertrauen darauf, dass sich in den politischen Verfahren eine solche Lösung durchsetzt, die die Glaubwürdigkeit der sittlichen Grundlagen des Gemeinwesens erhält, rechtliche Grauzonen schmälert und Rechtsfrieden ermöglicht. Auch das sind ja wichtige ethische Güter. Daher ist es nicht sinnvoll, kirchlicherseits das Thema »aktive Sterbehilfe« als »Tabuthema« zu bezeichnen[4] und jeden Diskurs zu verweigern.

4. Die Sterbehilfe-Debatte, die durch die kommerziellen Angebote und durch die auf sie reagierenden Gesetzesinitiativen neuen Schwung erhalten hat, ist als ein moralischer Prinzipienkonflikt zu verstehen. Das *erste* Prinzip ist der Schutzaspekt im Begriff der Menschenwürde. Danach ist jeder Mensch als Selbstzweck zu achten, sein Leben zu schützen und es sind die für die Entfaltung seiner Selbstzweckhaftigkeit wesentlichen Bedingungen bereitzustellen. Diese Norm ist in Art. 1 dem Grundrechtskatalog des Grundgesetzes vorangestellt und begrenzt in unbedingter Weise die Reichweite staatlicher Gewaltausübung im Verhältnis zum Einzelnen. In der christlichen Ethik findet sich diese Schutzdimension der Menschenwürde im Prinzip der Nächstenliebe, die sich dem leidenden Anderen zuwendet und ihm aufhilft. Diese Nächstenliebe gründet aus christlicher Perspektive das Ethos des Heilens, des Pflegens und des Schmerzlinderns, des seelsorgerlichen Beistandes im Krankheitsfall und der Sterbebegleitung. Diese fürsorgliche Zuwendung hat aber eine innere Grenze, denn sie zielt auf die Herstellung symmetrischer Beziehungen. Die sittliche Weisung Jesu, »Du sollst deinen Nächsten lieben wie Dich selbst« (Mt 22,39), schließt eine paternalistische Interpretation der Nächstenliebe aus. Vielmehr begrenzen sich Schutz- und Fürsorgepflicht an der Selbstzweckhaftigkeit des Anderen.

---

3 Belege über www.sterbehilfe-debatte.de.
4 Vgl. z. B. die EKD-Pressemitteilung vom 10. Juli 2004 »Aktive Sterbehilfe muss Tabu bleiben«.

5. Damit gelangt man zum *zweiten*, im Menschenwürdebegriff eingelagerten Aspekt, nämlich dem der Freiheit bzw. des Autonomieprinzips. In der Auslegung des Menschenwürdebegriffs zeichnet sich gegenwärtig auf allen Ebenen eine stärkere Betonung der Freiheitsqualität ab. Demgegenüber verliert der Gesichtspunkt der Fürsorge-Pflicht, nach der der Staat den Einzelnen gegen den nur ihn selbst schädigenden Missbrauch seiner Würde in Schutz zu nehmen habe, an Plausibilität.[5] Als Beispiel sei etwa darauf verwiesen, dass in einem breiten Strang der Evangelischen Ethik der Suizid nicht mehr als moralisch verwerflich gilt, sondern seit Dietrich Bonhoeffer in der Fluchtlinie eines »Recht[es] auf das leibliche Leben« gesehen wird, zu der auch die »Freiheit seinem leiblichen Leben gegenüber« (Bonhoeffer [9]1981, 165) gehört. Diesem Trend entsprechend wurde in den vergangenen Jahren in der Medizin dem Patientenwillen mehr Gewicht eingeräumt. Im Falle der Krise gilt der Patient nicht mehr einfach als Objekt zur Durchsetzung des abstrakten Ideals ›Lebenserhaltung‹, sondern als ›Autor‹ seines Sterbens. Dieser Wille zur Selbstbestimmung ist es auch, der sich in den ethischen Grenzfragen am Ende des Lebens deshalb so massiv zu Wort meldet, weil sich viele Menschen durch schwere Krankheiten einem massiven Fremdbestimmungspotenzial ausgesetzt fühlen. Anders sind der Boom der Patientenverfügungen[6] und die hohe Prozentzahl nicht zu erklären, in der sich nach Ergebnissen der Meinungsforschung zwischen 70 % bis 80 % der Bürgerinnen und Bürger für aktive Hilfe zum Sterben aussprechen (vgl. Spieker 2004, 11). In solchen Trends drücken sich sicher auch Ängste aus: Ängste vor einem Dahinsiechen mit unerträglichen Schmerzen. Ängste vor einer als sinnlos empfundenen Verlängerung des Leidens durch die so genannte Apparatemedizin. Tiefster Grund dürfte die Furcht davor sein, in der letzten Lebensphase entmündigt und zum bloßen Gegenstand selbstläufiger ärztlicher oder misslauniger verwandtschaftlicher Fürsorge entwürdigt zu werden. Im Wunsch nach aktiver Sterbehilfe versteckt sich also ein emanzipatorisches Motiv, das nicht einfach als überwindliche ›Angst‹ abgetan und tabuisiert werden darf.

---

5 »Rückt … eine bestimmte Vorstellung vom Menschen und von seinem eigentlichen Wesen in das Zentrum des Rechts, so wird in programmatischer Ablösung des Würdegedankens vom menschlichen Individuum als Rechtsträger dieses zum bloßen Destinatär höherer Bestimmung und sein rechtlicher Schutz eine Rechtswohltat, die als Funktion des großen Ganzen zugesprochen oder eben versagt wird. Ohne innere Brüche lässt sich dann mit der Würde des Menschen begründen, dass zum höheren Zweck einer menschenwürdigen Existenz … das Integritätsinteresse des Einzelnen zurückzutreten hat …« (Enders 2004, 57).
6 Tanner spricht von über sieben Millionen Patientenverfügungen von mehr als 150 Anbietern (vgl. Tanner 2004, 244).

6. Ein weiterer mitwirkender (aber in den ethischen Diskursen oft nicht aus-
    reichend berücksichtigter) Faktor ist die öffentliche Debatte um die Kosten
    des Gesundheitswesens. Es kann nicht ausbleiben, dass die vielen Hinweise
    auf explodierende Kosten und auf die Aushöhlung des Solidarsystems sich
    in der mentalen Einstellung der Menschen niederschlagen. So gehen in den
    Wunsch nach aktiver Sterbehilfe auch die Ängste vor der Kostenlawine ein,
    die der Einzelne im Pflegefall auf sich zurollen sieht. Aus ethischer Per-
    spektive stehen wir hier vor dem Einfallstor utilitaristischer Argumente in
    den Sterbehilfe-Diskurs, die den Prinzipienkonflikt noch einmal verschär-
    fen.

7. Der Weg aus diesem Prinzipienkonflikt kann nicht durch eine abstrakte
    Vorrangstellung eines der genannten Prinzipien gelöst werden. Weder
    dürfen utilitaristische Kostenargumente, noch ein freigelassener Selbstbe-
    stimmungsanspruch oder ein die Selbstzweckhaftigkeit des Einzelnen
    überwältigender Fürsorgewille monarchisch regieren. Dieser Verzicht auf
    die Monarchie *eines* Prinzips bedeutet, dass in evangelischer Perspektive
    das seit der Enzyklika *Evangelium Vitae* vom 25. März 1995 in der katho-
    lischen Moral- und Soziallehre oftmals verabsolutierte Prinzip des Le-
    bensschutzes (vgl. Spieker 2007; dagegen Goertz 2008) nicht den gleichen
    Rang genießt, weil es die grundrechtlichen Belange einzelner Menschen
    gänzlich zurückdrängt, situative Fallentscheidungen ablehnt und die Ein-
    zelfallgerechtigkeit beiseite rückt. Auf diese Weise wird der abstrakte Nor-
    menschutz individuellen Schicksalen vorgeordnet, der Prinzipienkonflikt
    wird ebenso abgewiesen wie folgenethische Abwägungen. Demgegenüber
    setzt die evangelische Ethik bei der kritischen Reflexion der Beteiligungs-
    perspektive der Betroffenen ein. Das bedeutet: Jenseits aller rechtlich zu
    treffenden Regelungen wird innerhalb der christlichen Ethik das je indivi-
    duelle Leben und Sterben thematisch. Jeder lebt sein eigenes Leben. Jeder
    stirbt den eigenen Tod, selbst wenn sich die rechtlichen Rahmenbedin-
    gungen und medizinischen Diagnosen gleichen. An dieser Stelle beginnt die
    ethische Reflexion und nur von hier aus kann der Weg durch den morali-
    schen Prinzipienkonflikt gebahnt werden.

8. Der Christ weiß um die Kreatürlichkeit und damit um die Endlichkeit des
    Lebens. Die menschliche Existenz ist nicht ›von Haus aus‹ auf Ewigkeit
    angelegt, sondern von Gott her dazu bestimmt. Das menschliche Leben ist
    daher ein Leben zum Tode. Das Sterben bildet im Prozess des Lebens eine
    eigene Lebensphase. Auch diese Lebensphase ist eine Phase, in der das
    Leben selbstbestimmt gestaltet werden kann. Es gibt daher keinen Grund,
    das Selbstbestimmungsrecht in der Lebensphase des Sterbens einzu-
    schränken. Anders: Wenn zur Menschenwürde auch ein würdevolles Ster-
    ben gehört und sich dessen Gestaltung nicht gegen den Willen des Ster-

benden definieren lässt, gibt letztlich die je eigene Perspektive des Betroffenen den Ausschlag, was für ihn in der Situation von Krankheit und Sterben als würdegemäß zu gelten hat und das schließt den Wunsch nach Beendigung Leben erhaltender Maßnahmen ein. Dieses Recht auf Selbstbestimmung darf nur im äußersten Ausnahmefall eingeschränkt werden.

9. Die Patientenverfügung ist ein geeignetes Mittel, um dem konkreten Willen in einer Krisensituation, das heißt bei der Einleitung Leben verlängernder Maßnahmen, Ausdruck zu geben. Freilich muss die Patientenverfügung der Idee anspruchsvoller Freiheit genügen, damit ihre Authentizität mit hoher Sicherheit festgestellt werden kann. Solche Kriterien sind: Reflexion, Bildung, Kommunikation mit einem fürsorglichen Gegenüber und eine selbst vollzogene Entscheidung. Das bedeutet: Die Patientenverfügung soll erstens differenziert und hinreichend präzise sein und damit jeden Anschein von Willkür vermeiden. Zweitens soll der medizinische Sachverhalt, um den es in einer konkreten Entscheidungssituation geht, darin paradigmatisch beschrieben sein, damit deutlich wird, dass der Wille, der sich in der Patientenverfügung ausspricht, ein hinreichend aufgeklärter Wille ist. Die Patientenverfügung soll drittens auf der Basis qualifizierter, insbesondere ärztlicher Beratung abgefasst sein. Mit diesem Kriterium wird der symmetrische Kommunikationsbedarf, auf den der Wille im Zuge seiner Bildung angewiesen ist, abgedeckt. Schließlich muss eine Patientenverfügung widerruflich sein können. Diese Widerrufung kann auch mündlich, nötigenfalls durch Gesten möglich sein. Der Patient darf nicht zum ›Sklaven‹ seiner eigenen Patientenverfügung werden. Damit wird der zur Freiheit gehörenden Möglichkeit zur Willensänderung Rechnung getragen. Vor diesem Hintergrund wäre eine grundsätzliche Reichweitenbegrenzung von Patientenverfügungen nicht einleuchtend. Berücksichtigten Patientenverfügungen nur das eigentliche unmittelbare Sterben bzw. einen vorab fixierten Krankheitsverlauf, träfen sie keine Verfügungen über eine Reihe von Krankheitsbildern, die durchaus relevant werden könnten (z. B. Wachkoma ohne Chance auf Remission). Würde man, wie es gelegentlich gefordert wird, in solchen Fällen gegen eine ausdrückliche Patientenverfügung die Behandlung aufrecht erhalten, käme dies faktisch ihrer Suspension und der Missachtung des Patientenwillens gleich. Liegt eine Patientenverfügung nicht vor oder ist diese vor dem Hintergrund des Falles unklar, besteht die Aufgabe des Arztes und der Betreuer darin, nach dem mutmaßlichen Willen und dem Wohle des Patienten zu handeln. Bei der dabei zu treffenden Entscheidung ist die Symmetrie im Verhältnis Arzt, Angehörige/Betreuer und Patient zu wahren. Ein Rückfall in einen ärztlichen oder staatlichen Paternalismus ist zu vermeiden. Vielmehr muss von der lebensgeschichtlich zu rekonstruierenden ›Maxime des Willens‹ eines Patienten ausgegangen

werden, die für dessen Selbstbestimmung einsteht. Diese Entscheidungssituation stellt Arzt und Angehörige/Betreuer in eine große Verantwortung,
von der sie nicht – oder nur partiell – entlastet werden können.

10. Das Recht auf Selbstbestimmung in der Lebensphase ›Sterben‹ endet dort,
    wo die Symmetrie im Verhältnis von Patient, Betreuer und Arzt nicht ge-
    geben ist. Vergegenwärtigte sich der Wunsch nach ›Töten auf Verlangen‹
    (aktive Sterbehilfe, assistierter Suizid) seiner Voraussetzungen und Folgen,
    müsste er erkennen, dass seine planmäßige Umsetzung die Gefahr be-
    schwört, die zivilisatorisch aufgebaute Tötungshemmung zu unterlaufen,
    deren Grundlage die soziale Symmetrie von Selbstbestimmung und Für-
    sorge ist. Aktive Sterbehilfe zerstört die Balance in der Beziehung Patient,
    Arzt und Betreuer/Verwandte und degradiert den Anderen zum Erfül-
    lungsgehilfen der eigenen Selbstbestimmung. Es vernichtet das Ethos der
    Fürsorge, weil es ihren Gegenstand aufhebt und damit selbstwidersprüch-
    lich ist.[7]

11. Freilich muss diese ethische Begründung des Verbotes einer aktiven Ster-
    behilfe und des assistierten Suizids noch einmal relativiert und auf beson-
    dere Konfliktsituationen bezogen werden, wie es auch in anderen Fällen
    geschieht, zum Beispiel bei manchen Formen der Spätabtreibung oder der
    Organentnahme bei Hirntoten. Denn es ist ethisch und rechtlich nicht
    vertretbar, die Augen davor zu verschließen, dass es trotz Fortschritten in
    der Schmerz- und Palliativmedizin Krankheitsverläufe gibt, die die Be-
    troffenen selbst als entwürdigend, depersonalisierend und untragbar emp-
    finden, so dass sie ein Ende des Lebens vorziehen. Daher hat Hartmut Kreß
    die 1986 entwickelte These vom rechtfertigenden Notstand aufgegriffen, die
    in Extremfällen und Grenzsituationen »eine aktive Lebensbeendigung auf-
    grund des eigenen Wunsches und der eigenverantwortlichen Entscheidung
    eines Patienten ethisch und rechtlich vertretbar erscheinen« (Kreß 2005c,
    10) lässt. Die ethische Würdigung eines solchen Notstandes würde es er-
    möglichen, den kommerziellen Anbietern im Bereich der aktiven Sterbe-
    hilfe *wirksam* entgegenzutreten, da man den oftmals artikulierten Wunsch
    nach aktiver Sterbehilfe nicht moralisch übergeht, sondern die mit ihm
    verbundenen Ängste aufgreift und anerkennt, aber zugleich einer diffe-
    renzierten ethischen Lösung zuführt. Denn anders als die generalisierende
    Tolerierung aktiver Sterbehilfe in den Niederlanden würde der ›rechtferti-
    gende Notstand‹ den Ausnahmecharakter von Fällen aktiver Lebensbeen-

---

7 Vgl. dazu ausführlich Koch 1987. Ergänzend wird von ärztlicher Seite darauf hingewiesen,
   dass die Legalisierung der aktiven direkten Sterbehilfe »zu einem fundamentalen Bruch des
   Vertrauens des Kranken und der Gesellschaft, zu einer Krise in der Arzt-Patient-Beziehung
   und des Selbstverständnisses des Arztes führen« (Gahl 2006, 45) muss.

digung markieren, der durch Verfahren (vormundschaftliche Kollegialent-
scheidung oder Begleitung durch ein interdisziplinäres Ethikkonsil) sichergestellt werden könnte.

12. Auf der Basis des Gleichgewichts von Selbstbestimmung und Fürsorge ergibt sich in einer Krisensituation der Vorrang der Selbstbestimmung für den
Patienten, wenn diese die berufs- und familienethische Fürsorgeverpflich-
tung der Anderen nicht aufhebt. Innerhalb des dadurch abgesteckten
Rahmens sind palliativmedizinische Maßnahmen ebenso angebracht wie
seelsorgerlich-therapeutische Gespräche, um die Sinndimension vergehen-
den Lebens auszuleuchten. Gerade weil es im Verhältnis von Arzt und Patient wegen des Wissensunterschiedes und der Betroffenheit eine unauf-
hebbare Asymmetrie gibt, sind die Anerkennung der Selbstzweckhaftigkeit
der Beteiligten die innere Voraussetzung und die kommunikative Symmetrie ein notwendiges Regulativ für die ethische Bewältigung der Konflikt-
situation. Auf dieser Grundlage wird es aus evangelischer Perspektive bei
den ethischen Fragen am Lebensende nicht darum gehen, ›klare‹ Lösungen
zu dekretieren und Entscheidungen vorzuformatieren. Vielmehr werden
immer Einzelfallentscheidungen zu treffen sein, die von Personen im Gewissen verantwortet werden müssen. Von daher sind verstärkte Anstren-
gungen zur Bildung im Umgang mit dem Tod erforderlich, auf Seiten der
Ärzte, der (potenziellen) Angehörigen und (potenziellen) Patienten. Der
sensible Umgang mit dem Sterben ist als eine allgemeine Bildungsaufgabe
anzusehen, die aber sicher nicht so gelöst werden kann, dass keine unab-
gegoltenen Risiken blieben. Jenseits der notwendigen Rechtssicherheit und
der zu raffinierenden Beschreibung der komplexen Lagen, die sich durch die
moderne Medizin mit ihren Möglichkeiten ergeben, muss am Ende von
Einzelnen entschieden, ein Wagnis eingegangen und jede Entscheidung
verantwortet werden. Für die Ethik ergibt sich hier die Aufgabe, unterhalb
der anzustrebenden rechtlichen Verfahrenssicherheit in der analytischen
Beschreibung der Situation deren Konflikthaftigkeit und Ambivalenz her-
auszuarbeiten und damit zur Anerkennung zu bringen, dass verschiedene in
sich sinnvolle Handlungsziele miteinander kollidieren und unterschiedliche
Wahrnehmungen sich nicht simpel abgleichen lassen. In diesem Sinne ist
die ethische Reflexion bleibend notwendig und angebracht. Denn, um ein
letztes Mal die Beteiligungsperspektive aufzurufen, wir sind es (oder
könnten es sein), die (einst) zu entscheiden haben.

Literaturverzeichnis

Bonhoeffer, Dietrich (⁹1981): Ethik. München, 165–180.

Eibach, Ulrich (2004): Streit um Menschenwürde und Gottebenbildlichkeit – seine Bedeutung für den Umgang mit schwerstpflegebedürftigen und sterbenden Menschen. In: Theologische Beiträge 35, 245–261.

Enders, Christoph (2004): Die Menschenwürde als Recht auf Rechte – die missverstandene Botschaft des Bonner Grundgesetzes. In: Seelmann, Kurt (Hg.): Menschenwürde als Rechtsbegriff. Stuttgart, 49–61.

Engelhardt, Karlheinz (2005): »Ganzheitlichkeit« in der Medizin? Ethische Erwägungen aus der Sicht eines Mediziners. In: Zeitschrift für Evangelische Ethik 49, 138–144.

Fischer, Johannes (1998): Aktive und passive Sterbehilfe. Zur Analyse eines ethischen Konflikts. In: ders. (Hg.): Handlungsfelder angewandter Ethik. Eine theologische Orientierung. Stuttgart, 63–94.

Friess, Michael (2008): »Komm süßer Tod« – Europa auf dem Weg zur Euthanasie? Zur theologischen Akzeptanz von assistiertem Suizid und aktiver Sterbehilfe. Stuttgart 2008.

Gahl, Klaus (2008): Achtung der Menschenwürde als Maxime ärztlichen Handelns am Lebensende. In: Gahl, Klaus/Achilles, Peter/Jacobi, Rainer-M.E. (Hg.): Gegenseitigkeit. Grundfragen medizinischer Ethik. Würzburg. (= Beiträge zur Medizinischen Anthropologie; Bd. 5), 351–371.

Gahl, Klaus (2006): Über ärztliche Sterbehilfe. In: Weber, Friedrich (Hg.): Beim Sterben helfen?, Hannover, 24–46.

Goertz, Stephan (2008): Das Gut des natürlichen Sterbens. Anmerkungen zu einer moraltheologischen Argumentationsfigur. In: Zeitschrift für Evangelische Ethik 52, 23–33.

Koch, Traugott (1987): »Sterbehilfe« und »Euthanasie« als Thema der Ethik. In: Zeitschrift für Theologie und Kirche 84, 86–117.

Kodalle, Klaus-Michael (2005): Der Tod als »Geschick«? Die Stellungnahme der Evangelischen Kirche zum Stellenwert der Patientenverfügung. In: Zeitschrift für Evangelische Ethik 49, 223–231.

Kreß, Hartmut (2004): Selbstbestimmung am Lebensende. Die Bioethik-Kommission Rheinland-Pfalz zur Sterbehilfe und Sterbebegleitung. In: Ethik in der Medizin 16, 291–297.

Kreß, Hartmut (2005a): Heiligkeit des Lebens und Selbstbestimmung im Sterben. In: Zeitschrift für Rechtspolitik 50, 139–141.

Kreß, Hartmut (2005b): Patientenverfügungen und passive Sterbehilfe in der rechtspolitischen Kontroverse. Wo liegt eine Kompromisslinie? In: Zeitschrift für Evangelische Ethik 49, 131–138.

Kreß, Hartmut (2005c): Sterbehilfe: Geltung und Reichweite des Selbstbestimmungsrechts in ethischer und rechtspolitischer Hinsicht. In: Bochumer medizinethische Materialien, Heft 156. Bochum.

Renesse, Margot von (2005): Die Patientenverfügung – »Autonomie bis zuletzt?«. In: Zeitschrift für Evangelische Ethik 49, 144–146.

Spieker, Manfred (2004): Euthanasie und Gesellschaft. In: Beckmann, Rainer/Löhr,

Mechthild/Schätzle, Julia (Hg.): Sterben in Würde. Beiträge zur Debatte über Sterbehilfe. Krefeld, 11 – 20.

Spieker, Manfred (2007): Der Schutz des menschlichen Lebens als Aufgabe der katholischen Soziallehre. In: Die neue Ordnung 61, 164 – 169.

Sterbebegleitung statt aktiver Sterbehilfe. Eine Textsammlung kirchlicher Erklärungen mit einer Einführung des Vorsitzenden der Deutschen Bischofskonferenz und des Vorsitzenden des Rates der EKD (Gemeinsame Texte 17), Hannover/Berlin.

Sterben hat seine Zeit. Überlegungen zum Umgang mit Patientenverfügungen aus evangelischer Sicht. Ein Beitrag der Kammer für Öffentliche Verantwortung der Evangelischen Kirche in Deutschland (EKD-Texte 80), Hannover 2005 (auch: www.ekd.de/download/ekd_texte_80.pdf).

Tanner, Klaus (2004): Selbstbestimmung mit Maß. In: Zeitschrift für Evangelische Ethik 48, 243 – 246.

Wenn Menschen sterben wollen. Eine Orientierungshilfe zum Problem der ärztlichen Beihilfe zur Selbsttötung. Ein Beitrag des Rates der Evangelischen Kirche in Deutschland (EKD-Texte 97), Hannover 2008 (auch: www.ekd.de/download/ekd_texte_97.pdf).

www.kuschsterbehilfe.de

www.sterbehilfe-debatte.de

Torsten Verrel

Rechtliche Aspekte der Sterbehilfe-Debatte

1. Einleitung

Der folgende juristische Beitrag soll sich auf die strafrechtlichen Dimensionen
der Sterbehilfediskussion beschränken, da Entscheidungen über die Vornahme
oder Beendigung lebenserhaltender Maßnahmen ebenso wie über die Gabe und
Dosierung von Analgetika in ganz erheblicher Weise von der Furcht vor vermeintlichen strafrechtlichen Konsequenzen bestimmt werden. Die teilweise
sogar unter Juristen bestehende Unsicherheit darüber, in welchen Fällen lebenserhaltende Maßnahmen ohne Furcht vor Strafe unterlassen oder beendet
werden können und wieweit Schmerzbehandlung gehen darf, führt nicht selten
zu einer Rechtfertigungsmedizin, in der kein Raum mehr für die Frage bleibt,
wann moderne Medizin loslassen darf, ja sogar muss, um ein natürliches Sterben
zu ermöglichen. Es soll daher aufgezeigt werden, dass der Rahmen strafrechtlich
erlaubter Sterbehilfe keineswegs so eng ist, wie oft vermutet wird (2.), dass und
warum gleichwohl Rechtsunsicherheit besteht (3. und 4.) und schließlich, wie
eine dringend erforderliche strafgesetzliche Klarstellung des Bereichs zulässiger
Behandlungsbegrenzungen aussehen könnte (5.), die aber wohl nach wie vor
von der Rechtspolitik nicht zu erwarten ist (6.).

2. Derzeitige Rechtslage

a) Fehlende gesetzliche Regelungen

Der Blick in das Gesetzbuch, so lautet ein juristischer Lehr- und Erfahrungssatz,
erleichtert die Rechtsfindung. Das ist nun aber ausgerechnet im sensiblen Bereich der Sterbehilfe nicht der Fall. Die unbefangene Lektüre der Tötungstat-
bestände im Strafgesetzbuch (StGB), insbesondere des § 216 StGB erweckt den
Eindruck einer uneingeschränkten ärztlichen Lebenserhaltungspflicht. So
scheint jedes Verhalten strafbar zu sein, das zu einer Abkürzung medizinisch

möglicher Lebenszeit führt, selbst wenn der Patient oder die Patientin dies ausdrücklich und ernsthaft gewünscht hat. Ein so rigider Lebensschutz würde indes weder dem heute unbestrittenen Selbstbestimmungsrecht der Patienten, also seiner Macht, auch vital indizierte Behandlungsmaßnahmen abzulehnen, noch der zunehmenden ethischen Reflektion darüber gerecht, wie weit Medizin bei der Hinauszögerung des Sterbens gehen darf. So fällt der Rechtsprechung die Aufgabe zu, die noch aus dem 19. Jahrhundert stammenden Tötungsdelikte mit Hilfe der Strafrechtswissenschaft zeitgemäß auszulegen, mit anderen Worten Fallgruppen zu benennen, in denen die Verursachung oder Beschleunigung des Todes durch Therapiebegrenzung nicht strafbar ist. Wir haben es also bei der Sterbehilfe mit einem für unsere Rechtskultur bemerkenswerten case law zu tun, so dass sich die Unterscheidung zwischen Verbotenem und Erlaubtem in erster Linie aus der Kenntnis, Abgrenzung und Interpretation einiger Leitentscheidungen, insbesondere des Bundesgerichtshofs (BGH) ergibt.

b)   Einschlägige Rechtsprechung

Grundlegend ist zunächst die schon im Jahr 1957 geäußerte Rechtsansicht des BGH[1], dass jeder ärztliche Eingriff eine tatbestandliche Körperverletzung darstellt, die nicht schon durch eine medizinische Indikation, sondern nur dann gerechtfertigt ist, wenn der Patient oder die Patientin darin ausdrücklich oder mutmaßlich einwilligt. Insoweit stellt der BGH fest:

»Niemand darf sich zum Richter in der Frage aufwerfen, unter welchen Umständen ein anderer vernünftigerweise bereit sein sollte, seine körperliche Unversehrtheit zu opfern, um dadurch wieder gesund zu werden; ... denn ein selbst lebensgefährlich Kranker kann triftige und sowohl menschlich wie sittlich achtenswerte Gründe haben, eine Operation abzulehnen, auch wenn er durch sie und nur durch sie von seinem Leiden befreit werden könnte.«

Im Jahr 1984 fällt in der berühmten Wittig-Entscheidung des 3. Strafsenats[2] der viel zitierte Satz, dass es »keine Rechtspflicht zur Erhaltung eines erlöschenden Lebens um jeden Preis gibt« und »nicht die Effizienz der Apparatur, sondern die an der Achtung des Lebens und der Menschenwürde ausgerichtete Einzelfallentscheidung die Grenze ärztlicher Behandlungspflicht (bestimmt)«. Aus diesem Leitsatz ergibt sich die Zulässigkeit der sog. Hilfe beim Sterben, also des Verzichts auf Maßnahmen, die den nahe bevorstehenden, letztlich nicht mehr abwendbaren Tod lediglich hinauszögern würden. Es geht hier um einen Bereich originärer ärztlicher Entscheidungszuständigkeit, nämlich um die Frage

---

1 BGHSt 11, 111, 114.
2 BGHSt 32, 367, 379 f.

nach der medizinischen Indikation für lebenserhaltende Maßnahmen. Eine ärztliche Behandlungspflicht besteht nur im Rahmen einer medizinisch indizierten Therapie.

Zwei Jahre später hat das Landgericht Ravensburg[3] in dem bewegenden Fall eines Ehemannes, der seine im Endstadium an amyothropher Lateralsklerose leidende Ehefrau auf deren ausdrücklichen Wunsch von der künstlichen Beatmung nahm, klargestellt, dass die Umsetzung eines vom Kranken aktuell geäußerten Nichtbehandlungswunsches auch dann straflos ist, wenn sie in der aktiven Beendigung einer bereits eingeleiteten lebenserhaltenden Maßnahme besteht; hier also in dem wunschgemäßen Abschalten des Beatmungsgeräts.

Dieses Urteil scheint jedoch ebenso wenig bekannt zu sein, wie eine gleich lautende Entscheidung des BGH aus dem Jahr 1991, in der es um eigenmächtige Tötungen einer Wuppertaler Intensivkrankenschwester ging[4]. Der Leitsatz lautet: »Auch bei aussichtsloser Prognose darf Sterbehilfe nicht durch gezieltes Töten, sondern nur entsprechend dem erklärten oder mutmaßlichen Patientenwillen durch die Nichteinleitung oder den Abbruch lebenserhaltender Maßnahmen geleistet werden, um dem Sterben – ggf. unter wirksamer Schmerzmedikation – seinen natürlichen, der Würde des Menschen gemäßen Verlauf zu lassen.«

Im Jahr 1994 folgt die bislang bedeutendste Rechtsfortbildung auf dem Gebiet der Sterbehilfe. In der sog. *Kemptener Entscheidung* weitet der 1. Strafsenat[5] die Zulässigkeit des Therapieverzichts im Fall einer Wachkomapatientin in mehrfacher Hinsicht aus. So hält der BGH eine Behandlungsbegrenzung auch schon vor Eintritt in die Finalphase für zulässig, lässt darunter auch die Einstellung künstlicher Nahrungszufuhr fallen und stellt nochmals fest, dass ein zuverlässig zu ermittelnder mutmaßlicher Nichtbehandlungswunsch, der sich u. a. aus früheren schriftlichen oder mündlichen Äußerungen ergeben kann, genauso verbindlich ist wie ein aktuell erklärter Behandlungsverzicht. Der BGH geht sogar noch weiter und meint, dass sich die Entscheidung über die Weiterbehandlung in Fällen unzureichender Anhaltspunkte für den individuellen mutmaßlichen Patientenwillen nach »allgemeinen Wertvorstellungen« richtet, will dabei jedoch den Grundsatz »in dubio pro vita« beachtet wissen.

Die bislang letzte einschlägige Entscheidung des BGH in Strafsachen ist der sog. Dolantin-Fall aus dem Jahr 1996[6]. Der 3. Strafsenat nimmt darin einen nicht unproblematischen Fall missbräuchlicher Sterbehilfe zum Anlass, um erstmals die Zulässigkeit der sog. indirekten Sterbehilfe, also einer Leidenslinderung mit

---

3 LG Ravensburg in: »Neue Zeitschrift für Strafrecht« 1987, 229.
4 BGHSt 37, 376.
5 BGHSt 40, 257.
6 BGHSt 42, 301.

der unbeabsichtigten Nebenfolge einer Lebensverkürzung, höchstrichterlich zu bestätigen. Spätestens seit dieser Entscheidung kann eine unzureichende Symptomkontrolle nicht mehr mit angeblichen juristischen Bedenken begründet werden. Im Gegenteil: Werden behandelbare Leiden von Patienten nicht ausreichend gelindert, kann dies als Körperverletzung durch Unterlassen strafbar sein!

3.   Indikatoren für Rechtsunsicherheit

Nach diesen Entscheidungen konnte man eigentlich davon ausgehen, dass die Praxis einen richterrechtlich abgesicherten Rahmen hat, in dem sich ärztliche Entscheidungsverantwortlichkeit und -ethik ohne Furcht vor Strafbarkeitsrisiken entfalten kann[7]. Diese Erwartung hat sich aber leider nicht erfüllt.

a)   Umfrageergebnisse

Befragungen von Ärzten, ja sogar von Vormundschaftsrichtern zeigen[8], welche Unsicherheit bei der strafrechtlichen Einordnung von Sterbehilfemaßnahmen herrscht. Besondere Aufmerksamkeit haben die im Jahr 2001 publizierten Resultate einer Befragung von gut 400 Ärzten aus Rheinland-Pfalz[9] gefunden, die verschiedene Behandlungsbegrenzungen[10] bei jeweils infauster Prognose in die Kategorien aktive und passive Sterbehilfe einordnen sollten. Obwohl es sich bei keiner einzigen dieser Maßnahmen um eine Erscheinungsform der aktiven Sterbehilfe handelt, vielmehr auf alle genannten Behandlungen unter der Voraussetzung eines entsprechenden Patientenwillens oder bei fehlender medizinischen Indikation verzichtet werden kann, machen viele Ärzte die Unterscheidung zwischen grundsätzlich erlaubter passiver und verbotener aktiver Sterbehilfe von der juristisch irrelevanten Art der lebenserhaltenden Maßnahme abhängig. So sahen fast 50 % der Befragten die Einstellung künstlicher Beatmung und fast $\frac{1}{4}$ die Beendigung einer parenteralen Flüssigkeitstherapie als eine Form der aktiven Sterbehilfe an, als habe es den Fall Ravensburg oder die Kemptener Entscheidung nicht gegeben. Es ist weiterhin die auch bei der Be-

---

7 Vgl. Verrel 1999, 550.
8 Einen Überblick geben Janes/Schick 2006, 484 ff.; siehe auch Verrel 2006, C 53 f.
9 Weber 2001, A 3184.
10 Abstellen künstlicher Beatmung, Beendigung der Katecholamingabe, Beendigung künstlicher Ernährung, Beendigung parenteraler Flüssigkeitstherapie, Nichteinleitung einer Antibiose bei Pneumonie.

fragung von Vormundschaftsrichtern[11] zu Tage getretene Tendenz erkennbar, den anfänglichen Verzicht auf eine lebenserhaltende Therapie eher für zulässig zu halten als die Beendigung einer schon eingeleiteten Behandlung. Ein untrügliches Zeichen dafür, wie missverständlich die hergebrachte Terminologie mit ihrer vermeintlich naturalistischen Unterscheidung zwischen erlaubter Passivität und verbotener Aktivität ist.

b) Kasuistik

Wohin Unsicherheit über die Rechtslage, aber auch ein verabsolutiertes Verständnis von Lebensschutz und Krankenpflege führen kann, macht der Fall einer 75jährigen Patientin deutlich, der sich im Sommer 2006 in Süddeutschland ereignet hat[12]. Frau Thea S. war seit Jahren zuckerkrank und hatte deswegen Durchblutungsbeschwerden in den Beinen. Im Alter von 74 Jahren erlitt sie einen Schlaganfall und fiel danach in ein Koma, so dass sie über eine Magensonde künstlich ernährt wurde. Nach ärztlicher Einschätzung würde Frau S. aus diesem Koma nicht mehr aufwachen. Nach einem Jahr in diesem Zustand stellten sich bei der jetzt 75jährigen, nur noch 35 Kilo wiegenden Frau erste Anzeichen einer Mumifizierung am rechten Fuß ein. Der Gesundheitszustand war jedoch so schlecht, dass eine Amputation mit einem erheblichen Lebensrisiko verbunden gewesen wäre und daher ärztlicherseits abgelehnt wurde. Zudem wäre es voraussichtlich nicht bei einer Amputation geblieben, sondern der Prozess des allmählichen Absterbens der Extremitäten weiter fortgeschritten. Die behandelnden Ärzte im Krankenhaus und im Pflegeheim, in dem die Patientin untergebracht war, kamen daher mit ihren Söhnen überein, Frau S. nicht länger künstlich zu ernähren, um sie sterben zu lassen. Ohne Wissen der Söhne wurde Frau S. dann jedoch im Pflegeheim weiter künstlich ernährt, so dass die Mumifizierung der Beine fortschritt. Die Söhne bekamen davon jedoch nichts mit, da die Beine stets in Verbände gewickelt waren und die Söhne zunächst von einem sich bei ihrer Mutter offenbar länger hinziehenden Sterbeprozess ausgingen. Schließlich schalteten die Söhne eine Rechtsanwaltskanzlei ein und wurden erstmals gewahr, in welchem beklagenswerten Zustand sich ihre Mutter befand. Frau S. wurde danach unverzüglich aus dem Heim in ein Kreiskrankenhaus verlegt, wo sie innerhalb von fünf Tagen nach Einstellung der künstlichen Ernährung verstarb. Die Heimleitung rechtfertigte ihr Verhalten mit Gründen, die grundlegende (juristische) Fehleinschätzungen offenbaren.

---

11 Simon et al 2004, 305.
12 Mitgeteilt von Putz 2006, N 49 f.; siehe auch www.putz-medizinrecht.de unter der Rubrik Pressemitteilungen.

Die Aussage, dass man als kirchliches Heim keine aktive Sterbehilfe begehen könne, belegt abermals die Dringlichkeit einer Klarstellung der Reichweite des Verbots der Tötung auf Verlangen. Es ist ein offenbar weder durch den BGH noch durch wiederholte Fortbildungen zu beseitigender Irrglaube, dass sich die Unterscheidung zwischen verbotener aktiver und erlaubter passiver Sterbehilfe danach richtet, ob Ärzte etwas tun oder unterlassen. Hartnäckig hält sich etwa die Meinung, dass der Arzt oder die Ärztin zwar von der Einleitung lebenserhaltender Maßnahmen absehen dürfe, aber rechtlich daran gehindert sei, eine einmal begonnene Therapie wieder aktiv zu beenden. Der Unterschied zwischen aktiver und passiver Sterbehilfe liegt indessen darin, dass es sich bei der passiven Sterbehilfe um den Verzicht oder die Einstellung einer lebenserhaltenden Maßnahme handelt, während die aktive Sterbehilfe die gezielte Tötung von Patienten durch einen vom Krankheitsprozess gleichsam unabhängigen Eingriff meint. Die Lebensbeendigung durch eine Giftspritze ist anders zu bewerten als die Zulassung des natürlichen Sterbeprozesses durch die Begrenzung der medizinischen Behandlung einer infausten Erkrankung. Selbstverständlich bedarf auch die Begrenzung einer medizinischen Behandlung einer besonderen Legitimation, und macht sich strafbar, wer eine medizinisch indizierte lebenserhaltende Maßnahme eigenmächtig, also ohne Rücksicht auf den Willen des Patienten oder der Patientin beendet. Wenn aber die von der Rechtsprechung anerkannten Voraussetzungen für eine Behandlungsbegrenzung vorliegen, spielt es überhaupt keine Rolle, ob diese Begrenzung durch aktives Tun oder Untätigkeit erfolgt.

Ebenso wenig verfängt die Begründung, man habe Frau S. doch nicht verhungern und verdursten lassen können. Das auch von anderen immer wieder zu hörende Argument, die künstliche Nahrungs- und Flüssigkeitszufuhr sei ein unverzichtbarer Bestandteil der Basisversorgung von Patienten, da es unmenschlich sei, einen Menschen qualvoll an Hunger oder Durst sterben zu lassen[13], ist weder juristisch noch medizinisch haltbar. Die künstliche Versorgung mit Flüssigkeit und Nahrung über eine Sonde ist strafrechtlich gesehen ein ebenso rechtfertigungsbedürftiger Eingriff in die Körperintegrität[14] wie etwa die Gabe kreislaufstabilisierender Mittel oder der Einsatz eines Beatmungsgeräts. Das bedeutet, dass auch sie grundsätzlich nur mit dem ausdrücklichen oder mutmaßlichen Einverständnis des Patienten oder der Patientin durchgeführt werden darf bzw. diese das Recht haben, sich eine Lebenserhaltung durch künstliche Ernährung und Flüssigkeitszufuhr zu verbitten. Wer etwa eine PEG-Sonde gegen den deutlich gewordenen Patientenwillen legt oder weiternutzt, kann sich wegen Körperverletzung strafbar machen. Unabhängig vom Patien-

---

13 Weber 2004, 309; Storr 2004, 440.
14 Insoweit erfreulich klar BGHZ 154, 210.

tenwillen muss es auch für die künstliche Ernährung ebenso wie für jeden anderen Eingriff eine medizinische Indikation geben. Und die kann, worauf nunmehr auch die Grundsätze der Bundesärztekammer zur Sterbebegleitung aus dem Jahr 2004[15] hinweisen, bei bestimmten Erkrankungen fehlen. Die Horrorvorstellung vom qualvollen Verhungern ist aber auch deswegen verfehlt, weil nicht zwischen dem selbstverständlich zu stillenden Hunger- bzw. Durstgefühl und der zum Weiterleben erforderlichen Zufuhr einer bestimmten Kalorien- und Flüssigkeitsmenge unterschieden wird. Es geht allein um letzteres, zudem verspüren todkranke Menschen vielfach keinen Hunger und Durst mehr oder verweigern ganz bewusst die Nahrungsaufnahme, um sterben zu können. Und schließlich ist darauf hinzuweisen, dass die Pflegevereinfachung keine Indikation für einen Sondenernährung ist.

Die vom Pflegepersonal weiterhin genannte Begründung, man habe Frau S. lieb gewonnen, verdient gewiss Respekt. Und es besteht kein Zweifel, dass ein menschenwürdiger Umgang mit Krankheit und Sterben nicht primär, jedenfalls nicht allein durch gesetzliche Regeln gewährleistet wird, sondern in erster Linie von dem Engagement, der Zuwendung und der humanitären Einstellung der Pflegenden abhängig ist. Indes ist die mit Eingriffen in den Körper des Kranken verbundene Pflege kein Selbstzweck und hat niemand das Recht, Patienten eine lebenserhaltende Behandlung aufzudrängen, nur um seine Vorstellung von Caritas und Humanitas zu befriedigen. Weder Ärzte noch Pflegekräfte und ebenso wenig Angehörige haben ein allein aus ihren eigenen Wertvorstellungen und Wünschen ableitbares Recht, andere Menschen zu behandeln. Sofern überhaupt eine ärztliche Indikation für einen medizinischen Eingriff besteht, ist insoweit allein der (mutmaßliche) Patientenwille maßgeblich[16].

Dies leitet zu dem weiteren Argument für die Fortsetzung der künstlichen Ernährung über, dass Frau S. keine Patientenverfügung gehabt habe. Die Patientenverfügung ist aber nur eine, freilich besonders gewichtige und seit dem 1. September 2009 auch gesetzlich abgesicherte[17] Form, in der der Wille nicht mehr entscheidungsfähiger Patienten zum Ausdruck kommen kann. Fehlt – wie in den allermeisten Fällen – eine solche Patientenverfügung, ist der mutmaßliche Wille entscheidend, also die Antwort auf die Frage, wie voraussichtlich dieser Patient oder diese Patientin entscheiden würde, wenn er/sie sich noch äußern könnte. Hier sind zunächst allein die ganz individuellen Präferenzen der Patienten maßgeblich, seien sie nun in den Augen anderer vernünftig oder nicht[18].

---

15 Nochmalig 2008 veröffentlicht von der Bundesärztekammer und der Kassenärztlichen Bundesvereinigung, abrufbar unter www.baek.de unter der Rubrik »Medizin und Ethik«.
16 BGHSt 45, 219; BVerfGE 52, 131.
17 Näher zu dem »3. Gesetz zur Änderung des Betreuungsrechts« vom 18. Juni 2009 (BGBL I: S 2286) Verrel 2010.
18 Ständige Rechtsprechung, siehe nur BGHSt 11, 112; 35, 246.

Wenn sich jedoch aus früheren Äußerungen von Patienten, ihren ethischen und religiösen Überzeugungen und ihren Einstellungen zu Krankheit, Leiden und Tod keine verlässlichen Anhaltspunkte für den individuellen Willen ergeben, bietet es sich an, Behandlungsentscheidungen an der Sicht vernünftiger Durchschnittspatienten auszurichten. Das sieht wohl auch der 1. Strafsenat des BGH so, da bei unergiebiger Willenserforschung nach den »allgemeinen Wertvorstellungen der Gesellschaft« entschieden werden müsse[19]. Hierbei handelt es sich jedoch nicht um eine allseits geteilte Ansicht, sondern um einen durchaus umstrittenen Standpunkt. So findet sich auch die Auffassung, dass von einem mutmaßlichen Behandlungsverzicht nur dann ausgegangen werden kann, wenn es sichere Indizien für den individuellen Willen eines Patienten oder einer Patientin gibt, andernfalls müsse grundsätzlich weiterbehandelt werden[20]. Wenn man aber der hier vertretenen Auffassung folgt und für eine mutmaßliche Einwilligung in einen Behandlungsverzicht auch dann Raum sieht, wenn sie sich aus der Sicht von Normalpatienten geradezu aufdrängt, wenn also eine viel größere Wahrscheinlichkeit dafür spricht, dass der Patient oder die Patientin nicht mit einer Fortführung lebenserhaltender Maßnahmen einverstanden ist, erscheint das Ergebnis im vorliegenden Fall nicht zweifelhaft: Wer wird ernsthaft wollen, im Zustand der irreversiblen Bewusstlosigkeit mit der Aussicht weiter künstlich ernährt zu werden, dass der Körper nach und nach abstirbt, bis es schließlich aufgrund des damit verbundenen Intoxikationsprozesses oder in Folge u. U. mehrfacher Amputationen zu einem tödlichen Organversagen kommt?

4. Ursachen der Rechtsunsicherheit

Für die Fehlvorstellungen über den Umfang der Behandlungspflicht bzw. die Zulässigkeit von Behandlungsbegrenzungen dürfte vor allem die Missverständlichkeit der herkömmlichen Terminologie verantwortlich sein. Denn mit den Vokabeln aktiv/passiv gelingt keine trennscharfe Unterscheidung zwischen verbotener und erlaubter Sterbehilfe, und verschleiern Begriffe wie Basis- oder Grundversorgung die Einwilligungsbedürftigkeit jedes medizinischen Eingriffs. Weiterhin haben Juristen und Rechtspolitiker offenbar die Möglichkeiten überschätzt, eine sich nur aus einzelnen Gerichtsentscheidungen ergebende Rechtslage auch für juristische Laien verständlich zu machen. Nochmals verschärft wurden die Probleme durch zwei Entscheidungen des 12. Zivilsenats aus den Jahren 2003 und 2005, in denen es eigentlich nur um betreuungsrechtliche

---

19 BGHSt 40, 263.
20 U.a. Höfling 2000, 117; Duttge, 2006b, 583.

Aspekte von Behandlungseinstellungen, insbesondere um die Frage ihrer Genehmigung durch das Vormundschaftsgericht ging.

In der ersten Entscheidung[21] hat der 12. Zivilsenat den Fall Kempten fehlinterpretiert und die Verbindlichkeit eines in einer Patientenverfügung geäußerten Behandlungsverzichts auf Krankheiten mit einem irreversibel tödlichen Verlauf beschränkt und für diese Beurteilung zudem noch einen völlig unrealistischen Prognosemaßstab (»letzte Sicherheit«) verlangt[22]. Anstatt diesen in der Fachwelt heftig kritisierten Fehler zu korrigieren, fällt in einer Entscheidung aus dem Jahr 2005[23] der für die Rechtssicherheit geradezu verheerende Satz, »die strafrechtlichen Grenzen einer Sterbehilfe im weiteren Sinn« seien »bislang nicht hinreichend geklärt«.

5. Regelungsempfehlungen des 66. Deutschen Juristentags

Angesichts dieser unbefriedigenden Entwicklung kann es nicht verwundern, dass in den letzten Jahren zahlreiche Vorschläge zur Verbesserung der Rechtssicherheit gemacht wurden[24]. So hat sich auf dem 66. Deutschen Juristentag, der 2006 in Stuttgart stattfand, eine überwältigende Mehrheit der Teilnehmer dafür ausgesprochen, Vorschriften in das StGB einzufügen, die den Rahmen zulässiger Sterbehilfe klarstellen[25]. Aus der Vielzahl der Regelungsempfehlungen soll hier nur der freilich besonders wichtige Formulierungsvorschlag für eine Norm vorgestellt werden, aus der sich der Umfang zulässiger Behandlungsbegrenzungen ergibt[26].

»Es ist im StGB klarzustellen, dass das Unterlassen, Begrenzen oder Beenden lebenserhaltender Maßnahmen straflose Behandlungsbegrenzung ist (bisher sog. »passive Sterbehilfe«),

a) wenn für solche Maßnahmen keine medizinische Indikation (mehr) besteht,

b) wenn dies vom Betroffenen ausdrücklich und ernstlich verlangt wird,

c) wenn dies vom (einwilligungsunfähigen) Betroffenen in einer Patientenverfügung für den Fall seiner Einwilligungsunfähigkeit angeordnet wurde,

d) wenn dies von einem Vertreter des Patienten (Betreuer, sonstiger gesetzlicher Vertreter oder Vorsorgebevollmächtigter) – erforderlichenfalls mit Genehmigung des Vormundschaftsgerichts – verlangt wird und der erklärte oder mutmaßliche Wille des Betroffenen nicht erkennbar entgegensteht,

21 BGHZ 154, 205.
22 Zur Kritik Verrel 2006, C 43 ff; 2003, 451 ff.
23 BGH, NJW 2005, 2385.
24 Überblick bei Verrel 2006, C 10 f.
25 Beschlüsse abgedruckt in Ständige Deputation 2006, N 73 ff.
26 Beschluss II. 1 (Fn 24).

e) wenn der Patient einwilligungsunfähig ist und aufgrund verlässlicher Anhaltspunkte anzunehmen ist, dass er diese Behandlung ablehnen würde
(mutmaßlicher Wille).«

Der Vorzug einer solchen ausdrücklichen gesetzlichen Klarstellung bestünde
darin, dass sie auf den zu Missverständnissen führenden Ausdruck der passiven
Sterbehilfe verzichtet und statt dessen für jedermann verständlich alle ihre
denkbaren Erscheinungsformen, nämlich das Unterlassen, Begrenzen oder
Beenden lebenserhaltender Maßnahmen nennt. Von den dort genannten Voraussetzungen für eine erlaubte Therapiebegrenzung beziehen sich die Punkte b)
– e) auf das Selbstbestimmungsrecht des Patienten oder der Patientin. Die ab-
gestufte Aufzählung aller möglichen Ausdrucksformen dieses Willens macht
deutlich, dass ein Nichtbehandlungswunsch nicht nur beachtlich ist, wenn er
entscheidungsnah geäußert oder in einer aussagekräftigen Patientenverfügung
fixiert wurde, sondern auch dann, wenn eine Willensanamnese zuverlässige
Hinweise auf den mutmaßlichen Patienten- oder Patientinnenwillen ergibt. Der
vom 66. DJT an die Spitze der Gründe für eine Behandlungsbegrenzung gestellte
Fall der fehlenden medizinischen Indikation (a) entspricht der verbreiteten
Ansicht, dass der Wille des Patienten oder der Patientin zwar notwendige, aber
nicht hinreichende Bedingung einer ärztlichen Behandlung ist[27], der Arzt folglich auf eine medizinisch nicht indizierte Therapie notfalls auch gegen den
Willen des Patienten oder der Patientin verzichten kann. Insoweit ist allerdings
durchaus kritisch anzumerken, dass der Begriff der medizinischen Indikation
keineswegs klar konturiert ist[28]. Im Kontext der Sterbehilfe sollte daher von einer
fehlenden Indikation nur dann gesprochen werden, wenn der Sterbeprozess
nach ärztlicher Einschätzung bereits begonnen hat und nur noch eine Hinauszögerung des unausweichlichen Todes erreicht werden könnte.

6. Zusammenfassung und Ausblick

Die Berechtigung zur Behandlung von Patienten beruht auf den beiden Säulen
Einwilligung des Patienten/der Patientin und medizinische Indikation. Fehlt
einer dieser Legitimationsgründe zieht dies regelmäßig eine Therapiebegrenzung nach sich, die dann auch nicht als Tötungsdelikt oder unterlassene Hilfeleistung strafbar ist. Während jedoch die vom Patienten ausdrücklich oder
mutmaßlich verweigerte Behandlungseinwilligung zu einer durch die Strafbarkeit wegen Körperverletzung sanktionierten Pflicht zum Therapieverzicht

---

27 Vgl. BGHZ 154, 224.
28 Insoweit zutreffende Skepsis bei Duttge 2006a, 480.

führt, steht es dem Arzt aus strafrechtlicher Sicht frei, eine vom Patienten gewünschte, aber medizinisch nicht indizierte Behandlung durchzuführen.

Dieser im Prinzip klaren Rechtslage steht eine verbreitete Rechtsunsicherheit gegenüber, die auf der überkommenen Terminologie, mangelnder Transparenz der Rechtsprechung, aber auch auf irritierenden Entscheidungen von Zivilgerichten beruht. Abhilfe schafft allein eine strafgesetzliche Klarstellung vor allem der Fälle des erlaubten Therapieverzichts, die es Ärzten ermöglicht, ethisch verantwortliche Entscheidungen frei von der Furcht vor dem Strafrecht zu treffen. Dazu scheint der Gesetzgeber, dem jetzt immerhin die zivilrechtliche Verankerung von Patientenverfügungen gelungen ist[29], derzeit aber nicht fähig oder willens zu sein. Auf der Basis der bisherigen Rechtsprechung können die mit Sterbehilfeentscheidungen konfrontierten Personen aber durchaus den Mut haben, eigenverantwortliche Entscheidungen zu treffen. Die Aufgabe des Strafrechts als ultima ratio staatlicher Verhaltenskontrolle kann immer nur darin bestehen, eine äußerste rechtliche Grenze für medizinisches oder pflegerisches Handeln anzugeben, die im Falle von Abwägungsprozessen erst dann überschritten wird, wenn es zu evident fehlerhaften, schlechthin unvertretbaren Entscheidungen gekommen ist. Keine Furcht muss daher derjenige haben, dessen gut dokumentierte Entscheidungen auf einer soliden Tatsachengrundlage und einer nachvollziehbaren, nicht von sachfremden Erwägungen getragenen Begründung beruhen. Der Beitrag schließt mit einem Zitat aus der Schrift »Mut zur Endlichkeit« des Theologen Steffensky[30]: »Ich wünsche mir für mein eigenes Sterben gewaltlose und mutige Menschen um mich. Ich wünsche mir nicht Menschen, die unter allen Umständen alles versuchen. Ich wünsche mir Menschen, die meine Schmerzen lindern, selbst wenn das Leben dadurch verkürzt wird. Ich wünsche mir mutige Menschen, die das Risiko eingehen, mich sterben zu lassen. Ich wünsche mir freie Menschen, die nicht in der Erinnerung an die Ideologie der Nazis in eine Anti-Ideologie verfallen, unter gar keinen Umständen mein Leben zu verkürzen. Mit der Möglichkeit der Reanimationsmedizin ist die Verantwortung der Ärzte gewachsen. Sie müssen heikle Entscheidungen treffen. Ich wünsche Ihnen den Mut, sie zu treffen. Vielleicht wünsche ich Ihnen sogar den Mut zum Irrtum.«

Literaturverzeichnis

Duttge, Gunnar (2006a): Einseitige (»objektive«) Begrenzung ärztlicher Lebenserhaltung? In: Neue Zeitschrift für Strafrecht 26. Jg., H. 9, 479–483.

---

29 Näher dazu Verrel 2010.
30 Steffensky 2007, 27 f.

Duttge, Gunnar (2006b): Der Alternativ-Entwurf Sterbebegleitung (AE-StB) 2005. In: Goltdammer's Archiv für Strafrecht, 153. Jg., H. 8, 573 – 585.

Höfling, Wolfgang (2000): Forum: »Sterbehilfe« zwischen Selbstbestimmung und Integritätsschutz. In: Juristische Schulung, 40. Jg., H. 2, 11 – 18.

Janes, Ingrid / Schick, Stefanie: Sterbehilfe – im Spiegel der Rechtstatsachenforschung. In: Neue Zeitschrift für Strafrecht 26. Jg., H. 9, 484 – 488.

Putz, Wolfgang (2006): Patientenautonomie und Sterbebegleitung. Referat zum 66. Deutschen Juristentag. In: Ständige Deputation des Deutschen Juristentages (Hg.): Verhandlungen des 66. Deutschen Juristentages Stuttgart, Band II/1 Sitzungsberichte, München, N 39-N 51.

Simon, Alfred et al (2004): Einstellungen deutscher Vormundschaftsrichterinnen und -richter zu medizinischen Entscheidungen und Maßnahmen am Lebensende: erste Ergebnisse einer bundesweiten Befragung. In: Medizinrecht, 22. Jg., H. 6, 303 – 307.

Ständige Deputation des Deutschen Juristentages (2006): Verhandlungen des 66. Deutschen Juristentages Stuttgart, Band II/1 Sitzungsberichte, München.

Steffensky, Fulbert (2007): Mut zur Endlichkeit, Stuttgart.

Storr, Stefan (2002): Der rechtliche Rahmen für die Entscheidung zum Therapieabbruch. In: Medizinrecht, 20 Jg., H. 9, 436 – 441.

Verrel, Torsten (1999): Zivilrechtliche Vorsorge ist besser als strafrechtliche Kontrolle. In: Medizinrecht, 17. Jg., H. 12, 547 – 550.

Verrel, Torsten (2003): Mehr Fragen als Antworten – Besprechung der Entscheidung des XII. Zivilsenats des BGH vom 17. 3. 2003, 23. Jg., H. 9, 449 – 453.

Verrel, Torsten (2006): Patientenautonomie und Strafrecht bei der Sterbebegleitung. Gutachten C zum 66. Deutschen Juristentag, München.

Verrel, Torsten (2010): Rechtliche Aspekte von Patietenverfügungen. In: Deutsches Referenzzentrum für Ethik (Hg): Sachstandsbericht Patientenverfügungen.

Weber, Martin et al (2001): Sorgsames Abwägen der jeweiligen Situation. Ergebnisse einer Ärztebefragung in Rheinland-Pfalz. In: Deutsches Ärzteblatt 98. Jg., H. 48, A 3184 – 3188.

Weber, Ralph (2004): Die Patientenverfügung – eine Hilfe für Mediziner und Juristen?! In: ArztRecht, H. 8, 300 – 316.

Christian Koch

Pflege am Lebensende – Ein Beitrag zur Ethik im Rahmen der aktuellen Sterbehilfedebatte

1.   Problemaufriss

Die Debatte um Sterbehilfe ist hochaktuell und wird häufig sehr kontrovers diskutiert. Dabei stellt sich immer wieder die Frage, ob, wie und wann das Sterben zugelassen werden kann und wie Sterbesituationen begleitet werden können. Themen, die Sterbesituationen von Menschen betreffen, die Diskussion um aktive Sterbehilfe oder das würdige Sterben lösen oft heftige und hitzig geführte ethische und gesellschaftspolitische Diskurse nicht nur in Deutschland und Europa, sondern weltweit aus. Unter anderem werden in den öffentlich geführten Diskussionen folgende Gedanken geäußert: Wenn man schmerzfrei sterben kann, ist dann aktive Sterbehilfe überhaupt notwendig? Es werden Bedenken hinsichtlich der Kommerzialisierung der Sterbehilfe laut. Die Pharmaindustrie verdiene schließlich bei Medikamenten, Heilmitteln sowie der Medizintechnik am lebenden Menschen. Ist die Entscheidung über den eigenen Tod nicht die »wahre« Freiheit des Menschen? Ist Sterben ein bewusster Prozess? Die Palliativmedizin ist bekanntlich meist in der Lage, Schmerzen in der Sterbephase zu nehmen, ohne dass man verwirrt wird.

Unstrittig scheint zunächst, dass Menschen in Situationen von Krankheit, Leiden und Sterben Hilfen bekommen müssen. Dies drücken auch die Prinzipien der Solidarität und Fürsorge aus. Welche Art von Hilfe ist aber ethisch vertretbar, angemessen und zugleich menschenwürdig? Sind Gesundheit und Leben also das höchste Gut? Soll jeder Mensch die Chance haben, über sein Schicksal selbst zu entscheiden? Das Prinzip der Autonomie fordert ein Recht auf Freiheit und Selbstbestimmung, das sowohl Pflegende als auch Ärzte respektieren sollten. Das Prinzip der Fürsorge steht dem Autonomieprinzip gegenüber. Demnach soll hilfebedürftigen Menschen zu einer den Umständen entsprechend optimalen Lebensqualität verholfen und Schaden abgewendet werden. Die moderne Medizin trägt hierzu bei, kann sie doch das Leben – künstlich und unter Umständen entgegen dem auch mutmaßlichen Willen des Patienten – deutlich verlängern. Medizinische Errungenschaften des 20. Jahrhunderts wie die künstliche Beatmung, die Herz-Lungen-Maschine und viele andere für eine intensivmedizinische Behandlung typischen Therapien sind im Stande, die Grenze zwischen Leben und Tod mehr und mehr zu verwischen. Die zunehmend technische Medizin provoziert dadurch geradezu Überlegungen hinsichtlich der Lebensqualität und schafft so häufig erst Konfliktsituationen. So muss man sich heute oft entscheiden, ob überhaupt medizinische Maßnahmen noch durchgeführt werden und wann man sie unterlässt. (vgl. Woellert 2008, 7 f.)

Die Berufsgruppe der Pflegenden verbringt nicht zuletzt mit dem in der Regel pflegebedürftigen alten oder kranken Menschen viel Zeit an dessen Lebensende und kommt dabei nicht selten in einen Rollenkonflikt. Hierbei steht die Selbstbestimmung des Patienten beim Wunsch auf Verzicht von lebensverlängernden Maßnahmen zwar grundsätzlich außer Frage. Voraussetzung hierfür ist aber die Tatsache, dass sowohl Pflegende als auch Ärzte zwischen dem Willen des Patienten und dem eigenen Ethos unterscheiden können und dem Wunsch des sterbenden Menschen klar den Vorrang einräumen. Hieraus lassen sich folgende Fragen ableiten:

- Ist das Prinzip der Fürsorge künftig dem Autonomieprinzip unterzuordnen?
- Lässt sich die Reichweite der Patientenautonomie nicht nur auf diagnostische, pflegerische und therapeutische Handlungen, sondern auch auf das Unterlassen – wie etwa die Einstellung der künstlichen Ernährung – ausdehnen?
- Ist eine intendierte Tötung unter bestimmten Voraussetzungen sogar als moralisch gerechtfertigt zu betrachten?
- Verfügen beruflich Pflegende vor dem Hintergrund des berufspolitischen Leitbilds der Professionalisierung überhaupt über eine Ethik, in der mit Diskursen und Antworten diesem Fragenkomplex zu Entscheidungen am Lebensende entgegnet wird?
- Wird die sog. professionelle Ethik überhaupt in der öffentlichen Diskussion vertreten?

Die Rolle der beruflich Pflegenden in diesem Spannungsfeld und die damit zusammenhängenden ethischen Probleme darzustellen, ist Ziel dieses Beitrags.

Zunächst wird das niederländische »Gesetz über die Kontrolle der Lebensbeendigung auf Verlangen und der Hilfe bei der Selbsttötung« skizziert und die Entwicklung in den Niederlanden, die für die Pflege fatale Auswirkungen zeigt, dargestellt. Nach einem kurzen Blick auf die Schweiz wird die Situation beruflich Pflegender in Deutschland beleuchtet um später, nach kurzen Überlegungen zur pflegerischen Profession, die ethische Fallbesprechung als Instrument zur Entscheidungsfindung in Konfliktsituationen am Lebensende vorzustellen.

Wegen der besseren Lesbarkeit wird im vorliegenden Beitrag bei geschlechtsabhängigen Wortendungen die maskuline Form verwendet. Dies geschieht ohne Wertung. Weibliche Personen sind selbstverständlich gleichermaßen angesprochen.

2.   Zur Situation in den Niederlanden

Die niederländische Gesetzgebung zur Sterbehilfe stellt das Ergebnis einer seit den 1960er Jahren andauernden Diskussion dar. Das Gesetz über die Kontrolle der Lebensbeendigung auf Verlangen und der Hilfe bei der Selbsttötung vom 1. April 2001 – im Volksmund auch Euthanasiegesetz genannt – löste in Europa lebhafte Diskussionen aus.

2.1   Aktuelle Rechtslage

Neben dem neuen Gesetz über die Kontrolle der Lebensbeendigung auf Verlangen und der Hilfe bei der Selbsttötung, das zentral für die juristische Bewertung der Zuverlässigkeit von aktiver Sterbehilfe ist, wurden u.a. einige Artikel im Strafgesetzbuch sowie im Leichenbestattergesetz verändert. Die relevanten Vorschriften im Strafgesetzbuch, Art. 287 und Art. 289, stammen noch aus dessen Entstehungszeit im Jahre 1886. Darin heißt es:

»**Art. 287.** Wer vorsätzlich einem anderem das Leben nimmt, wird wegen Totschlags mit Gefängnisstrafe bis zu 15 Jahren oder Geldstrafe der fünften Kategorie (bis zu 100.000 Gulden) bestraft.
Art. 289. Wer vorsätzlich und mit Vorbedacht einem anderen das Leben nimmt, wird wegen Mordes mit lebenslanger Gefängnisstrafe oder zeitlicher bis zu 20 Jahren oder Geldstrafe der fünften Kategorie (bis zu 100.000 Gulden) bestraft.« (Scholten 1991, 471).

Im Sinne von Artikel 294 des Strafgesetzbuches wird unter Hilfe zur Selbsttötung die vorsätzliche Suizidbeihilfe verstanden bzw. die Beschaffung der Mittel um sich selbst zu töten. (vgl. Katholische Nachrichtenagentur 2001, 7).

Die erste Kammer des niederländischen Parlaments änderte außerdem im Strafgesetzbuch den Art. 293 folgendermaßen:

»1. Wer vorsätzlich das Leben eines anderen auf dessen ausdrückliches und ernsthaftes Verlangen hin beendet, wird mit Gefängnisstrafe bis zu zwölf Jahren oder einer Geldstrafe der fünften Kategorie bestraft.
2. Die in Absatz 1 genannte Handlung ist nicht strafbar, wenn sie von einem Arzt begangen wurde, der dabei die in Artikel 2 des Gesetzes über die Kontrolle der Lebensbeendigung auf Verlangen und der Hilfe bei der Selbsttötung genannten

Sorgfaltskriterien eingehalten und dem Leichenbeschauer der Gemeinde gemäß Artikel 7 Absatz 2 des Gesetzes über das Leichen- und Bestattungswesen Meldung erstattet hat.« (Katholische Nachrichtenagentur 2001, 7).

Die Grundidee der neuen strafrechtlichen Regelung impliziert, dass aktive Sterbehilfe sowie Suizidbeihilfe nach wie vor unter hohe Strafen gestellt werden, die Strafbarkeit der ärztlichen Handlung jedoch entfallen kann, wenn sein Handeln bestimmten Bedingungen – den sog. Sorgfaltskriterien – genügen. Diese durch die regionalen Kontrollkommissionen geprüften Sorgfaltskriterien stellen den Kern des Euthanasiegesetzes dar. Der Arzt muss

[1.a] zu der Überzeugung gelangt sein, dass der Patient sein Ersuchen freiwillig und nach reiflicher Überlegung gestellt hat,

[b] zu der Überzeugung gelangt sein, dass der Zustand des Patienten aussichtslos und sein Leiden unerträglich war,

[c] den Patienten über die Situation, in der dieser sich befand, und über deren sich daraus ergebende Aussichten informiert haben,

[d] gemeinsam mit dem Patienten zu der Überzeugung gelangt sein, dass es für die Situation, in der dieser sich befand, keine andere akzeptable Lösung gab,

[e] mindestens einen anderen unabhängigen Arzt zu Rate gezogen haben, der den Patienten begutachtet und schriftlich sein Urteil über die in den Buchstaben a bis d genannten Sorgfaltskriterien abgegeben hat, und

[f] bei der Lebensbeendigung oder bei der Hilfe zur Selbsttötung aus medizinischer Sicht sorgfältig vorgegangen sein.

[2] Wenn ein Patient, der das sechzehnte Lebensjahr vollendet hat, nicht in der Lage ist, seinen Willen zu äußern, jedoch vor Eintritt dieses Zustandes als zur vernünftigen Beurteilung seiner Interessen fähig betrachtet werden konnte und eine schriftliche Erklärung abgegeben hat, die ein Ersuchen um Lebensbeendigung beinhaltet, kann der Arzt diesem Ersuchen Folge leisten. Die in Absatz 1 genannten Sorgfaltskriterien gelten entsprechend.

[3] Wenn ein minderjähriger Patient zwischen sechzehn und achtzehn Jahre alt ist und als zur vernünftigen Beurteilung seiner Interessen fähig betrachtet werden kann, kann der Arzt einem Ersuchen des Patienten um Lebensbeendigung oder Hilfe bei der Selbsttötung Folge leisten, nachdem der Elternteil oder die Eltern, der oder die Gewalt über ihn ausübt oder ausüben beziehungsweise sein Vormund, in die Beschlussfassung einbezogen worden sind.

[4] Wenn ein minderjähriger Patient zwischen zwölf und sechzehn Jahre alt ist und als zur vernünftigen Beurteilung seiner Interessen fähig betrachtet werden kann, kann der Arzt, wenn der Elternteil oder die Eltern, der oder die Gewalt über ihn ausübt oder ausüben beziehungsweise sein Vormund,

mit der Selbsttötung einverstanden sind, dem Ersuchen des Patienten
Folge leisten. Absatz 2 gilt entsprechend.« (Katholische Nachrichtenagentur 2001, 7).

2.2   Kritische Würdigung des Euthanasiegesetzes

Betrachtet man die Sorgfaltskriterien genauer, so ist die große Verantwortung
des Arztes erkennbar. Er muss im Dialog mit dem Patienten, den Angehörigen
und den anderen an der Behandlung beteiligten Berufsgruppen – also auch den
Pflegenden – alle möglichen therapeutischen Alternativen aufzeigen und beurteilen, ob er in der jeweiligen Situation die Sorgfaltskriterien einhalten kann.
Sein Handeln wird letztlich von den Kommissionen geprüft. Der Arzt muss
außerdem im Rahmen der Freiwilligkeit davon überzeugt sein, dass dem Patienten nahe stehende Personen keinen Druck auf diesen ausüben. Unzweifelhaft
sollte auch die Unerträglichkeit des Leidens sein, die in erster Linie individuell
und subjektiv vom Patienten in Form von Übelkeit, Schmerzen, Atemnot oder
Erschöpfung als Begleiterscheinungen von unbehandelbaren bösartigen Prozessen wahrgenommen wird. Der Arzt muss hier das Maß dessen, was für den
Patienten erträglich ist, ebenfalls beurteilen, was eines der größten Probleme im
Rahmen der niederländischen Sterbehilfepraxis und der späteren Prüfung im
Kontrollverfahren darstellt. Als besonders schwierig erweist sich die Unerträglichkeit des Leidens bei Krankheiten wie z.B. Encephalomyelitis disseminata[1]
(ED), chronisch obstruktive Lungenerkrankung (COPD), Parkinsonkrankheit
oder andere unheilbare Krankheiten wie z.B. eine Querschnittslähmung oder
ein Schlaganfall, die zwar in die Bettlägerigkeit oder vollständige Pflegebedürftigkeit führen, aber nicht unmittelbar tödlich verlaufen, zu verobjektivieren.
Darüber hinaus sind hier noch psychische oder psychiatrische Krankheitsbilder
zu nennen, wie z.B. Depressionen, die ebenfalls vom Patienten als unerträglich
wahrgenommen werden können, letztlich aber gar keine physische Ursache
aufweisen und somit auch keineswegs als aussichtslos zu beurteilen sind.

Als problematisch erweist sich ebenfalls die Einhaltung der Sorgfaltskriterien
bei Patienten im Koma. Eine Tötungshandlung würde hier zunächst einer aktiven Sterbehilfe gleichkommen, die per se verboten ist. Selbst eine schriftlich
niedergelegte Vorabverfügung (Patientenverfügung) ist dabei für den Arzt nie
bindend. Über die Unerträglichkeit des Leidens kann der Arzt hier nur durch
äußerliche Zeichen wie Atemnot, Stöhnen oder Blinzeln spekulieren. Auch
Zustände, die als allgemeiner körperlicher Verfall bezeichnet werden und bis hin
zum Verlust menschenwürdiger Lebensbedingungen angesehen werden, sind

---

1 Frühere Bezeichnung: Multiple Sklerose (MS)

hinsichtlich der Unerträglichkeit des Leidens äußerst schwer zu entscheiden, können aber durch die ärztliche Interpretation die gesetzlich geforderten Sorgfaltskriterien formal erfüllen. Daran knüpfen die Gegner der aktiven Sterbehilfe an und fürchten einen Missbrauch bzw. Dammbruch[2], denn trotz einer scheinbar eindeutigen Rechtslage obliegt es der Interpretation des Arztes, die Unerträglichkeit des Leidens zu beurteilen.

Neben den genannten Problemfeldern im Rahmen der Sorgfaltskriterien besteht ein weiteres zentrales Problem hinsichtlich des in den Niederlanden vorgeschriebenen postmortalen Meldeverfahrens, das dem Arzt die – wenn auch rechtswidrige, aber dennoch praktizierte – Unterlassung der Selbstanzeige ermöglicht.

2.3 Auswirkungen für die Pflegenden

Spätestens durch die in den letzten Jahrzehnten entstandene Diskussion zur Sterbehilfe rücken ethische Problemsituationen zunehmend in den Mittelpunkt des öffentlichen Interesses. Dabei wurde und wird die Einbindung der Pflege häufig übersehen. Gerade durch die Debatte um die Sterbehilfe wurde die Pflege zunehmend mit ethischen Fragestellungen und Entscheidungen konfrontiert. Dies führte dazu, dass den Pflegekräften im Rahmen der Entwicklung ihrer eigenen pflegerischen Identität zunehmend Antworten und eine gewisse Mitverantwortung abverlangt werden. Die Rolle der Pflege innerhalb des Gesundheitswesens ist aber bis Mitte der 1990er Jahre in den Niederlanden eher selten Gegenstand (zumindest) ethischer Diskurse gewesen. (vgl. Arend/Gastmans 1996, 11 f.).

Bei aller berechtigten Kritik am niederländischen Euthanasiegesetz ist es für die Pflege in Deutschland schon deshalb interessant, weil die Auswirkungen auf diese Berufsgruppe in einer Studie der Universität Maastricht[3] untersucht

---

2 Dammbruchargumente, auch Slippery-Slope-Argumente (rutschige Bahn) bzw. Argumente der schiefen Ebene genannt, werden in der Regel von Gegnern einer politischen oder rechtlichen Entscheidung eingeführt, um mit Hinweis auf katastrophale oder zumindest unerwünschte Folgen einer vorgeschlagenen Praxis die Einführung derselben zu verhindern.
Das Kernargument dabei lautet: Wird die erwünschte und begründbare Praxis A erlaubt und praktiziert, so führt dies zwangsläufig oder auf »natürlichem Weg« (über einzelne Schritte A_1, A_2, ... A_n) in einen Zustand mit der unerwünschten Praxis B. Soll B verhindert werden, so muss folglich auf A verzichtet werden. Häufig wird dabei versucht, die Beweislast auf die Gegenseite abzuwälzen.
3 Es handelt hierbei um die Studie von: Bruchem-van de Scheur, Ada van (2004): De rol van verpleegkundigen bij medische beslissingen rond het levenseinde. Taal: Nederlands. Die Studie beschäftigte sich mit der Rolle, den Vorstellungen, Verantwortlichkeiten sowie möglichen Engpässen hinsichtlich der medizinischen Entscheidungen am Lebensende von Pfle-

worden sind. Dabei zeigt sich, dass niederländische Pflegende wie ihre deutschen Kollegen mit der Rechtslage, mit ihren Rechten und Pflichten nur oberflächlich vertraut sind und dennoch in alle Phasen der Patiententötungen einbezogen werden und daran mitwirken. Grundsätzlich sind Pflegende nicht dazu verpflichtet. Der Studie zufolge beklagen viele Krankenschwestern und -pfleger die mangelnde Zusammenarbeit mit den Ärzten. Oft kennen Pflegende den genauen Tötungszeitpunkt gar nicht (23 % der Fälle). In einigen Fällen führt das Pflegepersonal anstelle des Arztes die Tötungshandlungen durch (12 %) ohne entsprechend dafür legitimiert zu sein und gibt in 50 % der Fälle die Verantwortung hierfür dem Arzt. Wie schon in der Vergangenheit taucht hier wieder das Problem der Delegation ärztlicher Verantwortung an beruflich Pflegende auf. Die Praxis bezüglich der Entscheidungen am Lebensende und der Einfluss der Pflegenden sind nicht transparent und stellen eine Grauzone im Tätigkeitsbereich dar. Pflegende müssen im Rahmen der Entwicklung ihrer beruflichen Identität Antworten auf Fragen auch ihrer Mitverantwortung finden. In den Niederlanden ist die Pflege hinsichtlich der Sterbehilfepraxis nicht nur eine betroffene, sondern auch selbst – und zwar ohne rechtliche Legitimation – ausführende Partei. Es scheint auch vor diesem Erfahrungshorizont dringend geboten, den Einfluss, den die Pflege in der Praxis besitzt, auch im öffentlichen Diskurs und in den politischen Gremien abzubilden, um Fehler der Vergangenheit nicht zu wiederholen. (vgl. Bruchem-van de Scheur, 2004)

3. Die Situation in der Schweiz

Die Schweiz hat eine vergleichsweise liberale Gesetzgebung. Hier sieht eine rechtliche Regelung des Betäubungsmittelgesetzes eine Ermöglichung der Hilfe bei der Selbsttötung vor. Der Staat nimmt die Beihilfe zur Selbsttötung hin, sie ist aber nicht ausdrücklich erlaubt. Laut Gesetz ist es strafbar jemandem »aus selbstsüchtigen Beweggründen« beim Suizid zu helfen. Solange dem Helfer aber kein selbstsüchtiger Beweggrund vorzuwerfen ist, wird er nicht bestraft. Mediziner dürfen einem unheilbar Kranken eine tödliche Dosis eines Medikamentes beschaffen, die er dann aber selbst einnehmen muss. Pflegende in der Schweiz, die von einem urteilsfähigen Patienten um Beihilfe zur Selbsttötung gebeten werden, befinden sich, wie auch in den Niederlanden und Deutschland, häufig in einem moralischen Dilemma zwischen ihrem pflegerischen Auftrag – Gutes zu tun und nicht zu schaden – und der Achtung vor dem Willen des Patienten, so zu

---

gekräften in niederländischen Krankenhäusern, Pflegeheimen sowie bei häuslicher Pflege. Auf persönliche Anfrage bei Prof. Dr. Arie van der Arend wurde dem Autor eine auf Englisch verfasste Zusammenfassung der Studie zur Verfügung gestellt.

sterben wie er möchte. Es entsteht dadurch ebenfalls ein Konflikt zwischen dem eigenen Ethos beruflich Pflegender und der Autonomie der zu pflegenden Menschen. Der Schweizer Berufsverband der Pflegefachfrauen und Pflegefach- männer hat dazu *Ethische Standpunkte* und Empfehlungen formuliert:

»Was können Sie als Pflegende tun?
– Dem Patienten aufmerksam zuhören und sich dafür einsetzen, dass alles, was möglich ist, für ihn getan wird, um seine körperlichen und seelischen Leiden zu lindern bzw. sich zu versichern, das dies getan wurde;
– mit Kollegen über die eigenen Gefühle sprechen und Unterstützung suchen;
– zusammen mit dem Patienten und im Team nach Möglichkeiten suchen, wie er seinen Wunsch nach Selbsttötung realisieren könnte;
– die Angehörigen des Patienten begleiten;
– falls die Verantwortung für die Pflege des Patienten zu schwer wiegt, bitten, von ihr befreit zu werden;
– dem Patienten in seinen letzten Minuten beistehen, falls er, seine Familie und Sie dies wünschen.

Was Sie als Pflegende nicht tun können:
– Das tödliche Mittel beschaffen, zu- oder vorbereiten und es dem Patienten reichen, auch nicht im Auftrag des Arztes.« (Schweizer Berufsverband der Pflegefachfrauen und Pflegefachmänner 2005, 2)

Pflegende sollten in solchen Dilemmata-Situationen und Konflikten nicht alleine gelassen werden und sie sollten sich durch favorisierte Teamgespräche andere Standpunkte anhören und gegenseitig Unterstützung bieten. (vgl. Schweizer Berufsverband der Pflegefachfrauen und Pflegefachmänner 2005, 2).

4.   Die schwierige Situation Pflegender in Deutschland

Der Umgang mit dem Thema Sterbehilfe steht in der Bundesrepublik vor zahlreichen Schwierigkeiten. Der Begriff »Sterbehilfe« ist in Deutschland be- wusst gewählt. Er ist allerdings nicht gleichbedeutend mit der international gebräuchlichen Bezeichnung »Euthanasie«, die vor dem Hintergrund der NS- Vergangenheit in Deutschland düstere Erinnerungen weckt. Angehörige des Pflegeberufs in Deutschland haben in der NS-Zeit zum Teil sehr bereitwillig an den Verbrechen behinderter und psychisch kranker Menschen mitgewirkt. In Deutschland wird der Begriff »Sterbehilfe« in der Diskussion um menschen- würdiges Sterben verwendet. Auf diese Weise soll verdeutlicht werden, dass es sich hierbei um das Schicksal sterbewilliger Menschen, nicht um die Vernichtung »unwerten Lebens« handelt und auch keine – weder praktische noch begriffliche – Kontinuität besteht.

In diesem Zusammenhang steht die Suizidproblematik als ein weiterer Tabubereich. Sie ist untrennbar mit der Sterbehilfediskussion verbunden. Diesbezüglich wird die Rechtssprechung häufig als unbefriedigend empfunden. (vgl. Eser 1991, 33 f.).

Vor dem Hintergrund des demographischen Wandels und den damit einhergehenden gesellschaftlichen Veränderungen führt die zunehmende Hochaltrigkeit der deutschen Bevölkerung häufig in eine Multimorbidität, in der immer mehr hochbetagte Menschen immer mehr diagnostizierbare Erkrankungen in einer Einzelperson vereinen. Trotz der vielen gesetzlichen Neuregelungen in den Niederlanden, aber auch in Belgien und der Schweiz, widersetzt sich die Bundesrepublik bisher einer transparenten differenzierten gesetzlichen Regelung bei Entscheidungen am Lebensende. Nicht zuletzt im Rahmen der europäischen Einigung wird Deutschland neben einem gesellschaftspolitischen auch zu einem parlamentarischen Diskurs gezwungen werden, der bisher häufig mit dem sogenannten Dammbruchargument beendet wurde.

Die Notwendigkeit einer transparenten gesetzlichen Regelung machen nicht zuletzt Erfahrungen auf der unmittelbaren pflegerischen Handlungsebene deutlich. In der Öffentlichkeit erregten in den letzten Jahren wiederholt Fälle Aufmerksamkeit, in denen Krankenpfleger und Krankenschwestern ihnen anvertraute Patienten töteten. Ein Beispiel ist der im Allgäu wegen Totschlags inhaftierte Krankenpfleger aus Sonthofen. Der 25-jährige hatte im Zeitraum von März 2003 bis Juli 2004 mehrere Patienten mit einem tödlichen Medikamenten-Cocktail getötet und als Motiv Mitleid angegeben. Die Taten des Sonthofener Krankenpflegers sind in Deutschland kein Einzelfall.

4.1   Einstellungen Pflegender hinsichtlich Sterbehilfe

Durch einige Studien[4] wird dokumentiert, dass sowohl in der Bevölkerung als auch in der Berufsgruppe der Pflegenden ein heterogenes Meinungsbild zur Sterbehilfe existiert.

Beim Versuch, Kenntnisse und Einstellungen, Pflegeverständnis, Pflegekulturen und berufliches Selbstverständnis Pflegender zu bestimmen, fällt schnell auf, dass es *die Pflege* gar nicht gibt, sondern dass die schon zahlenmäßig große Gruppe der beruflich Pflegenden denkbar heterogen zusammengesetzt ist. Dies gilt auch für diejenigen, die über eine qualifizierte Ausbildung verfügen. Wet-

---

4 Vgl. u. a. Deutsche Gesellschaft für humanes Sterben (2003): Meinungen zur aktiven direkten Sterbehilfe.

treck bezeichnet die Pflege als »schlafenden Riesen« jeder Institution des Gesundheitswesens. (vgl. Wettreck 2001, 38)

Auch wenn bezüglich der Selbstwahrnehmung und Verantwortungszuschreibungen Pflegende in stationären Einrichtungen (Krankenhaus, Pflegeheim) sich von Pflegenden im ambulanten Bereich unterscheiden, bleiben Gemeinsamkeiten hinsichtlich des Erlebens ungeklärter Verantwortungsbeziehungen im Verhältnis zur Ärzteschaft, zu Vorgesetzten, zu Kostenträgern und nicht zuletzt zu den pflegebedürftigen Menschen. Diese ungeklärten Verantwortungsbeziehungen schaffen Unsicherheit bei Fragen der Sterbebegleitung oder der Sterbehilfe.

Im Zusammenhang mit der Frage nach adäquaten Formen der Sterbebegleitung und Hilfe bestehen neben der Verwirrung bei der Bestimmung der eigenen Verantwortung im Verhältnis zu Aufgabenfeldern anderer an der Versorgung Kranker und Sterbender beteiligter Berufsgruppen Unklarheiten auch hinsichtlich

– »ihres eigenen Handlungsspielraums und der bindenden rechtlichen Vorgaben,
– ihrer berufsethischen Verpflichtungen als Pflegende (soweit sie ihnen überhaupt bekannt sind),
– ihrer persönlichen und beruflichen Autonomie und Gewissensfreiheit als professionell pflegende Personen in Einrichtungen, die ihnen zunehmend ein (ethisches!?) Leitbild vorgeben,
– der ethischen Theorie (z. B. als [...] Legitimation diskursiver Konfliktbearbeitung in der Klinik) und Terminologie (der angewandten Ethik), die sich in der klinischen Ethik und Gesundheitsethik etabliert haben.« (Giese et al. 2006, 21).

Pflegende verfügen je nach Art und Umfang ihrer Ausbildung häufig über sehr unterschiedliche Kenntnisse im Bereich der Sterbebegleitung und der Entscheidungen am Lebensende. Auch Ausbildungseinrichtungen setzen verschiedene Schwerpunkte. Das Verbot der aktiven Sterbehilfe ist zwar in der Regel bekannt, so scheint doch nicht klar, welche Handlungen unter dieser Begrifflichkeit verstanden werden. Hieraus können sich fatale Missverständnisse ergeben. Für viele stellt die Einstellung einer einmal begonnenen lebenserhaltenden Beatmungs- oder Ernährungstherapie oder die Hilfe bei der Selbsttötung eine rechtswidrige aktive Sterbehilfe dar.

Aus verschiedenen Studien[5], in denen der Kenntnisstand Pflegender über die

---

5 Die von Beine 1998 veröffentlichte Studie »Sehen, Hören, Schweigen. Krankentötungen und aktive Sterbehilfe« zeigte auf, dass ca. 44 Prozent der befragten Pflegekräfte einer Legalisie-

Rechtslage, aber auch ihre Haltungen zu unterschiedlichen Formen der Sterbehilfe untersucht wurden, geht hervor, dass die befragten Pflegenden – wie die übrige Bevölkerung auch – durchaus nicht zu übersehende Zustimmungsraten zur sogenannten aktiven Sterbehilfe erkennen lassen. Diese »Privatmeinungen« sollten in den Berufsorganisationen und in den Ausbildungseinrichtungen dringend bearbeitet werden.

Die Pflege hat nicht nur historisch, sondern auch aktuell bittere Erfahrungen damit gesammelt, was passieren kann, wenn Pflegende nicht lernen, ihre Bedenken zu versprachlichen, sondern nur schweigend – scheinbar – funktionieren. Neben den bekannt gewordenen Skandalen, die von sogenannten »Todesengeln«[6] regelmäßig ausgelöst werden, bleiben auch die vielen kleinen alltäglichen Möglichkeiten pflegerischer ›Hilfe beim Sterben‹ tabuisiert. Es fehlen im beruflichen Alltag immer noch ausreichende Foren der Beteiligung an betrieblichen oder überbetrieblichen Meinungsbildungs- und Entscheidungsprozessen. Pflegende brauchen angesichts ihres konflikträchtigen Arbeitsfeldes Möglichkeiten, sich der eigenen Position zu versichern und relevante Kenntnisse über zentrale Begrifflichkeiten und über ihre eigenen Handlungsspielräume zu erlangen. Die Einrichtung von Ethikkomitees und Strukturen für die Bearbeitung von Gewissenskonflikten könnte das berufliche Selbstverständnis radikal verändern.

Ohne entsprechende Kenntnisse im Bereich der Ethik werden Pflegende auch längerfristig nicht den erwünschten Zugang zu den Funktionen und Gremien, zu Kommissionen und Komitees haben, die an der Klärung ethischer Fragen in den Einrichtungen arbeiten. Diese bestimmen aber durch die Entwicklung von Handreichungen, Standards oder Leitlinien zunehmend gerade die Aspekte pflegerischer Tätigkeit, die in besonderer Weise die berufliche und persönliche Autonomie der Pflegenden betreffen. Auch aus berufspolitischer Sicht ist es notwendig, sich ein Mitspracherecht z. B. bei der Gesetzgebung oder zumindest bei beschlussfassenden Gremien zu sichern. Darüber hinaus sollte die Pflege

---

rung der aktiven Sterbehilfe positiv gegenüber standen, da sie darin eine Verringerung des Leidens der Patienten sahen.

In der von Verpoort, Gastmans, De Bal und Dierckx de Casterlé im Jahr 2004 publizierten Übersichtsstudie »An overview of the scarce international literature concering nurses' attitudes to euthanasia« wurden die wenigen Studien ausgewertet, die aus den Jahren 1990 – 2002 zu Einstellungen Pflegender hinsichtlich Sterbehilfefragen vorliegen. Je nach Studie schwankten die Zustimmungsraten zu einer Legalisierung aktiver Sterbehilfe zwischen 14 und 78 Prozent. Aktive Sterbehilfe in ethischer Hinsicht als akzeptabel sahen 23 – 70 Prozent der Befragten. Es zeigten sich allerdings auch Zusammenhänge zwischen der Auffassung der Pflegenden und ihrer religiösen Haltung sowie ihrem Alter. (vgl. Verpoort u. a. 2004, 349 – 359)

6 Nicht nur der Terminus ist problematisch. Unklar ist auch, von welcher Dunkelziffer bei Patiententötungen ausgegangen werden muss.

auch Einfluss auf Fort- und Weiterbildungsangebote im Bereich der Ethik nehmen und damit die eigene Einstellung weiter entwickeln.

4.2   Entwicklung einer Berufsethik als Merkmal pflegerischer Profession

Merkmale einer Profession werden häufig verschieden beschrieben. Meist finden sich darunter Aspekte wie: formales Wissen, lange (universitäre) Ausbildung, hoher sozialer Status bzw. hohes Berufsprestige, Berufsethik, Autonomie im Arbeitsprozess, Selbstverwaltung des Berufsstandes, Existenz von Berufsorganisationen und die Kontrolle über andere Berufsgruppen. Als Kerncharakteristika gelten jedoch immer die lange, formalisierte und spezialisierte Ausbildung auf der Basis abstrakten Wissens sowie eine Gemeinwohlorientierung. Als klassische Professionen gelten z. B. die an Universitäten erlernbare Theologie, Medizin und Jurisprudenz. Teilweise erfüllt der Pflegeberuf einige dieser Merkmale.

Die Frage nach hohem sozialen Status und hohem Berufsprestige wird noch sehr individuell beantwortet und ist — anders als bei der Medizin — nicht verallgemeinernd darstellbar. Die Pflegenden verfügen zumeist über ein hoch entwickeltes, dabei aber nur schwer darstellbares Berufsethos, jedoch über keine allgemeingültige Berufsethik. Klar kann jedoch gesagt werden, dass die Pflege hinsichtlich der im Arbeitsprozess angestrebten Autonomie immer noch in einem traditionell starken Abhängigkeitsverhältnis zum Ärztestand steht. Zahlreiche Regelungen der einzelnen Einrichtungen legen diese untergeordnete Position fest. Jedoch gibt es, etwa durch Konzepte wie »Primary Nursing«, in der Pflege eine stark patientenorientierte Tätigkeit mit einem hohen Selbstorganisations- und Verantwortungsgrad der Primary Nurse. Ein Konzept also, das auf eine hohe Autonomie im Arbeitsprozess hindeutet.

Der Berufsstand der Pflege ist gesellschaftspolitisch durch zahlreiche Berufsverbände vertreten. Jedoch obliegt diesen Organisationen nicht die berufsständische Selbstverwaltung. Vielmehr vertreten die Berufsverbände häufig nur ihre eigenen Interessen, wodurch die Pflege im Vergleich zur deutschen Bundesärztekammer, die hervorragend organisiert ist, wie schon in der Geschichte auf allen Ebenen eine schwache Position einnimmt. Darüber hinaus ist die Pflege in gesetzgebenden bzw. beratenden Gremien und Kommissionen nicht berücksichtigt.

Quer durch alle Berufsverbände wird mit der Professionalisierung der Pflege ein berufspolitisches Leitbild vertreten, mit dem neben beruflicher Sachkenntnis auch berufliche Ethik und Autonomie im Arbeitsleben erstrebt wird. Gastmans und van der Arend vertreten sogar die Meinung, dass das Gebiet »der ethischen Beratung [...] ein guter Gradmesser für das Ausmaß [ist], wieweit eine

Berufsgruppe auf dem Weg der Professionalisierung fortgeschritten ist.« (Arend 1996, 169).

Betrachtet man, auch unter Berücksichtigung einer pflegerischen Berufsethik, die Gesamtheit der Kriterien, an Hand derer eine Profession definiert wird, so kommt man rasch zu dem Schluss, dass der Weg der Professionalisierung für die Pflegeberufe noch nicht abgeschlossen sein kann. Die Pflege ist im Ergebnis noch mehr Semi-Profession als Profession. Da ein wichtiges Element professionellen Handelns der konkrete Fallbezug ist, wollen wir uns im Folgenden genau mit Funktion und Methode der Fallbesprechung befassen.

5.   Die Fallbesprechung als Hilfe bei Konfliktsituationen am Lebensende

Von Pflegenden wird häufig beschrieben, dass es Situationen im Pflegealltag gibt, in denen man das, was man tut, innerlich nicht mehr voll mitträgt. Um solche Situationen nicht nur aus der gewohnten subjektiven Perspektive wahrzunehmen, sondern sie aus möglichen anderen Sichtweisen zu betrachten, ist ein Austausch mit anderen notwendig. Eine Möglichkeit des Austausches und der Bewältigung von solchen Konfliktsituationen z. B. bei der Behandlung und Pflege von Menschen am Lebensende ist die Fallbesprechung.

Ethische Fallbesprechungen finden zunächst nach Bedarf in schwierigen Entscheidungssituationen statt. Dies kann eine Besprechung im Team sein und bis zur Bearbeitung von Problemlagen in Ethikkomitees in Krankenhäusern und Kliniken reichen. Die Entwicklung von klinischen Ethikkomitees und ethischer Fallbesprechung z. B. auf einer Station hat in Deutschland vergleichsweise spät begonnen.

Die beträchtlich gewachsenen Handlungsmöglichkeiten der modernen Medizin auf der einen sowie die gewachsene Bedeutung der Patientenautonomie auf der anderen Seite führen dazu, dass der Entscheidungsdruck, dem Ärzte und Pflegende ausgesetzt sind, gewachsen ist. In solchen Situationen stellt die Fallbesprechung ein wertvolles Instrument in der Auseinandersetzung mit ethischen Fragestellungen in Gesundheitseinrichtungen dar. Vor allem für beruflich Pflegende, die Menschen häufig bis in den Tod begleiten, ist es wichtig, sich ein Mitspracherecht in solchen Besprechungen zu sichern. Sie sind hier diejenige Partei, die wohl am meisten Zeit mit dem sterbenden Menschen verbringt und somit direkt von Behandlungsentscheidungen betroffen ist. An dieser Stelle soll lediglich kurz auf die ethische Fallbesprechung auf der praktischen Ebene z. B. im Pflegeheim eingegangen werden.

5.1   Dimensionen einer Fallbesprechung

Grundsätzlich zeichnet sich die Fallbesprechung durch drei Aspekte aus. Erstens wird die Besprechung von denjenigen Personen durchgeführt, die für einen Patienten Verantwortung tragen. Die Fallbesprechung wird zweitens durch einen Moderator geleitet, der bestenfalls selbst nicht in die Hierarchie des jeweiligen Bereichs eingebunden ist, aber mit den Gegebenheiten in einem Krankenhaus oder Pflegeheim vertraut sein sollte. Drittens wird das Gespräch in einem Protokoll zusammengefasst.

Die Auseinandersetzung im Rahmen von Fallbesprechungen vermittelt eine gewisse Handlungssicherheit für alle am Prozess Beteiligten. Die Klärung über den moralischen Wert des Tuns oder Unterlassens im interdisziplinären Austausch kann oft die Angst vor der rechtlichen Konsequenz der unterlassenen Hilfeleistung mildern und Klarheit über den tatsächlichen Willen des Patienten schaffen.

5.2   Zur Durchführung einer ethischen Fallbesprechung

Beim Durchführen einer Fallbesprechung ist es wichtig, möglichst alle wichtigen am Prozess beteiligten Personengruppen einzubinden, da ein dann erreichter Konsens Handlungssicherheit für alle schafft und der Wille des Patienten so am objektivsten ermittelt werden kann. Zu den Beteiligten zählen hier z. B. Angehörige, die Leitung, Vertreter der Pflegenden, Betreuer, die behandelnden Ärzte und falls möglich und notwendig auch der Betroffene selbst. Die Rolle des Moderators ist jedoch äußerst sensibel und erfordert sehr viel Erfahrung, da es hier zu Interessenskonflikten einzelner Teilnehmer kommen oder eine sprachlich suggestive Vorgehensweise die Beteiligten deutlich beeinflussen kann. Die Besprechung sollte unbedingt protokolliert werden.

Nach der Vorstellung der Problemsituation aus Sicht der unterschiedlichen Fachrichtungen erfolgt die Prüfung eventuell vorhandener schriftlicher Dokumente wie z. B. einer Patientenverfügung. Auf der Suche nach dem Willen des Patienten werden Möglichkeiten und Folgen aufgezeigt, um später eine Folgenabwägung treffen zu können. Diskursiv wird versucht, sich über das weitere Vorgehen zu einigen. Ist dies möglich, wird das Vereinbarte umgesetzt und in einem Protokoll fixiert.

6. Fazit

In dem vorliegenden Beitrag galt es die oft schwierige Rolle der Pflegenden bei Entscheidungen am Lebensende darzustellen. Eng damit verbunden sind ethische Problemsituationen, denen beruflich Pflegende häufig ausgesetzt sind.

In den Niederlanden sind Pflegekräfte trotz des 2001 verabschiedeten Euthanasiegesetzes in alle Phasen von Patiententötungen mit einbezogen oder führen diese selbständig aus. Dies stellt eine rechtswidrige Praxis dar. Mit der Rechtslage sind die Pflegekräfte – wie ihre deutschen Kollegen – aber meist nur oberflächlich vertraut.

Die vergleichsweise liberale Gesetzgebung in der Schweiz stellt Pflegekräfte oft vor ähnliche Konflikte und Dilemmata. Der Schweizer Berufsverband empfiehlt u. a. Teamgespräche zu führen, in denen die jeweiligen Standpunkte ausgetauscht werden.

Der Umgang mit dem Thema Sterbehilfe ist in Deutschland vor zahlreiche Schwierigkeiten gestellt. Dies beginnt schon bei der Begrifflichkeit, der historischen Komplexität des Themas und macht sich im Fehlen einer klaren gesetzlichen Regelung besonders bemerkbar. Pflegende selbst erleben oft ungeklärte Verantwortungsbeziehungen zur Ärzteschaft, Unklarheiten hinsichtlich ihres eigenen Handlungsspielraums sowie ihrer persönlichen und beruflichen Autonomie. Darüber hinaus fällt es Pflegekräften häufig schwer, ihre Bedenken zu versprachlichen. Der Weg der Professionalisierung der Pflegeberufe erfordert schließlich die Ausbildung einer eigenen beruflichen Ethik, um sich z. B. im Bereich der ethischen Beratung auf allen Ebenen ein notwendiges Mitspracherecht auch in der aktuellen Sterbehilfedebatte zu sichern.

Die Fallbesprechung stellt ein Instrument zur Bearbeitung und Bewältigung von alltäglichen Konfliktsituationen am Lebensende dar. Sie ermöglicht es, alle Beteiligten an der Versorgung des Betroffenen in Entscheidungsprozesse einzubinden sowie einen gemeinsamen Konsens im Sinne des Patienten möglichst objektiv zu bilden. Darüber hinaus vermittelt ein solches Vorgehen, das auch von Seiten der Pflege initiiert bzw. moderiert sein kann, Handlungssicherheit für alle am Prozess Beteiligten — und das möglicherweise auch schon im Vorfeld einer schwierigen Entscheidungssituation. Auch von daher erscheint die Fallbesprechung als ein Mittel, pflegerische Expertise geltend zu machen und auf diesem Wege die Professionalisierung des Berufs voranzutreiben.

Literaturverzeichnis

Arend, Arie van der/Gastmans, Chris (1996): Ethik für Pflegende. Bern.

Beine, Karl-Heinz (1998): Sehen, Hören, Schweigen: Krankentötungen und aktive Sterbehilfe. Freiburg.

Bruchem-van de Scheur, Ada van (2004): De rol van verpleegkundigen bij medische beslissingen rond het levenseinde. Taal: Nederlands.

Bundesministerium für Familie, Senioren, Frauen und Jugend (2005): Modellprojekt in Bayern: »Integrative Ausbildung in der Gesundheits-, Kranken- und Altenpflege. In: www.pflegeausbildung.de/die_projekte/bayern_steckbrief.php. Download am 17.08. 2005

Conze, Werner (1972): Beruf. In: O. Brunner/W. Conze & R. Kosellek (Hrsg.): Geschichtliche Grundbegriffe: Historisches Lexikon zur politisch-sozialen Sprache in Deutschland. Stuttgart.

Deutsche Gesellschaft für humanes Sterben (2003): Meinungen zur aktiven direkten Sterbehilfe. Ergebnisse einer forsa-Umfrage. http://www.dghs.de/typo3/fileadmin/pdf/ Umfrage_September_2003.pdf (Download am 26.07.2009)

Düwell, Markus/Feikema, Liesbeth (2006): Über die niederländische Euthanasiepolitik und –praxis: Gutachten, erstellt im Auftrag des Institutes Mensch, Ethik und Wissenschaft (IMEW). Berlin.

Eser, Albin/Koch, Hans-Georg (Hrsg.) (1991): Materialien zur Sterbehilfe: Eine internationale Dokumentation. Beiträge und Materialien aus dem Max-Planck-Institut für Ausländisches und Internationales Strafrecht. Freiburg im Breisgau

Giese, Constanze/Koch, Christian/Siewert, Dietmar (2006): Pflege und Sterbehilfe: Zur Problematik eines (un-)erwünschten Diskurses. Frankfurt a. M.

Katholische Nachrichtenagentur (2001): Wie die Niederländer die Sterbehilfe geregelt haben. Frankfurter Rundschau vom 19. April 2001. S. 7.

Scholten, Hans-Joseph (1991): Niederlande. In: Materialien zur Sterbehilfe: Eine internationale Dokumentation. Beiträge und Materialien aus dem Max-Planck-Institut für Ausländisches und Internationales Strafrecht. Hrsg. Koch, Hans-Georg/Eser Albin. Freiburg im Breisgau. S. 451–499.

Schweizerischer Berufsverband der Pflegefachfrauen und Pflegefachmännern (2005): Ethische Standpunkte 1 – Beihilfe zum Suizid ist nicht Teil des pflegerischen Auftrages. Mai 2005.

Verpoort, Charlotte/Gastmans, Chris/De Bal, Nele/Dierckx de Casterlé, Bernadette (2004): Nurses Attitudes to Euthanasia. In: Nursing Ethics 2004 11 (4): 349–365.

Wettreck, Rainer (2001): »Am Bett ist alles anders« – Perspektiven professioneller Pflegeethik. Münster.

Woellert, Katharina/Schmiedebach/Heinz-Peter (2008): Sterbehilfe. München.

Zimmermann-Acklin, Markus (2002): Euthanasie: Eine theologisch ethische Untersuchung. Freiburg Schweiz.

5. Ethik – Konflikt – Praxis

Uwe Fahr

Ethik in der Medizin multiprofessionell lehren – Herausforderungen des Ethikunterrichts mit Erwachsenen aus unterschiedlichen Berufen

1. Einleitung

Wer hauptberuflich im Bereich der Ethik in der Medizin tätig ist, wird immer wieder zu Fort- und Weiterbildungsveranstaltungen in Krankenhäusern, Pflegeeinrichtungen und an vergleichbaren Orten angefragt. Ethik scheint in der einen oder anderen Form für Medizin und Pflege wichtig zu sein. Das ist auch nicht erstaunlich, da Entscheidungssituationen, in denen es um eine Behandlungsbegrenzung am Lebensende, die Gültigkeit einer Patientenverfügung oder einen Schwangerschaftsabbruch geht, quälend und schwierig sein können.

Der Erwachsenenbildner zu medizinethischen Themen hat sich im Rahmen von Fort- und Weiterbildungen auf einen Personenkreis einzustellen, dessen Erfahrungen mit solchen Situationen häufig persönlich tiefgreifend sind. Und er wird auf diese Zielgruppe entweder in selbständigen medizinethischen Veranstaltungen oder im Rahmen von Weiterbildungen treffen. Nicht selten handelt es sich dabei um Veranstaltungen, die sich vorrangig mit einem anderen Thema beschäftigen wie beispielsweise der palliativen Pflege. Viele dieser Veranstaltungen sind dabei so konzipiert, dass bereits durch die Eingangskriterien homogene Bildungsgruppen erzeugt werden, etwa wenn nur Pflegende oder nur Ärzte zugelassen sind. In anderen Fällen sind mehrere Berufsgruppen zugelassen und werden daher als inter- oder multiprofessionelle Fortbildungsveranstaltungen gekennzeichnet.

Die Rahmenbedingungen wirken sich bereits auf die Konzeption von Bildungsangeboten aus. Dabei verbinden sich in der Regel Vor- und Nachteile. Die Homogenität der Fortbildungsgruppe kann erwünscht sein, da sie erwarten lässt, dass die Teilnehmerinnen und Teilnehmer bereits einen gemeinsamen Erfahrungshorizont haben. Gleichzeitig verhindert dieser Erfahrungshorizont die Wahrnehmung der eigenen Gruppe aus der Perspektive anderer Berufsgruppen, mit denen in der Praxis kooperiert wird. Homogene Gruppen reduzieren Arbeitshindernisse wie Statusunterschiede, inhomogene Gruppen ermöglichen erweiterte Erfahrungsmöglichkeiten.

In diesem Beitrag möchte ich von meiner eigenen Praxis als Erwachsenenbilder ausgehen und meine Sicht auf multiprofessionelles Lernen, d.h. auf
Lernarrangements und Lernprozesse in Gruppen mit unterschiedlichen Berufen, skizzieren. Ich möchte dabei so verfahren, dass ich zunächst Orte und
Rahmenbedingungen multiprofessionellen Lernens in diesem Themengebiet
umreiße. Daran anschließend stelle ich einige der Herausforderungen dar, die
mir typisch erscheinen und die nicht zuletzt auch mit dem Begriff der Ethik zu
tun haben, der hier zu Grunde gelegt wird. Ich versuche dann einige geeignete
Lernarrangements darzustellen und Lernziele zu formulieren um auf dieser
Basis danach zu fragen, ob es sich bei multiprofessionellen Lernarrangements
nicht letztendlich um eine Art der supervisorischen Erwachsenenbildung handelt.

Mir geht es in diesem Beitrag nicht um die Darstellung eines bestimmten
Konzepts oder von Evaluationsergebnissen. Es geht mir vielmehr darum, die
erwachsenenbildnerische Tätigkeit in der Medizinethik zu thematisieren und
einen entsprechenden theoretischen und konzeptuellen Rahmen dafür vorzu-
schlagen. Aus diesem Grund werde ich auch nicht auf interprofessionelle oder
multiprofessionelle Unterrichtsansätze im Studium oder der Berufsausbildung
eingehen (vgl. Stößel et al, 2006; Neitzke, 2005). Im Gegensatz zu den erwach-
senenbildnerischen Angeboten scheint es mir hier jedoch immerhin eine Reihe
von Ansätzen zu geben.

2. Orte und Rahmenbedingungen

Medizinethisches Lernen vollzieht sich in der Praxis überwiegend ungeplant.
Die Weitergabe von typischen Einstellungen, Haltungen, Überzeugungen,
Werten, aber auch von Annahmen über rechtliche Rahmenbedingungen oder
den aktuellen medizinethischen Diskurs findet eher durch Rollenvorbilder,
versteckte Lehrpläne von Universitäten und Krankenpflegeschulen und Mas-
senmedien statt. Von einer reflektierten und didaktisch geplanten *Fort- und
Weiterbildung* von Ärztinnen und Ärzten sowie von Pflegenden im Bereich der
Medizin- oder Pflegeethik kann weitestgehend kaum die Rede sein. Erst in den
letzten Jahren sind hier weiterbildende Studiengänge entstanden, die sich zugleich an unterschiedliche Professionen richten.

Erschwerend kommt hinzu, dass wir es bei Ärztinnen und Ärzten auf der
einen und Pflegenden auf der anderen Seite mit zwei unterschiedlichen Kulturen
zu tun haben, die in einem historisch überlagerten, komplexen und nicht selten
spannungsreichen Verhältnis zueinander stehen. Insbesondere Machtfragen
werden dabei meist weitestgehend tabuisiert und nur indirekt ausgehandelt.

Gemeinsame Lernorte gibt es bereits in der Ausbildung kaum und in der Fort-

und Weiterbildung so gut wie nicht. Insbesondere medizinethische Fort- und Weiterbildungen werden dabei meist nicht als harter Kern der Aufrechterhaltung beruflicher Handlungsfähigkeit angesehen. Ethikkomitees, die hier Angebote machen, erleben immer wieder, wie schwierig es ist, Orte gemeinsamen medizin- und pflegeethischen Lernens im Krankenhaus zu etablieren.

Meines Erachtens lässt sich generell zwischen eher traditionellen Fort- und Weiterbildungen und eher moderneren Varianten unterscheiden. Bis heute sind immer noch die an der Darstellung eines bestimmten Themengebiets orientierten Veranstaltungen sehr beliebt. In ihrem Rahmen stellt der Dozent etwa das Thema Patientenverfügung in einem Vortrag oder einer Präsentation vor, trifft Unterscheidungen, weist auf Probleme hin und beantwortet am Ende noch einige Frage von Teilnehmerinnen und Teilnehmern. Neben diesen traditionellen Unterrichtsformen haben sich modernere Formen etabliert wie die der gemeinsamen Arbeit in Workshops, die aktivierende Methoden nutzen, indem sie die Teilnehmerinnen und Teilnehmer dazu anregen, sich selbst anhand von bereit gestelltem Material ein Thema zu erschließen. Aus einer lerntheoretischen Perspektive sind die Veranstaltungen des zweiten Typs zu bevorzugen, denn sie ermöglichen, an den Kenntnisstand, die Deutungsmuster und die Erfahrungen der Teilnehmerinnen und Teilnehmer anzuknüpfen. Fragen können weitaus präziser formuliert und neues Wissen besser in vorhandenes Wissen integriert werden.

Eine Sonderform dieses Lernarrangements habe ich an anderer Stelle als einzelfallbezoge Lernarrangements bezeichnet (Fahr, 2008). Darunter verstehe ich alle Arrangements, die den Beteiligten ein Lernen ermöglichen, das sich in der Regel auf die Auseinandersetzung mit einem sogenannten Einzelfall bezieht. Entscheidend ist dabei, dass es sich um die Auseinandersetzung mit Einzelfällen handelt, die aus dem Erfahrungsraum der Teilnehmerinnen und Teilnehmer stammen und nicht einfach von dem Erwachsenenbildner vorgegeben werden. Der Vorteil dieser Arrangements besteht darin, dass die Teilnehmerinnen und Teilnehmer sich als Beteiligte erleben und entsprechend Beobachtungen, Erfahrungen, Deutungen, Emotionen, Überlegungen usw. einbringen können, die sie in der erlebten Situation tatsächlich hatten.

Ethikberatungen im Krankenhaus oder die sogenannten Ethikzirkel (Vollmann, 2006) gehören meines Erachtens zu solchen einzelfallbezogenen Lernarrangements, selbst wenn sie häufig nicht in erster Linie als pädagogische Veranstaltungen verstanden werden. Auch wenn es insbesondere in den Ethikberatungen nicht eigentlich darum geht, ein Lernarrangement zu inszenieren, sondern vielmehr darum, in einem gemeinsamen Beratungsprozess ein Thema im Rahmen der Behandlung eines Patienten zu bearbeiten, können wir diese dennoch zu den Lernarrangements zählen, da zumindest indirekt auch Deutungs-, Handlungsmuster und Emotionsmuster von den Beteiligten differenziert oder erworben werden können (Fahr, 2008: 28 f.). Sie ermöglichen dadurch ein exemplarisches Lernen. Ethikzirkel sind viel eher als Lernarrangement erkennbar, da sie retrospektiv Einzelfälle diskutieren und gerade mit dem Ziel initiiert werden, aus den Erfahrungen zu lernen.

Einzelfallbezogene Lernarrangements sind aber nicht nur im Krankenhaus möglich. Sie können durchaus auch im Rahmen des akademischen Unterrichts eingesetzt werden, wenn die Teilnehmerinnen und Teilnehmer dazu angehalten werden, Fälle aus der eigenen beruflichen Praxis darzustellen und im Rahmen des zu erörternden ethischen Themas zu thematisieren. Solche Arrangements können sehr gut in Weiterbildungsstudiengängen an solchen Universitäten und Fachhochschulen eingesetzt werden, in denen Angehörige unterschiedlicher Berufe zusammen lernen.

3. Herausforderungen

Freiwillige multiprofessionelle Angebote im Fortbildungsbereich werden nach meiner Erfahrung eher schlecht angenommen. Insbesondere Ärztinnen und Ärzte scheinen Probleme damit zu haben, sich auf ein Lernarrangement einzulassen, das den Lernort mit Pflegenden teilt. Es wäre hier einmal interessant, diesen Eindruck empirisch zu überprüfen und die Gründe dafür zu erforschen. Ich vermute eine Kombination unterschiedlicher Faktoren. So ist der Arztberuf immer noch sehr männlich und die Pflege noch immer weiblich geprägt. Männer und Frauen scheinen mir dabei einen unterschiedlichen Umgangsstil mit Emotionen und emotional belastenden Situationen zu haben, der Männern den Zugang zu reflexiv eingestellten Fortbildungsveranstaltungen eher erschwert. Diese Faktoren werden sicherlich noch durch »Standesunterschiede« überlagert. Ich vermute, dass Akademiker sich immer noch nicht sehr gerne mit Personen aus Ausbildungsberufen zusammenzusetzen, um gemeinsam zu lernen. Auch umgekehrt ist dies nicht einfach: Der unterschiedliche Sprachstil dieser Gruppen, kann leicht ein Gefühl des »Ausgeschlossenwerdens« bei Pflegenden bewirken, wenn die Akademiker mit langen Sätzen und viel Fremdworten ihre Positionen markieren. Bei der Etablierung von Ethikkomitees kann man beispielsweise beobachten, dass einer gelingenden Zusammenarbeit der unterschiedlichen Berufsgruppen ein vergleichsweise langer Prozess vorausgeht, in dem ein gemeinsamer Arbeits- und Sprachstil und wechselseitige Wertschätzung wie gegenseitiger Respekt sich herausbildet.

Diese Feststellung ist vielleicht nicht sehr verwunderlich, wenn wir uns daran erinnern, dass Fort- und Weiterbildungen sich an Menschen in der beruflichen Praxis richten, die immer schon in einen organisatorischen Kontext eingebunden sind. Diese organisatorische Einbindung beruflicher Tätigkeit wirkt sich tiefgehend auf die Berufsangehörigen aus. Gerade bei ethischen Fragestellungen wird dieser Kontext oft nur unzureichend zum Thema gemacht. Es ist auch hier nicht möglich, diesen Kontext angemessen zu würdigen. Eher kursorisch sei daran erinnert, dass das Gesundheitswesen in seinen unterschiedlichen Ausformungen nicht allein gesetzlich stark normiert ist (vgl. dazu einschlägige Darstellungen, z. B. Deutsch, 2008), sondern auch von zahlreichen Traditionen durchzogen ist. Gemeinsam bilden sie einen Kontext, der die Gestaltungsmöglichkeiten der Berufsangehörigen, ihre Beziehungen untereinander, Vorstellungen des Verhaltens eines typischen Vertreters der ›Ärzteschaft‹ oder der ›Pflege‹ oder auch Macht- und Einflussmöglichkeiten prägt.

Beispielhaft kann die Auswirkung dieses Kontextes auf die Motivation zur Teilnahme an medizinethischen Fort- und Weiterbildungen erläutert werden. Für die Berufsangehörigen ist häufig nicht ersichtlich, welchen konkreten Nutzen medizinethische Fortbildungen für ihre berufliche Entwicklung haben. Während eine unzureichende Aufklärung, ein Kunstfehler oder eine Behandlung, die nicht dem *state of art* entspricht, haftungsrechtliche Konsequenzen nach sich ziehen kann, bleiben mangelnde ethische Sensibilität oder eine mangelnde Berücksichtigung von Patienteninteressen meist folgenlos. Trotz Umfragen zu Patientenzufriedenheit und ähnlichem ist mir nicht bekannt, dass berufliche Entwicklung im medizinischen Bereich neben fachliches Können genauso an kommunikative oder ethische Kompetenzen gebunden wird. Auch die Etablierung von Ethikkomitees an einigen Krankenhäusern hat – wie die Diskussion um die Organisationsethik beweist (vgl. beispielsweise Aulisio, 2003) – noch lange nicht die Dimension einer schlagkräftigen an ethischen Grundsätzen orientierten Organisationsentwicklung erreicht. Insgesamt bedeutet dies, dass faktisch keine Verpflichtung – formeller oder informeller Art – besteht, sich medizinethisch weiterzubilden. Karrieren werden, mit anderen Worten, nicht verlangsamt, weil die Betroffenen sich nicht mit medizin- oder pflegeethischen Themen im Rahmen von Fort- und Weiterbildungen auseinandergesetzt haben. Die Auswirkungen auf die Motivation zur Teilnahme an eigenständigen medizinethischen Fort- und Weiterbildungen liegen auf der Hand. Kommt noch eine starke Arbeitsbelastung hinzu, stehen medizinethische Fortbildungen sicher nicht mehr an der Spitze der gewünschten Fortbildungen. Medizinethische universitäre Weiterbildungsveranstaltungen, die mit der Erwartung beruflicher Entwicklung verbunden werden können, haben noch am ehesten die Chance, die entsprechende Motivation bei den Teilnehmerinnen und Teilnehmern zu entwickeln.

Aber nicht allein fehlende organisationale Anreize stellen ein Hindernis für multiprofessionelle Fort- und Weiterbildungen dar. Erschwerend kommt hinzu, dass es sich bei Ärzten einerseits und Pflegenden andererseits um unterschiedliche Kulturen, mit unterschiedlichen Wertigkeiten und Zielsetzungen handelt. Nicht selten findet sich meines Erachtens dabei in der Pflege die Sehnsucht, dass mittels der ›Ethik‹ es zu einer neuen Kooperationsform mit der Ärzteschaft kommen kann, da doch die ›Ethik‹ mindestens ebenso auf den Patienten (und nicht allein auf seine Organe) gerichtet scheint wie die Pflege. ›Ethik‹ erscheint aus dieser Perspektive wie ein Bündnispartner.

Dieser organisationale Kontext stellt den Erwachsenenbildner, der multi-professionelle Fort- und Weiterbildungen anbieten möchte vor erhebliche Herausforderungen. Vor diesem Hintergrund wird es nämlich verständlich, warum Ärztinnen und Ärzte wenig Anreize haben an interprofessionellen Fort- und Weiterbildungen teilzunehmen, während die Pflege diese Angebote häufiger annimmt, da sie mit der Hoffnung auf eine Veränderung verbunden werden. Aber selbst wenn die Motivation auf beiden Seiten ausreichen sollte, steht der Erwachsenenbildner doch noch vor der Aufgabe, eine gemeinsame Lernkultur mit den unterschiedlichen Berufsgruppen zu entwickeln. Bereits dieser Prozess verlangt in der Regel Zeit, der im Rahmen von Fortbildungen oft nicht gegeben ist. Der Erwachsenenbilder muss in dieser Situation auch darauf vorbereitet sein, dass einzelne Teilnehmerinnen oder Teilnehmer sich sehr defensiv ver-halten, da sie im Rahmen des organisationalen Kontextes Befürchtungen vor Bloßstellung entwickeln. So kann es für einzelne bedrohlich wirken, wenn sie Autoritätsverlust im Rahmen dieser Fortbildungen befürchten müssen, weil sie Wissenslücken oder einen persönlichen Entwicklungsbedarf eingestehen müs-sen.

4.   Probleme mit der ›Ethik‹

Fort- und Weiterbildungsveranstaltungen zu medizinethischen Themen müssen erst einmal den Rahmen dessen definieren, was als »Medizinethik« zu gelten hat. Erst auf dieser Grundlage sind dann Lernziele zu generieren, die mit den Teil-nehmerinnen und Teilnehmern erreicht werden können. Problematisch an dieser vorgängigen Festlegung ist, dass die Begriffe »Ethik« und »Medizinethik« weder in sich klar und schlüssig sind, noch auf einen festen Theoriebestand verweisen, der nur noch in einer kognitiven Orientierung vermittelt werden müsste. Jede Vermittlung eines solchen Theoriegebäudes muss meines Erach-tens an der Moralität – d. h. an der faktisch vorhandenen moralischen Urteils- und Handlungsfähigkeit der Beteiligten – vorbeigehen. In der Regel hat es der Erwachsenbildner bei medizinischen *Professionals* ja nicht mit Personen zu tun, denen moralisches Urteilen und Handeln fremd ist. Genauer gesagt ist der Teilnehmerkreis sehr häufig durch eine hohe Sensibilität für ethische Fragen gekennzeichnet, wobei aber die damit einhergehenden Vorstellungen von Ethik meist nicht reflektiert sind. Meist handelt es sich um implizite, manchmal nur tradiert übernommene Bruchstücke von Theorien, Überlieferungen, Einstellungen und Haltungen, aus Vorgaben der Organisation oder um mehr oder weniger gute Rollenvorbilder. Diese Versatzstücke reichen in der Praxis nun meist nicht mehr aus, komplexe Fragestellungen zu beantworten, so dass überhaupt erst eine Motivation entsteht, sich mit diesen Fragen eingehender auseinanderzusetzen. Dabei dürfte aus Teilnehmerperspektive eher das Bedürfnis nach Klärung und Unterstützung im Vordergrund stehen. Ziel des Erwachsenenbildners kann es sein, die Kohärenz zwischen unterschiedlichen Wertvorstellungen zu fördern, Übertreibungen von einzelnen Wertvorstellungen zu relativieren, und vor allem, den Gebrauch der moralischen Sprache durch den Einsatz von Beispielen und Gegenbeispielen (im Sinne von Kamlah / Lorenzen, 1996) zu klären. Die Klärung der moralischen Sprache erweist sich aber als Problem, wenn der Erwachsenenbildner eine festgelegte Vorstellung von dem zu vermittelnden Sprachgebrauch hat. Medizinethische Aus-, Fort- und Weiterbildungen stehen wie C. Cowly gezeigt hat in der Gefahr, einen Wissenschaftsgestus zu produzieren, der darauf hinaus läuft, den Teilnehmerinnen und Teilnehmern ein technisches Vokabular zu vermitteln, das die selbständige Auseinandersetzung mit persönlichen ethischen Überzeugungen ersetzt (Cowly, 2005; Cowly, 2006). Medizinethische Ausbildungen neigen dann dazu, eine ernsthafte und persönliche Auseinandersetzung mit ethischen Fragen zu vermeiden.

Diese Gefahr kann nur umgangen werden, wenn es dem Erwachsenenbilder selbst gelingt, das Phänomen des Ethischen in den Blick zu bekommen ohne auf eine tendenziell dogmatisierte Theorie wie den Vier-Prinzipien-Ansatz von Beauchamp und Childress zurückzugreifen. Ich habe bereits andernorts dafür plädiert, die Deutungs-, Handlungs- und Emotionsmuster der Teilnehmerinnen und Teilnehmer von medizinethischen Aus-, Fort- und Weiterbildungen in den Blick zu nehmen, weil sich das Ethische überhaupt erst in diesen unterschiedlichen Mustern konkretisiert (Fahr, 2007; Fahr, 2008). Es gibt nicht den »Fall« oder die »moralisch relevante Situation«. Es gibt nur Eigenschaften von Behandlungsverläufen oder Handlungssituationen, die von den Handelnden selbst als moralisch relevant gedeutet werden. Diese Situationen werden dann auf anderes bezogen, das als ›Gewissen‹, ›Werte‹, ›Normen‹, ›Tugenden‹ oder ähnliches bezeichnet wird. Dieses Andere wird dabei selbst konstruiert, gedeutet und als wertvoll deklariert und damit als relevant für den Behandlungsverlauf oder die Handlungssituation aufgefasst.

Von einer erkenntnistheoretischen Position aus gesehen ist es dabei kaum sinnvoll, eine Werttheorie diesen ›Normen‹ zu Grunde zu legen. Es sind eben keine von menschlichem Erkennen unabhängige ›Werte‹, die es zu erfassen gilt, und die dann Handeln anleiten können. Vielmehr müssen diese ›Werte‹ oder ›Normen‹ erst durch eine gesellschaftliche Auseinandersetzung etabliert, gesetzt und anerkannt werden. Die Kritik an der sogenannten Werttheorie (z. B. in Wolf, 2004: 140 ff.) scheint mir von daher schlüssig und nachvollziehbar.

Für die medizinethische Fort- und Weiterbildung hat diese Position weitreichende Konsequenzen. Offenbar kann es dann nicht mehr darum gehen, eine bestimmte ›ethische Theorie‹ zu vermitteln. Stattdessen sollten vielmehr teilnehmerorientiert die Deutungs-, Handlungs- und Emotionsmuster zur Sprache gebracht werden, um sie mittels einer »exzentrischen Position« einer kritischen Reflexion zu unterziehen. In einem gemeinsamen Suchprozess können sich die Beteiligten dieser Deutungen, Handlungen und Emotionen versichern, sie differenzieren oder sie kritisch in Frage stellen und gegebenenfalls durch Alternativen ersetzen.

Dies bedeutet aber nichts anderes als dass medizinethische Erwachsenenbildung *Reflexion der beruflichen Praxis* darstellt und nicht ein System an moralischen Regeln vermitteln kann, das den Status von Handlungsanweisungen hat. Damit geht aber eine tiefgehende Enttäuschung der Erwartungen einher. Nicht selten erwarten Teilnehmerinnen und Teilnehmer von medizinethischen Fortbildungen klare Hinweise darauf, wie sie sich in Situationen, die als moralisch relevant definiert wurden, verhalten sollen um künftige Gewissensvorhaltungen oder Kritik von Angehörigen oder Kolleginnen oder sogar juristische Konsequenzen zu vermeiden. So wichtig dieses Anliegen auch ist, es kann meines Erachtens besser durch medizinrechtliche Fortbildungen befriedigt werden als durch medizinethische.

Mit der skizzierten Fokussierung geht eine generelle Teilnehmer- und Handlungsorientierung einher. Nicht mehr eine Orientierung am Stoffgebiet ›Medizinethik‹ kann im Mittelpunkt stehen, zumal es ein in sich geschlossenes System medizinethischer Aussagen gegenwärtig nicht gibt und vielleicht auch prinzipiell nicht geben kann. In dieser Situation muss sich der Erwachsenenbildner an der beruflichen Praxis der Teilnehmerinnen und Teilnehmer orientieren. Dies erfordert die genaue Rekonstruktion der Voraussetzungen der Teilnehmerinnen und Teilnehmer. Der Erwachsenenbilder muss den beruflichen Kontext nicht einfach voraussetzen, sondern muss ihn vor und während einer Fort- oder Weiterbildungsveranstaltung rekonstruieren. Auch dies kann ihn vor Probleme stellen, da diese Vorgehensweise die Erwartungen von Teilnehmerinnen und Teilnehmern durchkreuzen kann, die rasche Aufklärung über bestimmte Sachverhalte erwarten.

5.   Geeignete Lernarrangements und Lernziele

Für eine solche Art der persönlichen Entwicklung sind offenbar traditionelle Seminare oder gar Vorträge zu medizinethischen Themen kaum geeignet. Sie sprechen allein die kognitive Dimension an und vernachlässigen Deutungs-, Handlungs- und Emotionsmuster. Besser geeignet erscheinen mir daher alle Formen von einzelfallbezogenen Lernarrangements. Das sind Lehr-Lern-Situationen, in denen Bezug genommen wird auf Einzelfälle, die von einzelnen oder allen Teilnehmerinnen oder Teilnehmern erlebt wurden oder aktuell erlebt werden (Fahr, 2008). Dabei ist der persönliche Bezug wichtig, da nur er die unterschiedlichen Muster anzuregen vermag und *Paper Cases* – auch wenn sie angeblich noch so realitätshaltig sind (was ich tendenzielle eher für eine Fiktion halte) – dazu gerade nicht in der Lage sind. Klinische Ethikberatungen stellen ein geradezu hervorragendes Gefäß dar, derart zu lernen, weil in ihnen in einem sehr hohen Grad und mit hohem Ernst die Überlegungen vorgebracht werden. Ethikzirkel sind hier noch bessere Varianten, weil in ihnen in einem vergleichsweise geschützten Rahmen gelernt werden kann. Genauso gut scheinen mir Workshops und Fortbildungen zu sein, in denen die Teilnehmerinnen und Teilnehmer Fälle, die sie selbst erlebt haben, einbringen können.

Welche Lernziele können mit solchen Lernarrangements verbunden werden? Insgesamt sollten sie natürlich die Schlüsselqualifikationen beruflicher Handlungsfähigkeit bezogen auf ethische Fragen im klinischen Alltag stärken helfen. Diese Schlüsselqualifikationen gliedern sich in Fach-, Methoden-, Selbst- und Sozialkompetenz auf (Stender-Monhemius, 2006). Zu den Fachkompetenzen gehört beispielsweise die Kenntnis einschlägiger Richtlinien, Empfehlungen oder auch der Gesetzeslage. Zu den Methodenkompetenzen gehört das Beschaffen relevanter Informationen, das Entwickeln und Begründen von Lösungsschritten. Zur Selbstkompetenz gehört der Umgang mit den eigenen Emotionen und persönlichen Erfahrungen und zur Sozialkompetenz gehört der Umgang mit fremden Emotionen und persönlichen Erfahrungen soweit sie in den jeweiligen ethisch relevanten Handlungssituationen eine Rolle spielen (vgl. Fahr, 2008).

Vor dem Hintergrund der oben gegebenen Beschreibung von multiprofessionellen Lernarrangements und ihren Herausforderungen, können weitere Lernziele benannt werden. In diesen Arrangements muss es offensichtlich darum gehen, ein *Bewusstsein für den organisationalen Kontext* ebenso zu schaffen, wie die *Perspektiven der unterschiedlichen Berufsgruppen* füreinander transparent werden zu lassen. Es geht mit anderen Worten nicht in erster Linie um kognitiv-orientierte Fachweiterbildung oder ein Bewusstwerden von Emotionen in Handlungssituationen, sondern auch um die Analyse von ethisch relevanten Interaktionen zwischen Berufsgruppen, die sich dann auf die Be-

handlung des Patienten auswirken, sowie um die Analyse des Kontextes, in dem
gehandelt werden muss.

In konkreten Fort- und Weiterbildungen sollte sich dies so auswirken, dass
die Selbst- und Sozialkompetenz stärker berücksichtigt wird als in der Vergangenheit. Gelingende Erwachsenenbildung wird flexibel darauf achten, welche Aspekte in einer Fortbildungssituation unter den gegebenen einschrän-
kenden Bedingungen am stärksten die weitere Entwicklung der moralischen
Sensibilität, Urteils- und Handlungsfähigkeit der Teilnehmerinnen und Teilnehmer fördert. Dass der Erwachsenenbildner dabei selbst sich einem praktischen ethischen Ideal unterstellt, das selbst in einem praktischen Diskurs gerechtfertigt werden muss, kann hier nur angedeutet werden. Klar sollte jedoch
sein, dass im Rahmen solcher multiprofessioneller Fort- und Weiterbildungen
dieses Ideal selbst der Diskussion zugänglich sein kann und muss. Diese Diskussion kann und soll dazu führen, dass die Teilnehmerinnen und Teilnehmer an
den Lernzielen für die konkrete Fortbildungsveranstaltung mitarbeiten. Dem
Erwachsenenbildner kann dies nur recht sein, da es ihm erlaubt, wesentlich
besser an die jeweiligen Deutungs-, Handlungs- und Emotionsmuster der Teilnehmerinnen und Teilnehmer anzuknüpfen.

Im besten Falle sind solche Lernarrangements dann zugleich Formen und
Orte für praktische Diskurse in Einrichtungen des Gesundheitswesens und
zugleich Orte des Austausches von Erfahrungen und Perspektiven unter-
schiedlicher Berufsgruppen. All dies setzt allerdings wieder die Bereitschaft aller
Beteiligten – einschließlich der Einrichtungen im Gesundheitswesen – voraus,
Veränderungen zuzulassen.

6.   Supervisorische Erwachsenenbildung?

Supervisoren wird das hier vorgetragene Modell vertraut vorkommen. Es ist
orientiert an supervisorischen Modellen (vgl. z. B. Schreyögg, 2004). Inhaltlich,
so A. Schreyögg, ist die Supervision »auf eine Auseinandersetzung mit sozialen
Handlungsvollzügen von Praktikern zentriert und soll diese unterstützen, ihre
Praxis im weitesten Sinne besser als bisher zu tun« (Schreyögg, 2004: 23). Dabei
stehen Deutungs- und Handlungsmuster im Mittelpunkt, die sich auf den
Klienten der Supervisanden, ihre Interaktionen sowie auf den Kontext beziehen.

Medizinethische Lernarrangements unterscheiden sich von Supervision dadurch, dass ethische Themen von vornherein Gegenstand der Fort- und Weiterbildung sind. Dabei hat der Erwachsenenbildner zu klären, ob die Teilnehmerinnen und Teilnehmer bereit sind, ihre jeweiligen Deutungs-, Handlungs-
und Emotionsmuster im Rahmen dieser Fort- oder Weiterbildung in Frage
stellen zu lassen. Ob der Erwachsenenbildner überhaupt die Bildungsveran-

staltung so anlegen kann, dass es sich um eine supervisorische Erwachsenenbildung handelt, hängt von den persönlichen Voraussetzungen und Kompetenzen des Erwachsenenbildners sowie von der Vereinbarung über die Zielsetzung der Fort- oder Weiterbildung mit den Teilnehmerinnen und Teilnehmern ab. Hier ist es meines Erachtens von größter Bedeutung, dass der Erwachsenenbildner nur gemäß Vereinbarung mit den Teilnehmerinnen und Teilnehmern handelt. Gleichzeitig muss er aber darauf aufmerksam machen, dass eine erwachsenenbildnerische Maßnahme im Bereich der Ethik ziellos bleibt, wenn es keine Bereitschaft gibt, zumindest einige der Deutungs- und Handlungsmuster in Frage zu stellen.

Auch ohne Supervisor zu sein, hat der Erwachsenenbildner Aufgaben in solchen Lernarrangements, die über die Sicherung der Motivation und die Anknüpfung an die vorhandenen Deutungsmuster hinausgehen. Ihm kommt eine wichtige moderierende Funktion zu, indem er beispielsweise für eine Annäherung der Berufsgruppen sorgen sollte, die sich – zumindest teilweise – durch ihre Sprache voneinander abgrenzen. Während sie nämlich in professioneller Hinsicht eine gemeinsame medizinische Sprache sprechen, unterscheiden sie sich hinsichtlich des Gebrauchs einer moralischen Sprache. In dieser Hinsicht die Verwendung einer gemeinsamen Sprache zwischen unterschiedlichen Professionen zu fördern, gehört daher ebenso zu seinen Aufgaben wie auch das Infragestellen einer vorhandenen, durch den institutionellen Kontext geprägten Sprache, mittels derer sich die Berufsgruppen gemeinsam gegen Ansprüche der Patientinnen und Patienten abgrenzen. Der Erwachsenenbildner hat in dieser Situation aufmerksam zu sein auf die unterschiedlichen Deutungs-, Handlungs- und Emotionsmuster der Beteiligten. Es hängt dann von den jeweiligen Vereinbarungen und dem Können des Erwachsenenbildners ab, inwieweit er diese Beobachtungen dann produktiv in den Gruppenprozess einbringen kann und darf.

Einzelfallorientierte Lernarrangements haben so gesehen einige Vorteile gegenüber traditionellen Fortbildungsveranstaltungen wie dem Vortrag zum medizinethischen Thema. Diese Arrangements können an die Handlungsprobleme der Beteiligten anknüpfen und ihre Deutungs- und Emotionsmuster thematisieren. Sie überlassen den Teilnehmern die Festlegung des Themas im Rahmen eines eher groben Plans. Sie stellen den Erwachsenenbildner aber auch vor Herausforderungen, da er in jedem einzelnen Arrangement das Problem verstehen und dann aus seinem Methodenrepertoire angemessene Methoden auswählen muss, mit denen er das Thema in dem gegebenen Kontext bearbeiten kann.

Ein solches Arrangement muss nicht theoriefern sein. Es kann Theorien vielmehr sogar sehr genau vermitteln, indem es an die Deutungsmuster der Teilnehmerinnen und Teilnehmer anknüpft.

Insgesamt wird man jedoch feststellen, dass hier Ethik nicht mehr als normative, gar wissenschaftliche Disziplin zu verstehen ist. Vielmehr handelt es sich um die Organisation und Strukturierung von praktischen Diskursen. Dass dabei unter Umständen sehr ›tiefe‹ Persönlichkeitsebenen berührt werden, liegt im Wesen einer so verstandenen Ethik. Sie ist nämlich immer Bestandteil persönlicher und organisationaler Identität.

7. Literaturverzeichnis

Aulisio, Mark P., Robert M. Arnold, Stuart J. Youngner (2003): Ethics consultation. From Theory to Practice. Baltimore und London.

Cowley, C (2005). The dangers of medical ethics. J Med Ethics 2005;31:739–742.

Cowley, C (2006) A new rejection of moral expertise In: Medicine, Health Care and Philosophy 8:273–279.

Deutsch, Erwin (2008): Medizinrecht: Arztrecht, Arzneimittelrecht, Medizinproduktegesetz und Transfusionsrecht. 6., neu bearb. u. erw. Aufl. Berlin.

Fahr, Uwe (2008): Die Entwicklung emotionaler Kompetenz in einzelfallbezogenen Lernarrangements. Ethik Med 2008 20:26–39.

Fahr, Uwe (2007): Medizinethische Fallberichte und das Privileg des Erzählers. In: PORZ, Rouven, Christoph Rehmann-Sutter, Jackie L. Scully (2007): Gekauftes Gewissen. Zur Rolle der Bioethik in Institutionen. Paderborn.

Kamlah, Wilhelm, Paul Lorenzen (1996): Logische Propädeutik. Vorschule des vernünftigen Redens. 3. Auflage, Stuttgart (Original: 1967).

Neitzke, Gerald (2005): Interprofessioneller Ethikunterricht. GMS Zeitschrift für medizinische Ausbildung 2005;22(2):Doc24.

Schreyögg, Astrid (2004): Supervision. Ein integratives Modell. Lehrbuch zu Theorie und Praxis. 4., überarbeitete und erweiterte Auflage. Wiesbaden.

Stender-Monhemius, Kerstin (2006): Schlüsselqualifikationen. Zielplanung, Zeitmanagement, Kommunikation, Kreativität. München.

Stößel, Ulrich, Karl Kälble, Lotte Kaba-Schönstein (2006): Multiprofessionelle Ausbildung im Medizinstudium. Konzepte, Begründungen und Ergebnisse am Beispiel des Unterrichtsprojekts MESOP. GMS Zeitschrift für medizinische Ausbildung 2006;23(2):Doc34.

Vollmann, J (2006): Klinische Ethikkomitees und Klinische Ethikberatung im Krankenhaus. ein Praxisleitfaden über Strukturen, Modelle und Implementierungsschritte. Heft 164 der Medizinethischen Materialien. Zentrum für medizinische Ethik. Bochum.

Wolf, Ursula (2004): Das Tier in der Moral. 2. Auflage. Frankfurt am Main.

Helen Kohlen

Klinische (Bio-) Ethikkomitees – Gender, Macht und Pflege

Einleitung

Klinische Ethikkomitees (KEKs), insbesondere in den 1970er Jahren in den USA auch Klinische Bioethikkomitees genannt, sind moderne Organisationsformen zum Umgang mit ethischen Problemen im klinischen Praxisalltag. Eine Studie aus dem Jahr 2007 (Dörries, Hespe-Jungesblut) besagt, dass inzwischen 235 Krankenhäuser eine Strukturform klinischer Ethikberatung besitzen. In weiteren 77 Krankenhäusern wurde angegeben, eine Form von Ethikberatung aufzubauen. Den überwiegenden Anteil dieser Strukturen bilden klinische Ethikkomitees. Einem KEK gehören Vertreter verschiedener Disziplinen an. Die Mitglieder kommen aus dem ärztlichen und pflegerischen Bereich sowie aus dem Verwaltungsbereich und dem Sozialdienst. Zu den Aufgaben des multiprofessionell zusammen gesetzten Teams gehören die Organisation und Durchführung von Fortbildungen im Bereich Ethik, die Erarbeitung von Leitlinien und die Durchführung von ethischen Fallbesprechungen. Es handelt sich bei diesen organisierten Gesprächsforen im klinischen Setting um eine US-amerikanische Entwicklung aus den 1970er Jahren. Neben einer Re-konstruktion der US- amerikanischen und deutschen Entwicklung dieser Komitees steht die Frage nach den Beteiligungsformen von beruflich Pflegenden im Mittelpunkt. Studien, die Klinische Ethikkomitees unter Gender- und Machtgesichtspunkten analysiert haben, sind hierzu aufschlussreich.

Bioethik als Klinikethik

Die amerikanischen Medizinsoziologinnen Renee Fox und Judith Swazey (1984) erklären: »Bioethics is not, and never has been, ›just bioethics‹«. Zunächst sei es uneindeutig, ob und inwiefern Bioethik als eine eigene akademische Disziplin definiert werden sollte. Obwohl ihre Gründer und die meisten prominenten Akteure in einer speziellen Disziplin ausgebildet seien und dies insbesondere in

der Philosophie, Theologie, Rechtswissenschaft sowie in der Medizin, sei Bioethik von Anfang an ein multidisziplinäres Feld gewesen (Fox 1990). Klinische
Ethikkomitees können als institutionalisierte Formen praktischer Bioethik
verstanden werden. Sie sind Teil eines Transformationsprozesses des Phäno-
mens, das Renee Fox (1989) die »Bioethik-Bewegung« genannt hat, die sich mit
Chambers auch als eine Bewegung von der »Peripherie ins Zentrum ... eine
Bewegung in einen anders besetzten Raum« (Chambers 2000: 22) beschreiben
lässt[1] David J. Rothman (2003) analysiert diesen Wechsel als eine Erzählung
darüber, wie die Bioethik und neue Gesetzeslagen medizinisch-klinische Entscheidungsprozesse verändert haben. Klinische Bioethiker bezeichnet er als
»*Fremde am Krankenbett*«.[2] Er stellt fest, dass die Zeit, in der eine Bedeutung von
Bioethikern wuchs, eine Parallelität zu einem steigenden Misstrauen gegenüber
Ärzten aufweist.

Allgemein wird der Beginn der modernen Bioethik als wissenschaftliche
Disziplin in die 1960er Jahre datiert. Ereignisse wie die Anwendung von Ma-
schinen zur Nierendialyse werden hier verortet (Fox, Swazey 1984; Stevens
2000). Die Probleme mit denen sich die angewandte Bioethik beschäftigt werden
meist mit den Folgen eines technologischen Fortschritts in Verbindung gebracht, beispielsweise genetisches *Screening*, Technologien der Fortpflanzungsmedizin und Organtransplantation. Der theoretische Diskurs der Bioethik
beinhaltet zudem Definitionsfragen von Leben, Tod und Personsein. In der
klinischen Arena sind es vor allem Fragen, die eine Unterlassung oder Fortsetzung von Technologien zur Lebenserhaltung betreffen.

Seit den 1970er Jahren geht es auch um Fragen der Allokation von sogenannten knappen und teuren Ressourcen für aufwändige medizinische Be-
handlungsverfahren, Forschung und Entwicklung. Die Medizinsoziologinnen
Renee Fox und Judith Swazey bemerken, dass die Ressourcen mit denen sich die
Bioethik hauptsächlich beschäftigt, materieller und vor allem ökonomischer

---

1 Originalzitat: »periphery to the center ... a movement into another's space« (Chambers 2000:
22).
2 »Die Bioethik geht hauptsächlich deduktiv vor, formalistisch wendet sie ihren Argumenta-
tionsstil auf die phänomenologische Wirklichkeit an, die sie behandelt. Es werden eine Reihe
kognitiver Techniken benutzt, um die bioethische Analyse von dem menschlichen Umfeld zu
distanzieren und abstrahieren, in dem die zu behandelnden Fragen auftauchen. So soll ihre
Komplexität und Mehrdeutigkeit reduziert, und die starken Gefühle kontrolliert werden, die
in vielen der medizinischen Situationen, mit denen die Bioethik befasst ist, bei denjenigen
aufkommen können, die sie durchdenken und durchleben« (Fox 1990: 207).
Originalzitat: »Bioethics proceeds in a largely deductive manner, formalistically applying its
mode of reasoning to the phenomenological reality it addresses. An array of cognitive tech-
niques are used to distance and abstract bioethical analysis from the human settings in which
the questions under consideration occur, to reduce their complexity and ambiguity, and to
control the strong feeling that many of the medical situations on which bioethics centers can
evoke in those who contemplate them, as well as those live them out« (Fox 1990: 207).

und technologischer Natur seien. Die Allokation immaterieller Ressourcen, wie Personal, Talent, Geschicklichkeit, Zeit, Fürsorge und Mitleid blieb hingegen meist unerwähnt. Zudem situiere Bioethik ihre Allokationsfragen in eher abstrakten, individualethisch orientierten Begriffen, die sich an das Rechtswesen anlehnten (Fox, Swazey, 1984: 353). Die Autorinnen sind davon überzeugt, dass die Betonung der Bioethik auf Individualismus und Vertragsbeziehungen, die Bedeutung von zwischenmenschlichen Bindungen minimiere und verschleiere, einschließlich ihrer moralischen und sozialen Inhalte (Fox, Swazey 1984: 354).

Die Entwicklung moderner klinischer (Bio-) Ethikkomitees

Karen Teel, eine amerikanische Ärztin, war eine frühe Befürworterin zeitgenössischer klinischer Ethikkomitees. Sie veröffentlichte 1975 einen Artikel über die schwierigen juristischen und ethischen Fragen, die mit der Verweigerung einer Behandlung schwerbehinderter Neugeborener verbunden sind. KEKs könnten, so Teel, einen Teil der Last moralisch herausfordernder medizinischer Entscheidungen übernehmen, auf diese Weise Ärzte zum Handeln befähigen und verhindern, dass solche Fälle juristische Streitfragen würden (Teel 1975). Als im Jahre 1976, *In the Matter of Karen Quinlan/Im Fall Karen Quinlan*, Ärzte und Angehörige im Falle einer dauerhaft bewusstlosen Patientin um Autorität in der medizinischen Entscheidung rangen, griff der Oberste Gerichtshof in New Jersey Teels Vorschlag einer Beratung durch Komitees zustimmend auf. Das war der offizielle Beginn der Entwicklung zeitgenössischer Klinischer Ethikkomitees in den USA.

Nach der Entscheidung im Falle Quinlan ebbte die Diskussion um Ethikkomitees ab. In vielen Krankenhäusern gab es eine Reihe von Ärzten, Pflege- und Verwaltungskräften sowie Sozialarbeitern, die sich weiterhin über die steigende Anzahl an Problemen sorgten, die eine hochtechnologische Pflege hervorbrachte. Einige eher kleine Gruppen begannen sich regelmäßig zu treffen, um die klinischen Probleme zu diskutieren, mit denen sie konfrontiert wurden. Sie besuchten Konferenzen zu ethischen Problemen im Gesundheitswesen und besprachen die Probleme mit ihren Kollegen. Sie nannten sich selbst *bioethics study groups:* Bioethik Arbeitsgemeinschaften (Ross 1986: 6). In einigen Krankenhäusern boten sie Foren an, in denen sich Fachkräfte des Gesundheitswesens trafen und spezifische Fälle und Behandlungsentscheidungen diskutieren konnten. Die Arbeit dieser Gruppen, auch die derjenigen, die vom Pflegepersonal eingerichtet wurden, blieb meist unsichtbar.

Die Ethikerin Ruth Purtilo bezeichnet sich selbst in einem Experteninterview als Teil der Geschichte US-amerikanischer (Bio-) Ethikkomitees (Kohlen 2009: 72). Sie erzählt, dass zu diesen weitgehend unbekannten Gruppen auch eine

Gruppe von Krankenschwestern und -pflegern des Allgemeinkrankenhauses in
Boston (MGH), Massachusetts, gehörte: »A group of nurses came to me telling
›We need an informal ethics committee‹, what they needed was a room and time
to talk about daily conflicts and dilemmas in clinical practice. We established an
informal forum to discuss nursing ethical issues… One effect of the forum was
the reduction of moral distress« (Kohlen 2009: 156).

Wie andere *Bioethik Arbeitsgemeinschaften* auch, nahmen sie nach einer
Weile eine formale Rolle innerhalb des Krankenhauses ein. Schulungen wurden
innerhalb der Institution angeboten und Richtlinien erarbeitet, die begünstig-
ten, Entscheidungsfindungen weniger belastend zu gestalten. Ein paar Krankenhäuser waren dafür bekannt, früh Komitees eingerichtet zu haben. Das
Allgemeinkrankenhaus der Stadt Boston publizierte 1988 die Erfahrungen, die
das dortige Komitee gemacht hatte. Die Einrichtung des dortigen KEKs fand
zum gleichen Zeitpunkt statt, zu dem auch über den Fall *Karen Quinlan* entschieden worden war. Das Bostoner Krankenhauskomitee wurde als *Optimum
Care Committee* bezeichnet und bestand hauptsächlich aus Ärzten (Kohlen
2009: 74). Es befasste sich mit Pflege und Interventionen am Lebensende
(Brennan 1988). Das Komitee wurde zu einem Teil des Entscheidungsfin-
dungsprozesses »…in situations where difficulties arise in deciding the ap-
propriateness of continuiung intensive therapy for critically ill patients«
(Rothman 2003: 230).

Im Jahre 1978 wurde die *President's Commission for the Study of Ethical Problems in Medicine and Biomedical and Behavioral Research* eingerichtet und
vom Kongress anerkannt. In ihrem Bericht im Jahre 1983 mit dem Titel Deciding
to Forego Life-Sustaining Treatment schlug die Präsidiale Kommission fünf
mögliche Funktionen klinischer Ethikkomitees vor: (a) Prüfung von Diagnosen
und Prognosen; (b) Personalschulungen durch die Einrichtung von Foren zur
Diskussion ethischer Fragen und methodologischer Anleitung in der Lösung
ethischer Dilemmata; (c) Erarbeitung institutioneller Richtlinien und Leitfäden
in Bezug auf spezifische ethische Fragen; (d) Prüfung der Behandlungsentscheidungen von Ärzten, Patienten oder Vormunden und (e) Entscheidungsfindung in spezifischen Fällen.

Im Zusammenhang mit der pädagogischen Funktion bzw. dem Bildungs-
auftrag der Klinischen Ethikkomitees betont die Kommission die Bedeutung
einer vielfältigen Besetzung und einer geteilten Perspektive. »(They)… serve as a
focus for community discussion and education« (President's Commission 1983:
160–163). Gerichte sollten in Entscheidungssituationen nach Auffassung der
President's Commission grundsätzlich nur als letzte Instanz genutzt werden. Es
bestand die Hoffnung, Klinische Ethikkomitees würden die Kompetenz entwickeln, die konsensuale Entscheidungsfindung vor Ort zu erleichtern. Kritisiert

wurde die Kommission, weil sie vorschlug, dass die Komitees Entscheidungen über die Behandlung von Patienten treffen könne.

Ein weiterer externer treibender Faktor in der Einrichtung dieser Komitees war die Verkündung der »Baby-Doe Bestimmungen« (Hoffmann 1993: 678) im Jahre 1985 durch das amerikanische *Department of Health and Human Services.* Es handelte sich um eine ausdrückliche Empfehlung, dass Krankenhäuser, in denen Neugeborene behandelt werden, *Infants Care Review Committees* einrichten sollten, um vor allem den Einsatz sowie mögliche Vorenthaltungen lebenserhaltender Maßnahmen für ein Kleinkind zu prüfen und zu überdenken.

Seit der Geschichte von Karen Quinlan haben Gerichte begonnen, die positive Rolle zu betonen, die Ethikkomitees in Fragen komplizierter medizinischer Behandlungen spielen können. Der Staat Maryland schrieb die Einrichtung von Ethikkomitees gesetzlich vor, New Jersey formulierte eine Vorschrift, nach der entweder ein Ethikkomitee oder ein Prognosekomitee eingerichtet werden sollte (Hoffman 1993: 679). Die Institutionalisierung von Ethik in klinischen Kontexten wurde von der *Joint Commission on Accreditation of Healthcare Organizations* (JCAHO) im Jahre 1992 formalisiert. Zur Akkreditierung mussten Krankenhäuser und andere Organisationen des Gesundheitswesens jetzt »Instrumente zur Berücksichtigung ethischer Fragen, die sich aus der Pflege von Patienten ergeben« implementieren (Joint Commission on Accreditation of Healthcare Organzations, Accreditation Manual for Hospitals Oakbrook Terrace III 1992). Seit Gesetzgeber und Gerichte, sowie einflussreiche Organisationen wie die JCAHO sich für die Komitees einsetzen, ist ihre Zahl beständig gestiegen, obwohl es an Daten über ihren Einfluss und ihre Effektivität mangelt. Carol Levine bemerkt: »…their presence does not guarantee that they will be used constructively or that the most appropriate decision will be made« (Levine 1984: 9).

In einer zweijährigen Arbeitsgruppe, bestehend aus der *American Society for Bioethics Consultation* und der *American Society for Health and Human Values* (ASBH 1998) wurden Schlüsselqualifikationen zur Ethikberatung im Gesundheitswesen definiert und 1998 als *Core Competencies for Health Care Ethics Consultation* veröffentlicht (Aulislo, Arnold, Youngner 1999). Laut Lo zeigten sich dann von Institution zu Institution unterschiedliche Probleme bei der Umsetzung der Empfehlungen (Lo 2003).

Ursachenanalysen für die Entwicklung Klinischer Ethikkomitees

Neben einer Reihe an externen Ereignissen, welche die Bildung der KEKs stark beeinflussten, wurde die steigende Zahl der KEKs auch durch interne institutionelle Triebkräfte begründet. »The motivation for establishing these com-

mittees has been mainly internal: Nurses, social workers, and physicians in-
itiated the committees as a better way to deal with cases that involved the
withholding or withdrawal of life-sustaining treatment« (Hoffmann 1993: 677).
Analysen von Charles Bosk und Joel Frader zeigen, dass KEKs als eine neue
Antwort auf schwierige und als schmerzlich empfundene existentielle Dilemmata gegenwärtiger medizinischer Versorgung verstanden werden (Bosk, Frader
1998: 94).

Judith Ross beschreibt die Komitees als eine Erweiterung schon längst bestehender Modelle der Aufsicht durch Gleichgestellte. Es handele sich um ein
Instrument zur Aufklärung von in Institutionen tätigen Menschen sowie zur
Erzeugung institutioneller Richtlinien (Ross 1986). Daniel Chambliss zufolge
haben Medizinethiker und Ethikkomitees zunächst im Interesse der medizi-
schen Organisationen gehandelt. Zumindest in den USA, so Chambliss, neigten
klinische Ethikkomitees mit der Zeit dazu, sich eher mit juristischen als mit
ethischen Überlegungen zu befassen (1996:93). Die Soziologin Betty Sichel ist
überzeugt, dass es keine Rolle spielt, was in Artikeln über KEKs behauptet wird.
Letztlich sei es eine der wichtigsten Aufgaben dieser Komitees, die Organisationen des Gesundheitswesens für die sie tätig sind sowie die dort arbeitenden
Menschen vor Klagen auf ärztliche »Kunstfehler« zu schützen (Sichel 1992: 116).
Mit Betonung auf legale Verfahrenweisen bei der Umsetzung von Leitlinien
sowie juristisch abgesicherten medizinischen Entscheidungen, sieht Sichel
einen Grund für die Dominanz einer Ethik des Rechts bei Entscheidungsfin-
dungsprozessen. Zudem erläutert Sichel: »(...) certain policies and decisions
involve questions of competition, prioritisation, and scarce resources ... such
committee might justify the unequal allocation of scarce resources, provided
that ethical principles governs the procedures, deliberations, and decision about
the distribution of these resources and the making medical policy about such
distribution« (Sichel 1992: 116).

Gender, Macht und Pflege

Die Beobachtungen, die Daniel Chambliss über den Zeitraum von zehn Jahren in
Krankenhäusern unternahm, zeigen, dass Ethikkomitees als verlässliche An-
laufstelle bei berufsbedingten Konflikten in Krankenhäusern nützlich sein
können. Chambliss identifiziert ethische Probleme vor allem als Symptome von
Konflikten, »... in which moral arguments are weapons of fights, usually decided
in favour of the greater power« (Chambliss 1996: 93).

Er beschreibt die Spannungsfelder wie folgt: »Debates rage, not within one's
own mind but between nursing and administration, nursing and medicine,
nursing and society. In the complex hospital organisation embedded in a

complex society, nursing finds itself at the intersection of competing occupational groups and moral ideologies, and this is the source of its ethical problems« (Chambliss 1996: 93).

Daniel Chambliss zeigt in seiner Auseinandersetzung mit den Grundlagentexten der modernen Bioethik, dass die Akteure der pflegerischen Praxis sehr selten erwähnt werden. Er kommt zu dem Schluss, dass sich die Medizinethik in erster Linie auf Ärzte konzentriert und dass die Krankenpflege: »... in der viele der Entscheidungen ausgeführt werden (die jemand anderes getroffen hat), in der Diskussion keinen Platz findet« (Chambliss 1996: 4 – 5).[3] Pflegeforschungen haben gezeigt, dass Pflegende dazu neigen, Ethik im Bereich spannungsgeladener medizinischer Situationen anzusiedeln. Ethische Konflikte, die ihre alltägliche Pflegepraxis betreffen und zu ihren originären Berufserfahrungen gehören, thematisieren sie hingegen kaum (Joan Liaschenko 1993, Patricia Benner u. a. 1996). Untersuchungen zu Machtverhältnissen in klinischen Ethikkomitees können für eine Erklärung aufschlussreich sein. Susan Rubin und Laurie Zoloth-Dorfman argumentieren: »In a world of talk, where the hearers and tellers of narrative ... and the ethics committees all serve as an answering chorus, we need to pay close attention not only to what is said, but to who talks, who listens, and how – we need to ›see‹, and the performance of the ›talk‹, as clearly as we study substance of the argument« (Rubin, Zoloth-Dorfman 1996: 321). Bei ihren Analysen von Machtverhältnissen zwischen professionellen Akteuren im Krankenhaus ließ sich die Kategorie Gender auch als besonders einflussreich in der Arbeit Klinischer Ethikkomitees identifizieren (Rubin, Zoloth-Dorfman 1996: 322). Ihre Beobachtungen zeigen: »power differentials are potentiated by a cultural valence that surrounds and is reified by such gender-specific roles as ›nurse‹ (overwhelmingly female) and ›social worker‹ (overwhelmingly female)« (Rubin, Zoloth-Dorfman 1996: 322). Sie konstatieren, dass es die Autorität des Arztes sei, die zentrale Machtwirkung im klinischen Setting hat, »and the cleaning, soothing, feeding, and teaching that is nursing ...« (Rubin, Zoloth-Dorfman 1996: 322). Männer sorgten sich mehr als Frauen um den eigenen Status in Interaktionen. Obwohl sie nicht immer von einem bestimmten Standpunkt überzeugt seien, würden Sie ihn dennoch verteidigen, sofern er dem Macherhalt diene. Diese Erkenntnis treffe überwiegend für Ärzte (männlich) zu (Rubin, Zoloth-Dorfman 1996: 327). Diejenigen mit den stärksten Argumenten, einer außergewöhnlichen Überzeugungskraft im Sprachstil, einer lauten Stimme oder schlicht diejenigen, die am meisten sprechen, hatten den größten Machteinfluss, eine Diskussion in eine von ihnen favorisierte Form zu bringen. Hiermit konnten sie die Kontrolle über Themen übernehmen, die zur Diskus-

---

3 »... which will carry out many of the decisions (made by somebody else), has no place in the discussion« (Chambliss 1996: 4 – 5).

sion standen, und darüber, was nicht debattiert werden sollte. Frauen waren unterrepräsentiert (Rubin, Zoloth-Dorfman 1996: 327). Über das Einbringen von ethischen Fragen Pflegender fanden sie heraus: » ... many staff nurses are more likely to publicly hide their ethical concerns out of fear of reprisal, or, as they tell us, fear of developing a reputation of being ›difficult‹... When we hear that asking questions, voicing concerns, or raising objections are not considered safe or acceptable, we are concerned about the decline of independent moral agency, professional responsibility, and personal integrity« (Rubin, Zoloth-Dorfman 1996: 327).

Zur Rolle und den Beteiligungsformen beruflich Pflegender in Klinischen Ethikkomitees

»The nurse can alert the committee to various factors that may confuse the situation and conceal the major ethical issues. For instance, fear of legal consequences rather than ethical principles may threaten to guide decision making« (Murphy 1989: 555).

Es wird davon ausgegangen, dass Pflegekräfte in *Kommunikationsprozessen* über Expertenwissen verfügen. Ihre Mitgliedschaft stellt den formalen Rahmen her, über den sie ihre Beobachtungen kommunizieren können. Dass die Klärung der Fakten und die Förderung der Kommunikation 80 % der Arbeit eines Ethikkomitees darstellt, ist allgemein anerkannt (Youngner u. a. 1983). Insofern ist die Handhabung der Kommunikation die wichtigste Fähigkeit. Judith Murphy ist davon überzeugt, dass »das Sammeln von Fakten und ihre Kommunikation am besten von Pflegekräften geleistet werden kann« (Murphy 1989: 555).[4] Aus ethischer Perspektive werden Patientenrechte meist mit der Rolle der Pflegekräfte in Zusammenhang gebracht. Patricia Murphy schreibt:

»Nurse members who act as *patient advocates* must articulate and defend the autonomy rights and interests of the patient. To be an advocate involves informing and supporting. Nurse advocacy occurs when the committee promotes effective communication; learns the reactions of patient, family and staff; increases patients' knowledge about their illness; and encourages more participation by nurses in the informed consent procedures« (Murphy 1989: 554).

Internationale sozial- und pflegewissenschaftliche Forschungsergebnisse haben gezeigt, dass die ethischen Konflikte und kritischen Situationen, die sich in der Praxis der Pflegekräfte ergeben, häufig an den Rand gedrängt, als gewöhnlich

---

4 »Gathering facts and communicate them is what nurses do best« (Murphy 1989: 555).

abgewertet, oder nicht wirklich als »ethisch« bezeichnet werden (Joan Lia-schenko 1993, Patricia Benner u. a. 1996), In den Geschichten und Erzählungen über die alltägliche Praxis der Pflegenden sind Fürsorge, Empathie und Ver-antwortung die dominanten Themen (Benner, Tanner & Chesla 1996). Ergeb-nisse einer empirischen Studie zeigen, dass sich Pflegende häufig nicht in der Lage sehen, einen Konflikt aus ihrer Praxis in Begriffen von Recht und Ge-rechtigkeit zu bestimmen und zu erläutern (Holly 1986).

Die im Jahr 1991 formulierten Richtlinien der *Joint Commission on Accre-ditation of Healthcare Organizations* beinhalteten, dass in Institutionen Struk-turen zur Verfügung stehen müssen, die es Pflegekräften ermöglichen, an ethi-schen Überlegungen teilzunehmen (Erlen 1993). Auch die *Standards of Clinical Nursing Practice,* die 1991 von der *American Nurses Association* entwickelt wurden, schließen diese Richtlinie mit ein. Judith Erlen folgert: »If nurses are to be effective advocates and fulfil their professional responsibilities to patients, then resources for nurses have to be developed and made available within each health care agency« (Erlen 1993: 71). Angaben über die Strukturen, die eine Teilnahme der Pflegekräfte erleichtern, sind in der Literatur bisher nicht zu finden.

Die US-amerikanischen Studien zur Teilnahme von Pflegenden in Klinischen Ethikkomitees zwischen 1980 und 1994 (Edwards & Haddad 1988, Holly 1986, Oddi & Cassidy 1990, McDaniel 1998) zeigen, dass sich Pflegekräfte am stärksten an Diskussionen beteiligen, wenn die Pflege der Patienten geprüft wird, oder wenn spezifische klinische Situationen behandelt werden. In Diskussionen über die Formulierung von Richtlinien sind Pflegende weniger aktiv, noch weniger bringen sie sich in Debatten zu Themen im Bereich der Aufklärung und Wei-terbildung ein.

Barba Edwards und Amy Haddad (1998), zwei US-amerikanische Pflege-ethikerinnen, wiesen darauf hin, dass nach dem Anstieg der Zahl klinischer Ethikkomitees, die spezifischen und einzigartigen Anliegen der Pflegenden von diesen multidisziplinären Komitees noch nicht adäquat behandelt wurden. Ihre Probleme wurden nicht als ethische Fragen gerahmt und daher ausgeschlossen. In einem Experteninterview (Bartels 2004) äußert sich die Pflegethikerin Diane Bartels, die in den 1980er Jahren in Minnesota als zweite Vorsitzende ein kli-nisches Ethikkomitee leitete, wie folgt: »I do not think hospital nurses have trouble speaking up, they just need a place to show up... you need a place to convene, and then, once you are there, people don't have trouble .. representing their issues« (Kohlen 2009: 150). Sie geht zudem davon aus, dass das Modell der kooperativen Leitung Machtverhältnisse ausgleicht, die Zusammenarbeit in den Komitees verbessert und es für Pflegende angenehmer macht, sich laut und deutlich zu äußern. Darüber hinaus müssten Pflegekräfte die »Sprache lernen«, um die Themen diskutieren zu können. Hanns DeRuyter, Pflegeethiker und

Leiter einer pädiatrischen Abteilung, hat zehn Jahre lang in zwei verschiedenen Krankenhäusern Erfahrungen in Komitees gesammelt. In einem Interview (DeRuyter 2004) berichtet er:

»Nurses' issues get addressed if they present them the way that the people, the physicians and the kind of the leadership sees it. So, you have to present it in a certain way, and if you go outside of that model, ... so if you bring up an issue that they do not classify as being an ethical issue, you don't get listened to. But people and nurses, I think, we are very adaptable, so there is always nurses that will learn the language and you get listened to ... But then you cannot truly bring up the issues that you think are ethical issues because it's very much I think with ethical issues which issues are classified as ethical issues and which ones aren't. And, I think that the nurses who do that and I can't talk about ...their mind, but for me, the quandary is. Do I want to be a part of the leadership and then I have to adapt, or do I speak what I think should be spoken, and that automatically makes me an out-sider.« (Kohlen 2009: 155).

Die US-amerikanische Neuauflage in Deutschland

Eine Analyse der Entwicklung von klinischen Ethikkomitees in Deutschland zeigt, dass es sich um eine Neuauflage des US-amerikanischen Modells handelt. Seit Beginn wurde die Implementierung deutscher klinischer Ethikkomitees nach dem US-amerikanischen Modell der 1980er Jahre favorisiert. Noch immer wird es von führenden Organisationen im Bereich der Ethik in der Gesundheitsversorgung gestützt. Die *Akademie für Ethik in der Medizin* (AEM) dient als beratendes Gremium für klinische Praxis und Weiterbildung. In Publikationen, Reden und Faltblättern wird die Einrichtung klinischer Ethikkomitees von Ethikern beständig positiv dargestellt. Besonders aktiv bietet das *Zentrum für Gesundheitsethik* (ZfG) an der *Evangelischen Akademie Loccum* Fortbildungen über die Einrichtung und den inneren Aufbau klinischer Ethikkomitees an. Die Leiter dieser Seminare sind Philosophen, Ärzte und Theologen. Einige von ihnen wurden nicht nur auf akademischer Ebene von dem Modell klinischen Ethikkomitees überzeugt, durch Besuche in den Vereinigten Staaten war ihnen zudem ein direkter Einblick möglich. Sie sind auch diejenigen, die die meisten deutschen Beiträge zu klinischen Ethikkomitees veröffentlicht haben (Simon, 2000; Neitzke 2002, 2003; May 2004; Wernstedt, Vollmann 2005; Dörries 2005). Fast alle Veröffentlichungen beziehen sich auf das US-amerikanische Modell der klinischen Ethikkomitees der 1980er Jahre und beschreiben drei Funktionen: Weiterbildung, Entwicklung von Richtlinien und Beratung von Fällen.

Die Historie klinischer Ethikkomitees in Deutschland gleicht einzelnen Schritten der Entwicklung US-amerikanischer Komitees. Als 1997 erste deutsche klinischen Ethikkomitees eingerichtet wurden, veröffentlichten der Deutsche Evangelische und Katholische Krankenhausverband eine gemeinsame Empfehlung, solche Komitees einzurichten, die ausdrücklich am US-amerikanischen Modell orientiert sein sollten (Deutscher Evangelischer & Katholischer Krankenhausverband 1997). Mit der Einrichtung von Instrumenten zur Qualitätssicherung, die auch Richtlinien und Vorgehensweisen zum Umgang mit ethischen Fragen fordern, ist die Zahl der Institutionen, die von sich sagen, dass sie klinische Ethikkomitees eingerichtet haben, immer schneller gestiegen (Kettner 2005). Die Einrichtung klinischer Ethikkomitees geschieht noch immer auf freiwilliger Basis, es ist lediglich verpflichtend irgendeine Form von organisierter Struktur bereit zu stellen, die sich mit ethischen Fragen befasst. Die Bundesärztekammer hat kürzlich einen Aufruf zur Einrichtung klinischer Ethikkomitees veröffentlicht. Die Vielfalt in den Strukturen und Praktiken wird mit einem Mangel an Standards und den individuellen Geschichten der Krankenhäuser erklärt. Die Vertreter der Kammer würden gerne so schnell wie möglich einen Standard setzen (Wiesing 2006). Wie Anfang der 1990er in den USA hat im Zuge der Einführung von Qualitätsmanagements und Akkreditierungsprozessen von Krankenhäusern, die Gründung von klinischen Ethikkomitees seit 2003 auch in Deutschland deutlich zugenommen (Dörries, Hespe-Jungesblut 2007).

Resumee

Eine Rekonstruktion der Entwicklung US-amerikanischer Bioethikkomitees konnte zeigen, dass die wohl wichtigste Funktion eines solchen Gremiums war, das Krankenhaus vor späteren Rechtsklagen zu schützen. In der Öffentlichkeit umstrittene Vorgehensweisen konnten auf diese Weise Legitimation erlangen. Die Medizin trat hierbei das persönlich verantwortliche, wie auch standesrechtliche Monopol des Arztes über sein Vorgehen an eine kollektiv organisierte Instanz zur Meinungs- und Entscheidungsfindung ab.

Über den Einschluss und Ausschluss verschiedener Stimmen in den Komitees sind Machtdynamiken im Bezugsgeflecht von Gender, Profession und hierarchischer Position bestimmend. Formen von Ausschluss zeigen sich bei einer Thematisierung von Konflikten aus der Perspektive der Berufsgruppe der Pflegenden. Zur Problemauseinandersetzung bedarf es in der Konsequenz einer kritischen Reflexion von diskursiven Praktiken in Klinischen Ethikkomitees unter Einbeziehung machtanalytischer Fragen.

Literatur

American Society for Health and Human Values (ASBH) (1998): Core Competencies for Health Care Ethics Consultation. Glenview, IL

Aulislo, M. P.; Arnold, R.M.; Youngner, St. J. (1999): An Ongoing Conversation: The Task Force Report and Bioethics Consultation. The Journal of Clinical Ethics, 10 (1): 3–4.

Bartels, D.; Youngner, St.; Levine, J. (1994): HealthCare Ethics Forum '94: Ethics Committees: Living up to your potential. AACN Clinical Issues. 5: 313–23.

Benner, P.; Tanner, Ch. A.; Chesla, C. A. (1996): Expertise in nursing practice: Caring, clinical judgement, and ethics. New York.

Bosk, Ch.; Frader, J. (1998): Institutional Ethics Committees : Sociological Oxymeron, Empirical Black Box. In : DeVries, R.; Subedi, J. (Ed.): Bioethics and Society. Constructing the Ethical Enterprise. New Jersey.

Brennan, T. A. (1988): Ethics Committees and Decisions to Limit Care. The Experience at the Massachusetts General Hospital. JAMA (6): 803–807.

Carse, A.L. (1991): The › Voice of Care‹: Implications for Bioethical Education. The Journal of Medicine and Philosophy 16: 5–28.

Chambers, T. (2000): Centering Bioethics. Hastings Center Report 30 (1): 22–29.

Chambliss, D. F. (1996): Beyond Caring. Hospitals, Nurses, and the Social Organization of Ethics. Chicago.

Conradi, E. (2001): Take Care. Grundlagen einer Ethik der Achtsamkeit. Frankfurt, New York

Davis, A. J., Aroskar, M. A. (1983): Ethical Dilemmas in Nursing Practice 2nd edition. London.

DeVries, R.; Subedi, J. (1998): Bioethics and Society. Constructing the Ethical Enterprise. New Jersey.

DeVries, R.; Forsberg, C. P. (2002): Who Decides? A Look at Ethics Committee Membership. In: HEC Forum 14(3): 252–258.

Deutscher Evangelischer Krankenhausverband e.V, Katholischer Krankenhausverband Deutschlands e.V. (1997): Ethik-Komitee im Krankenhaus. Berlin / Freiburg.

Deutscher Evangelischer Krankenhausverband e.V, Katholischer Krankenhausverband Deutschlands e.V. (1999): Ethik-Komitee im Krankenhaus. Erfahrungsberichte zur Einrichtung von Klinischen Ethik-Komitee. Berlin / Freiburg.

Dörries, A.; Hespe-Jungesblut, K. (2007): Die Implementierung Klinischer Ethikberatung in Deutschland. Ergebnisse einer bundesweiten Umfrage bei Krankenhäusern. Ethik in der Medizin, 19 (2): 148–156.

Dodd, S. J.; Jansson, B. S.; Brown-Saltzman, K. et al. (2004): Expanding Nurses' Participation in Ethics: An Empirical Examination of Ethical Activism and Ethical Assertiveness. In: Nursing Ethics 11 (1): 15–27.

Edwards, B. J.; Haddad, A. M. (1988): Establishing a Nursing Bioethics Committee. In: JONA 18 (3): 30–33.

Erlen, J. A. (1993): Empowering Nurses through Nursing Ethics Committees. In: Orthopaedic Nursing 12 (2): 69–72.

Erlen, J. A. (1997): Are Nursing Ethics Committees necessary? In HEC Forum 9 (1): 55–67.

Fleming, C. M. (1997): The Establishment and Development of Nursing Ethics Committees. In: HEC Forum (1): 7 – 19.

Fox, R. (1989): The Sociology of Medicine. A participant observer's view. New Yersey.

Fox, R.; Swazey, J. (1984): Medical Morality is Not Bioethics – Medical Ethics in China and the United States. Perspectives in Biology and Medicine *27: 337 – 360.*

Fox, C. R. (1990): The Evolution of American Bioethics: A Sociological Perspective. In: Weisz (ed.): Social Science Perspectives on Medical Ethics: 201 – 217.

Hoffmann, D. (1993): Evaluating Ethics Committees: A View from the Outside. The Milbank Quarterly, 71 (4): 677 – 701.

Holly, Ch. (1986): Staff nurses' participation in ethical decision making: A descriptive study of selected situational variables. Unpublished doctoral dissertation, Columbia University, Columbia.

Igoe, Sh.; Goncalves, Susan A. (1997): Nursing Ethics Committees and Policy Development. In: HEC Forum 9 (1): 20 – 26.

Joint Commission on the Accreditation of Healthcare Organizations (JCAHO), Accreditation Manual for Hospitals Oakbrook Terrace III 1992.

Katz, A.H.; Proctor, D. M. (1969): Social – Psychological Characteristics of Patients Receiving Haemodialysis in Treatment for Chronic Renal Failure. Public Health Service, Kidney Disease Control Program.

Keffer, J. M. (1997): Why Nursing Ethics Committees? In: HEC Forum 9 (1): 50 – 54.

Kettner, M. / May, A. (2002): Ethik-Komitees in Kliniken – Bestandsaufnahme und Zukunftsperspektiven, Ethik in der Medizin, 14 (4): 295 – 297.

Kettner, M. (2005): Ethik-Komitees. Ihre Organisationsformen und ihr moralischer Anspruch. In: Erwägen Wissen Ethik. Deliberation Knowledge Ethics. (vormals: Ethik und Sozialwissenschaften (EuS) – Streitfragen für Erwägungskultur. 1/ 16: 3 – 16.

Kohlen, H. (2008): What are we really doing here? Journeys into German Hospital Ethics Committees in Germany: Nurses' Participation and the(ir) Marginalization of Care. In: Katz-Rothman, B.; Armstrong, E. (Ed.): Advances in Medical Sociology. Bioethics: A sociological Perspective. Elsevier, New York 2008: 91 – 130.

Kohlen, H. (2009): Conflicts of Care. Hospital Ethics Committees in the USA and in Germany. Frankfurt / New York.

Levine, C. (1984): Questions and (Some Very Tentative) Answers about Hospital Ethics Committees. Hastings Center Report 14(3): 9 – 12.

Liaschenko, J. (1993): Faithful to the good: Morality and philosophy in nursing practice. Unpublished doctoral dissertation. University of California, San Francisco.

Liaschenko, J. (1997): Ethics and the geography of the nurse-patient relationship: spatial vulnerabilities and gendered space. Sch Inq Nurs Pract 11: 45 – 59.

Lo, B. (2003): Answers and Questions about Ethics Consultation. JAMA, September 3, 290 (9): 1208 – 1210.

May, A. (2004): Ethische Entscheidungsfindung in der klinischen Praxis. Die Rolle des klinischen Ethikkomitees. In: Ethik in der Medizin 16 (3): 242 – 252.

Mason, D. J.; Johansson, E.; Fleming, C.; Scanlon, C. (1989): Ethics committees in Health Care Institutions in the New York City Metropolitan Region: A Report of two Nursing Surveys. In: Journal of the New York State Nurses Association 20 (4): 13 – 16.

McDaniel, Ch. (1998): Hospital Ethics Committees and Nurses' Participation. In: JONA 28 (9): 47 – 51.

Moreno, D. J. (1995): Deciding together. Bioethics and Moral Consensus. New York, Oxford.

Murphy, P. (1989): The Role of the Nurse on Hospital Ethics Committees. In: Nursing Clinics of North America. 24 (2): 5551–555.

Neitzke, G. (2002): Ethische Konflikte im Stationsalltag. Planetarium 42: 9–10.

Neitzke, G. (2003): Ethik im Krankenhaus. Funktion und Aufgaben eines Klinischen Ethikkomitees. Ärzteblatt. Baden-Würtemberg, Heft 4.

Nortvedt, P. (1996): Sensitive Judgement. Nursing, Moral Philosophy and an Ethics of Care. Otta.

Oddi, L.; Cassidy, V.. (1990): Participation and Perception of Nurse Members in the Hospital Ethics Committee. In: Western Journal of Nursing Research 12 (3): 307–317.

Presidents Commission for the study of ethical problems in medicine and biomedical and behavioural research (1983): Deciding to forego life sustaining treatment. Washington D.C.: U.S. Printing Office.

Redman, B. K. (1996): Responsibility of Healthcare Ethics Committees towards Nurses. In: HEC Forum 8 (1): 52–60.

Reverby, S. (1987): Ordered to Care. The Dilemma of American Nursing. Cambridge.

Ross, J. W. (1986): Handbook for Hospital Ethics Committees. Practical suggestions for ethics committee members to plan, develop, and evaluate their roles and responsibilities. Chicago: American Hospital Publishing, Inc.

Rothman, D. (1991): Strangers at the bedside: A history of how law and bioethics transformed medical decision making. New York.

Schmidt, K. (2001): Models of Ethics Consultation: The »Frankfurter Model«. In: HEC Forum 13 (3), 281–293.

Sichel, B.. (1992): Ethics of Caring and the Institutional Ethics Committee. In: Bequaert Holmes, H.; Purdy, L. M. (Ed.): Feminist Perspectives in Medical Ethics. Bloomington and Indianapolis: 113–123.

Simon, A. (2000): Klinische Ethikberatung in Deutschland. Erfahrungen aus dem Krankenhaus Neu-Mariahilf in Göttingen. In: Berliner Medizinethische Schriften 36. Dortmund: Humanitas.

Simon, A. / Gillen, E. (2000): Klinische Ethik-Komitees in Deutschland. Feigenblatt oder praktische Hilfestellung in Konfliktsituationen? In: Engelhardt, V. v. L. / Simon, A. (Hrsg.) (2000): Die Heilberufe auf der Suche nach ihrer Identität. Jahrestagung der Akademie für Ethik in der Medizin e.V. Hamburg, Berlin, London: LIT, S. 151–157.

Teel, K. (1975): »The Physician's Dilemma: A Doctor's View: What the Law Should Be,« In: Baylor Law Review 27: 6–9.

Vollmann, J. (2002): Klinische Ethikkomitees: Zur aktuellen Entwicklung in deutschen Krankenhäusern. In: Kolb, St. et al. (Hrsg.): Medizin und Gewissen. Wenn Würde ein Wert würde... Eine Dokumentation über den internationalen IPPNW-Kongress Erlangen 24.–27. Mai 2001. Frankfurt am Main: Mabuse. S. 277–287.

Wiesing, U. (2006): Ethikberatung in der klinischen Medizin: Stellungnahme der Zentralen Kommission zur Wahrung ethischer Grundsätze in der Medizin und ihren Grenzgebieten (Zentrale Ethikkommission). Deutsches Ärzteblatt 103 (24): A 1703 – A 1707.

Youngner SH, J. DL, Coulton C., et al (1983): A national survey of hospital ethics committees In Deciding to Forego Life-Sustaining Treatment: Report of the President's

Commission for the Study of Ethical Problems in Medicine and Biomedical and Behavioral Research. Washington, DC, US Government Printing Office: 443 – 449.

Interviews

Bartels, D. (2004): Exerteninterview. Center for Bioethics, University of Minnesota, Minnesota

DeRuyter, H. (2004): Experteninterview, Center for Bioethics, University of Minnesota, Minnesota

Purtilo, R. (2005): Experteninterview, Massachusetts General Hospital (MGH), Boston.

Karl-H. Wehkamp

Thesen zu Ökonomie und Ethik in Medizin und Gesundheitswesen in Deutschland

1. Spürbar für alle Bürger, Patienten und Akteure bzw. Beschäftigte finden im deutschen Gesundheitswesen tief greifende strukturelle Veränderungen sowie Veränderungen der Sichtweisen statt. Symptomatisch für die häufig als ›Umbruch‹ bezeichneten Prozesse wird der Begriff ›Gesundheitswesen‹ durch den Begriff ›Gesundheitswirtschaft‹ ersetzt. Die Veränderungen werden teils begrüßt, teils heftig bekämpft, teils resignativ hingenommen. Die politischen Vorgaben sind uneinheitlich und widersprüchlich. Interessen, Absichten und Ergebnisse werden teils transparent gemacht, teils verschleiert. Neben Auseinandersetzungen über Gründe, Ziele und Kurs der Veränderungsprozesse finden sich auch kontroverse moralische Beurteilungen sowie eine ethische Debatte über deren Legitimität. Unklarheit besteht darüber, wie das Phänomen bezeichnet werden soll und ob bzw. welche Alternativen dazu vorhanden sind.

2. Wird eine ›ethische‹ Positionierung zu den Veränderungsprozessen eingefordert, so wird bevorzugt von einem Konflikt oder ›Spannungsfeld‹ zwischen Ethik und Ökonomie gesprochen. Der Veränderungsprozess wird dabei bevorzugt als ›Ökonomisierungsprozess‹ bezeichnet, gelegentlich ist auch von ›Industrialisierungsprozess‹, ›Kommerzialisierung‹ oder schlicht ›Normalisierung‹ die Rede.[1] Wird den so bezeichneten Phänomenen ›die Ethik‹ *entgegengestellt*, so wird den Veränderungsprozessen selbst die moralische Legitimität abgesprochen oder zumindest angezweifelt. Dabei kann es durchaus gute moralische Gründe für ›Ökonomisierungen‹ geben.

3. Eine Gegenüberstellung von ›Ethik und Ökonomie‹ wird der Komplexität der Veränderungen im Bereich Gesundheitswesen- Medizin aus mehreren Gründen nicht gerecht. Beide Begriffe (Ethik, Ökonomie) sind in sich viel zu unklar und zu heterogen, um damit ausreichend präzise moralische Be-

---

1 Der 110. Deutsche Ärztetag im Sommer 2007 sprach sich mehrheitlich gegen eine »Industrialisierung des Arztberufs« aus, der als Ausdruck einer zunehmenden ›Kommerzialisierung‹ der Krankenhäuser gesehen wurde.

wertungen vornehmen zu können. ›Ökonomie‹ als Wissenschaft und als ›Realwirtschaft‹ beruht selbst auf ethischen Prinzipien oder Überlegungen, zum Beispiel bei den wissenschaftlichen Begründern der Ökonomie. Ethik ihrerseits sollte sich hinsichtlich moralischer Bewertungen zurückhalten, insbesondere dann, wenn die Sachverhalte, über die man sprechen möchte, noch nicht hinreichend analysiert sowie begrifflich und theoretisch erfasst sind. Das ethische Urteil sollte sich also weitgehend auf empirisch erhobene Fakten, sozialwissenschaftliche Analytik und wenn möglich auch auf historische Untersuchungen stützen.

4. Eine empfundene Verschlechterung der medizinischen oder pflegerischen Versorgung wird verständlicherweise Unbehagen oder Empörung auslösen. So kann z. B. die wachsende Gefährdung von Patienten durch Ausdünnung des Pflegepersonals oder durch unzureichend ausgeruhte Ärzte kritisiert werden. Häufig werden ›Ursachen‹ für diese Situationen ›im Management oder der Verwaltung‹ gesucht, ebenso häufig in einem Gesetz der Regierung (z. B. Einführung der DRG's) oder in der Person der Ministerin. So verlockend es dabei auch sein mag, das Jetzige mit einem vermeintlich besseren ›Vorher‹ zu vergleichen, so muss doch auch bedacht werden, dass ein ›Nichthandeln‹ ja keineswegs den Erhalt früherer Qualitätsstandards bewirkt hätte. Politische Maßnahmen sind ja in der Regel Versuche zur Lösung definierter Probleme. Deshalb sollte nicht schlicht ›Vorher‹ und ›Nachher‹ verglichen werden, weil das ›Vorher‹ ja nicht schlicht festgefroren werden kann. Unterschiedliche politische Optionen oder Strategien zur Lösung definierter Probleme wären also zu vergleichen. Dies ist allerdings sehr schwer, denn man mag zwar in gewissen Grenzen die Folgen des Gesetzes A evaluieren können, die potenziellen Wirkungen der nicht verabschiedeten Alternativkonzepte B-E kann ich allenfalls mathematisch simulieren. Wie auch immer: eine ethische Beurteilung von Veränderungen in Gesundheitswesen und Medizin geht nicht ohne sozial- und wirtschaftwissenschaftliche Analysen. Setzt sich ›die Ethik‹ darüber hinweg, so tut sie genau das, wovor Niklas Luhmann gewarnt hatte: sie moralisiert. (Luhmann 1989).

5. Ohne eine empirisch gestützte Theorie kann ich keine vernünftigen Begriffe entwickeln, mit denen ich ein beliebiges Phänomen analysieren und beschreiben kann. Dieses Problem ist ernster als es erscheint. Soll ich z. B. von Veränderungen im Gesundheitssystem, Gesundheitswesen oder der Gesundheitswirtschaft sprechen? Was tun, wenn ein herkömmliches ›Gesundheitswesen‹ seinen Charakter derart verändert, dass man besser von einer Gesundheitswirtschaft sprechen sollte? Was tun, wenn unterschiedliche Begriffe teils unterschiedliche Objektwelten bezeichnen, teils aber auch nur unterschiedliche Blickwinkel oder Perspektiven auf diese? Be-

trachte ich einen ›Ökonomisierungsprozess‹ des Gesundheitswesens und der Medizin als eine moralisch problematische Entwicklung, so werde ich den Begriff ›Gesundheitswirtschaft‹ wahrscheinlich schon aus moralischen Gründen ablehnen, weil ich nicht ›Wirtschaft‹ haben will, wo ich z. B. ›Medizin‹ oder ›Pflege‹ sehen will. Mehr noch: Wer den Begriff ›Gesundheitswesen‹ bevorzugt wird eine andere Vorstellung davon haben, was als ›Medizin‹ gelten darf als jemand, der die ›Gesundheitswirtschaft‹ begrifflich bevorzugt. Denn auch der Inhalt von ›Medizin‹ befindet sich wie alles auf der Welt ›im Fluss‹ und bedarf von Zeit zu Zeit begrifflicher (und rechtlicher) Anpassungen, weil es permanente Neuentwicklungen und Veränderungen gibt. (vgl. Bircher/ Wehkamp 2007). Die medizinischen Entwicklungen in Richtung ›Prädiktive Medizin‹, ›Enhancement‹ oder ›Wellness-Medizin‹ richten sich immer mehr an Gesunde, für die auch der Begriff des ›Patienten‹ kaum noch zutrifft, da es sich zunehmend um Kunden handelt, die sich bestimmte Leistungen kaufen.

6. Potenziale zur Behandlung und Vermeidung von Krankheiten sowie zum Schutz und zur Förderung der Gesundheit werden von einem Millionenheer von Wissenschaftlern, Ärzten, Psychologen, Pflegenden und Technikern in zunehmendem Tempo erweitert. Die Medizin entwickelt sich eher logarithmisch als linear, neue Verfahren und Technologien (allen voran die Informationstechnologien) verändern Arbeitsweisen, Organisation und Finanzierung. Insbesondere die medizinische Praxis benötigt ein zunehmend komplexeres Konzept der arbeitsteiligen Kooperation. Ohne Strukturen zur Integration und Abstimmung unterschiedlichster Arbeitsprozesse und ohne deren Management ist moderne Medizin nicht mehr denkbar. Der wissenschaftlich technische Fortschritt selbst ist die entscheidende Kraft zur fortwährenden Veränderung nicht nur von Organisation und Management, sondern auch der Finanzierung. Dem stehen teilweise wenig veränderbare Grundbedürfnisse von Menschen gegenüber, die durch Krankheit verletzbar sind, auf Hilfe angewiesen sind, Fürsorge und Menschlichkeit einfordern, Ängste haben, Behinderung und Tod fürchten usw. Die Medizin und die anderen Gesundheitsberufe stehen deshalb vor der schwierigen Aufgabe, ihre heilberufliche Identität in einem raschen Prozess der Veränderungen von Inhalt und Form zu erhalten. Diese Identität ist in entscheidendem Masse ›ethisch‹ bestimmt. Nach wie vor sind ›hippokratische Grundsätze‹ die entscheidende Voraussetzung dafür, dass die Bevölkerung der Medizin Vertrauen entgegen bringt.

7. Die praktische Sorge um die Kranken sowie der Schutz und die Förderung der Gesundheit haben sich im Prozess gesellschaftlicher Entwicklungen fortlaufend differenziert. Diese Differenzierung macht die klare Unterscheidung zwischen Medizin und Gesundheitssystem unvermeidbar. Die

Ausdifferenzierung einer noch nicht näher umrissenen Gesundheitswirtschaft stellt eine weitere Entwicklung dar. Sorge um Kranke und Schutz bzw.
Förderung von Gesundheit trennen sich partiell voneinander. Die Pflege
und die Gesundheitswissenschaften differenzieren sich zunehmend aus
einem traditionell von der Medizin besetzten Monopol der Zuständigkeit
für Gesundheit und Krankheit aus. Differenzierung macht umgekehrt Integration und Abstimmung erforderlich. Organisation und Management
werden unvermeidlich, sowohl horizontal als auch vertikal, zwischen
Hierarchien, Fachgruppen und Berufsgruppen. Zwischen der interperso-
nellen Beziehung (z. B. der ärztlichen Praxis), dem Management von Gesundheitseinrichtungen (z. B. einem Klinikum) und den durch politische
Entscheidungen geprägten ›Rahmenbedingungen‹ ist eine größtmögliche
Abstimmung erforderlich. Die ›Politik‹ nutzt dabei zunehmend die Möglichkeiten und Regeln der ›Wirtschaft‹ und ›Märkte‹, um das komplexe
Arsenal von Gesundheitsdiensten und –produkten mit den Grundsätzen
sozialstaatlicher Daseinssicherung zu verbinden und – soweit dies geboten
ist- solidarisch zu finanzieren. (vgl. Bröckling/ Krasmann/ Lemke 2000).

8. Das Selbstverständnis des modernen Staates ist letztendlich entscheidend
    für die aktuelle Umgestaltung traditionell ›sozialer‹ Aufgaben und Bereiche.
    Weltweit hat sich in den vergangenen Jahrzehnten in den so genannten
    westlichen Staaten und den von ihren Beratern beeinflussten Länder ein
    neues Staatsverständnis durchgesetzt, das den Staat schrittweise aus der
    praktischen sozialen Verantwortung zurück nimmt und an Wirtschaft und
    Märkte übergibt. Gleichwohl sehen sich die Staaten der Europäischen Union
    durchaus in der Verantwortung hinsichtlich Funktion und Finanzierbarkeit
    der Gesundheitsversorgung, so dass von einer Art Mischkultur aus Wirt-
    schaft und Staat ausgegangen werden kann. Hierbei kommen neue Kon-
    zepte des Sozialmanagements zum Einsatz, die den Stempel politischer
    Kulturen ohne starke Sozialsysteme tragen (z. B. USA). Diese Konzepte
    folgen der gleichen Grammatik, egal ob es sich um Schulen, Krankenhäuser,
    Kindergärten, Universitäten oder Gefängnisse handelt. Überall findet sich
    eine strenge Verwaltung öffentlicher Gelder, der Hinweis auf prinzipiell
    knappe Ressourcen, ein zunehmendes Regime von Wirtschaftlichkeits-
    prüfungen und Dokumentationen bzw. Evaluationen, eine Bevorzugung
    ökonomischer Experten und Expertisen, eine Verknappung von Personal,
    starke Gehaltsunterschiede zwischen Führungskräften und Mitarbeiter-
    schaft sowie eine unverkennbare Tendenz, qualitativ hochwertige Leistun-
    gen über private Anbieter und selbst zahlende Kunden auf den Markt zu
    bringen.

9. Auf ideologischer Ebene wird den Bürgern mehr Eigenverantwortung für
    ihre Bildung und Gesundheit zugemutet und das Prinzip Autonomie in

doppeltem Sinne hervorgehoben: mehr Selbstbestimmung – aber auch mehr Selbstbeteiligung an den Kosten der jeweils gewünschten Leistungen. Es ist genau dieser Prozess, der die herkömmliche Konstruktion eines ›Gesundheitswesens‹ ersetzt durch eine neue Perspektive, die eine ›Gesundheitswirtschaft‹ ins Zentrum des Geschehens rückt um aus der Sackgasse knapper werdender öffentlicher Mittel herauszukommen und um Kosten und Lasten durch Krankheit umzudrehen in Impulse für wirtschaftliches Wachstum und die Sicherung von Arbeitsplätzen.

Die aktuelle Wirtschafts- und Finanzkrise führt freilich zu einer Erschütterung dieses ›neo-liberalen‹ Konzepts und es wird sehr spannend sein, welche Veränderungen sich daraus ergeben werden.

10. Die Reformprozesse der letzten Jahre haben zumindest in Deutschland zu sehr unterschiedlichen Ergebnissen geführt, so dass sich eine undifferenzierte Bewertung verbietet. Unbestreitbar notwendig ist eine Begrenzung von Zwangsabgaben der Bürger für Sozialversicherungsleistungen und Steuern. Fortlaufende Ausdehnung der Leistungen und der damit verknüpften Kosten müssen begrenzt werden. Die sich aus diesem Anliegen ergebenden so genannten Maßnahmen zur Kostendämpfung sind aber oft kontraproduktiv, die menschlichen und wirtschaftlichen Verluste durch Burn Out, Kooperationsverweigerung, Demotivierung usw. sind schwer abzuschätzen, sicherlich aber erheblich. Die Qualitätseinbussen in der Pflege und Altenpflege sind nicht zu leugnen und sind alarmierend.

11. Die schrittweise Verschiebung der Steuerungsmacht von der Mikroebene auf die Mesoebene sowie die Verlagerung der Finanzierungsverantwortung von der Staats- auf die Unternehmensebene haben dazu geführt, dass die Praxis der Heilberufe direkt und indirekt durch nicht-medizinische Vorgaben und Ziele beeinträchtigt wird. Ethik und Recht haben diese Entwicklungen noch kaum bearbeitet.

Umgekehrt kann man nicht davon ausgehen, dass in ›früheren Zeiten‹ immer nur die Interessen der Patienten oder Versicherten im Zentrum der Versorgung standen. Ökonomisch motivierte Entfeudalisierungen in Medizin und Pflege haben ohne Zweifel starke Gründe für sich.

Rationalisierungen über die Verkürzung der Liegezeiten kommen den Bedürfnissen von Patienten oft sehr entgegen, zumal durch die DRG- Pauschalen besser koordinierte Behandlungen und besser verträgliche medizinische Techniken (z. B. ›Fast-Track-Surgery‹) gefördert wurden.

Licht steht neben Schatten. Eine pauschale moralische Verurteilung der ›Ökonomisierung‹ oder ›Kommerzialisierung‹ ist m. E. nicht zu rechtfertigen. Umso wichtiger ist die fortlaufende Registrierung von Fehlentwicklungen und ein offener, transparenter Diskurs über die Qualität der Medizin, Pflege, Arbeitsbedingungen, Patientensicherheit, moralische Aspekte von

Gleichheit/ Ungleichheit und Solidarität/ Eigenverantwortung. Damit wird die Beachtung der Maßnahmen zur Qualitätssicherung von entscheidender Bedeutung.

12. ›Ethik‹, die eine menschliche und soziale Gesundheitsfürsorge fördern will, die ›gute‹ Medizin, Pflege und Gesundheitsförderung unterstützen will, muss sich meines Erachtens dem Qualitätsmanagement und den Konzepten der Qualitätssicherung zuwenden. Sie müsste am Ort der medizinisch pflegerischen Praxis und auf den Führungsebenen sein. Damit käme Sie heraus aus dem noch viel zu traditionell zugeschnittenen akademischen Feld oder aus der oft abgehobenen Welt ethischer Diskussionsrunden. Ihre neuen Orte wären die Praxis der Gesundheitsberufe sowie die Organisationen, Institutionen und Unternehmen der Gesundheitssysteme und Gesundheitswirtschaft.

Dabei kann es nicht pauschal gegen ›die Ökonomie‹ oder ›die Ökonomisierung‹ gehen. Ohne wirtschaftliche Expertise wird es nicht gehen. Umgekehrt brauchen die Welt der Wirtschaft ebenso wie die Wirtschaftswissenschaften ethische Bewusstheit und Regeln, denn kurzfristige Optimierungen von Wirtschaftsprozessen können schon mittelfristig Katastrophen globalen Ausmaßes hervorbringen. Das Qualitätsmanagement sollte ›ethisch‹ orientiert sein, d.h. es sollte sich des moralischen Kerns guter Medizin und Pflege bewusst sein und sich deren Erhalt und Pflege verpflichtet fühlen. Dazu sollte das ›Qualitätsmanagement‹ aufhören zu quantifizieren und zu messen, bevor es sich seiner qualitativen Verpflichtungen bewusst geworden ist.

13. Privatwirtschaftlichen Anbietern von Gesundheitsleistungen wird ihre Gewinnorientierung oft als unvereinbar mit hippokratischen Grundsätzen vorgehalten. Tatsächlich galt auch im früheren Medizinsystem der USA der Grundsatz, daß Business und Medizin streng zu trennen seien, da andernfalls nicht gewährleistet sei, dass die praktizierte Medizin ausschließlich an Patienteninteressen orientiert sei. (Parsons 1964). Dieser Einwand kann heute nicht mehr aufrechterhalten werden. Wo immer Politik durch wirtschaftliche Anreize steuernd in die Gesundheitsversorgung eingreift wird a priori davon ausgegangen, dass es mindestens Ermessensspielräume für z.B. medizinische Entscheidungen gibt, in denen die Einbeziehung auch wirtschaftlicher Überlegungen moralisch nicht nur unbedenklich, sondern auch wünschenswert ist. Auch die ambulante Praxis integriert wirtschaftliche Aspekte in die Versorgungspraxis auf ausdrücklichen Wunsch des Gesetzgebers. Kommunale, staatliche oder kirchliche Gesundheitsanbieter ökonomisieren nicht weniger als private, gehen aber mit den Geldmitteln der Solidargemeinschaft nicht selten viel großzügiger um.

14. Entscheidend ist nicht die staatliche oder privatwirtschaftliche Form der Gesundheitsanbieter, sondern die Frage, ob die grundlegenden hippokratischen Grundsätze eingehalten werden: Alle Maßnahmen zum Wohl des Patienten, dem kein Schaden zugefügt werden soll und dessen Selbstbestimmung und Würde zu achten sind. Diese Grundsätze zu schützen bedarf es einer Kultur der Offenheit, Kritik, Transparenz und Kooperation. An dieser wird in privatwirtschaftlichen Einrichtungen nicht weniger intensiv gearbeitet als in öffentlichen oder kirchlichen Einrichtungen. Empirisch kann ich derzeit nicht erkennen, dass allein die privatwirtschaftliche Organisationsform der hippokratischen Ethik abträglich sein soll. Hier wie da muss der Raum für den ethischen Diskurs geöffnet und strukturiert werden. Implementierung von Organisationsethik ist dazu entscheidend. Eine ›ethische Markenbildung‹ als Idee aus der Marktwirtschaft kann hierbei sehr hilfreich sein. (Wehkamp/ Keitel 2003).

Literaturverzeichnis

Bircher, J./ Wehkamp, K. (2007): Das ungenutzte Potenzial der Medizin, Zürich.

Bröckling, U./ Krasmann, S./ Lemke, T. (2000): Gouvernementalität der Gegenwart, Frankfurt/Main.

Luhmann, N. (1989): Gesellschaftsstruktur und Semantik, Frankfurt/Main.

Parsons, T. (1964): The Social System, Toronto.

Wehkamp K./ Keitel H. (2003): Markenzeichen Ethik. Ethik in der Unternehmensentwicklung moderner Krankenhäuser. In: Seidel- Kwem B,/ Pfeiffer, R. (Hrsg.): Der Weg der Veränderung- Krankenhäuser im Umbruch, 17 – 28. Wegscheid.

Autorenhinweise

Elmar Brähler, Prof. Dr. rer. biol. hum. habil., geb. 1946, Diplommathematiker, seit 1994 Leiter der Abteilung für Medizinische Psychologie und Medizinische Soziologie der Universität Leipzig, 2002–2005 und seit 2008 Prodekan der Medizinischen Fakultät der Universität Leipzig, seit 2009 wissenschaftlich-ärztlicher Leiter des Departments Psychische Gesundheit am Universitätsklinikum Leipzig AöR (Anstalt öffentlichen Rechts).

Forschungsschwerpunkte: Psychodiagnostik, Geschlechtsspezifische Aspekte von Gesundheit und Krankheit, Psychologische Aspekte von Fruchtbarkeitsstörungen, Einstellung und das Wissen zu kontroversen medizinischen und ethischen Fragen in der Reproduktionsmedizin, Gesundheitliche Identität von Spätaussiedlern und türkischen MigrantInnen, Arbeitslosigkeit und Gesundheit, Rechtsextreme Einstellungen in Deutschland.

Elisabeth Conradi, Promotion im Fach Philosophie, Professorin für Gesellschaftstheorie und Philosophie an der Dualen Hochschule Baden-Württemberg Stuttgart; langjährig wissenschaftliche Assistentin am Seminar für Politikwissenschaft der Universität Göttingen im Bereich Politische Theorie und Ideengeschichte.

Forschungsprojekt: Zur professionsethischen Sozialisation in Medizin und Pflege.

Aktuelle Veröffentlichungen: Gesellschaftlicher Wandel durch alltägliche Kommunikation, in: P. Niesen (Hg.): Iris Young, Nomos (im Erscheinen); Hannah Arendt als Intellektuelle und die Kontroverse um »Eichmann in Jerusalem«. In: H. Bluhm, W. Reese-Schäfer (Hg.): Die Intellektuellen und der Weltlauf. Nomos 2006, S. 75–93. Der Haushalt als Raum der Zivilgesellschaft. In: Vorgänge, Nr. 170; 44. Jg. (Juni 2005) H. 2, S. 80–86. Tätiges Leben. Pluralität und Arbeit im politischen Denken Hannah Arendts. Bochum: swi 2000 (hg. gemeinsam mit Sabine Plonz).

Uwe Fahr, geb. 1965, Philosoph, Medizinethiker und Erwachsenenbildner, Dr. phil., Geschäftsführer des Klinischen Ethikkomitees des Universitätsklinikums Erlangen, Lehrbeauftragter für Philosophie am Institut für Philosophie der Universität Erlangen-Nürnberg.

Arbeitsschwerpunkte: Klinische Ethikberatung, philosophische Beratung, Grundlagen der Ethik in der Medizin, didaktische Grundlagen pflege- und medizinethischen Unterrichts.

Aktuelle Veröffentlichungen: Discourse Ethics and Ethics Consultation. Defining a Complex Relationship. In Schildmann J, Gordon JS, Vollmann J (Hg.): Clinical Ethics Consultation: Theories-Methods-Implementation-Evaluation. (in Vorbereitung). Die Dokumentation klinischer Ethikberatung. Ethik Med 2009 21:32 – 44. Die Entwicklung emotionaler Kompetenz in einzelfallbezogenen Lernarrangements. In: Ethik Med 2008 20:26 – 39.

Heiner Friesacher, geb. 1962, Pflegewissenschaftler und Dipl. Berufspädagoge, Dr. phil, Freier Dozent, Autor, Herausgeber. Lehrbeauftragter an verschiedenen Universitäten und Fachhochschulen, Gast- bzw. Vertretungsprofessur für Pflegewissenschaft an der Alice-Salomon Hochschule Berlin und der Universität Bremen von 2006 – 2009.

Arbeitsschwerpunkte: Wissenschaftstheorie und theoretische Grundlagen pflegerischen Handelns, Ethik und Sozialphilosophie, Professions- und Qualitätsentwicklung.

Aktuelle Veröffentlichungen: Ethik und Ökonomie. Zur kritisch- normativen Grundlegung des Pflegemanagements und der Qualitätsentwicklung. In: Pflege & Gesellschaft, 2009, 14. Jg., H., 1: 3 – 23. 56. Professionalisierung der Pflege – vom Hilfsberuf zur evidenzbasierten Heilkunde? In: intensiv, 2009, 17. Jg., H. 4: 177 – 181. Nutzerorientierung – Zur normativen Umcodierung des Patienten. In: Schmidt- Semisch, H., Paul, B. (Hg.): Risiko Gesundheit. Zu den Risiken und Nebenwirkungen der Gesundheitsgesellschaft. VS- Verlag, Wiesbaden (im Druck).

Sigrid Graumann, geb. 1962, Biologin und Philosophin, Dr. rer. nat. Dr. phil., Akademische Rätin an der Universität Oldenburg, Arbeitsgruppe: Soziologische Theorie.

Arbeitsschwerpunkte: Bioethik und Menschenrechte.

Aktuelle Veröffentlichungen: Assistierte Freiheit. Von einer Behindertenpolitik der Wohltätigkeit zu einer Politik der Menschenrechte. Questiones Infinitae, Utrecht 2009. Zusammen mit Gesa Lindemann: Medizin als gesellschaftliche Praxis, sozialwissenschaftliche Empirie und ethische Reflexion: ein Vorschlag für eine soziologisch aufgeklärte Medizinethik. Ethik in der Medizin Band 21, Heft 3, September 2009, S. 235 – 245. Humane Genetik, Behinderung und ethische Probleme der pränatalen Diagnostik. In: Hirschberg, Irene/Frewer, Andreas (Hg.): Ethische Fragen genetischer Beratung. Klinische Erfahrung, Forschungsstudien und Perspektiven. Peter Lang Verlag, Bern, Berlin, Brüssel 2009, S. 259–276. Eizellspende und Eizellhandel. Risiken und Belastungen für die betroffenen Frauen. Bockenheimer-Lucius, Gisela/Thorn, Petra/Wendehorst, Christiane (Hg.): Umwege zum eigenen Kind. Universitätsverlag Göttingen, 2008, S. 175–183. Disability and moral philosophy – why difference should count. In: Düwell, Marcus; Rehmann-Sutter, Christoph, Mieth, Dietmar (Hg.): Biomedicine within the limits of human existence. Springer, 2008, S. 247–258. Sind wir dazu verpflichtet für das Wohlergehen anderer zu sorgen? Eine Kritik traditioneller Ethikkonzeptionen und ein Plädoyer für eine »Care-Ethik«, die verbindliche Verpflichtungen ausweist. Sonderpädagogische Förderung 51, 1, 2006, S. 5–22.

Friedrich Heubel, geb. 1933, Arzt für Neurologie und Psychiatrie, Privatdozent für Medizinethik.

Arbeitsschwerpunkte: Ethik, Recht und Ökonomie im Gesundheitswesen, Immanuel Kant.

Aktuelle Veröffentlichungen: Humanexperimente. In: Düwell, M., Steigleder, K.: Bioethik. Eine Einführung. Suhrkamp Taschenbuch Wissenschaft 1597. Frankfurt am Main. S. 323–332. Mit N. Biller-Andorno: The contribution of Kantian moral theory to contemporary medical ethics: A critical analysis. Medicine, Health Care and Philosophy (2005) 8:5–18. Mit A. Manzeschke: Kants kategorischer Imperativ als Management-Technik und Marketing-Strategie? Ethik in der Medizin (2008) 20:86–93.

Christian Koch, geb. 1976, Krankenpfleger, Dipl.-Pflegewirt (FH), Leiter eines Alten- und Pflegeheims, wissenschaftlich tätig in den Bereichen Berufsethik der Pflege und pflegerische Sterbebegleitung.

Aktuelle Veröffentlichungen: Sterben in Würde – Ein Beitrag der Pflege. In: Gesprächskreis Sozialpolitik: Sterben in Würde: Ethische, medizinische und rechtliche Herausforderungen. Wirtschafts- und sozialpolitisches Forschungs- und Beratungszentrum der Friedrich-Ebert-Stiftung Abteilung Arbeit und Sozialpolitik. Bonn. S. 42–49. Zur Rolle der Pflege im aktuellen Veränderungsprozess der Sterbesituationen und im gesellschaftspolitischen Diskurs – Ein deutsch niederländischer Vergleich. In: Giese, Constanze (Hg.): Pflege und Sterbehilfe: Zur Problematik eines (un-)erwünschten Diskurses. Mabuse-Verlag. Frankfurt am Main. S. 75–180. Sterbehilfe – kein Thema für die Pflege?: Zum Beitrag der Pflegenden zur aktuellen Sterbehilfe-Diskussion. In: Dr. med. Mabuse: Zeitschrift für alle Gesundheitsberufe. Heft Nr. 164. November/Dezember 2006. Mabuse-Verlag. Frankfurt am Main. S. 43–46.

Hans-Georg Koch, geb. 1948, Jurist, Dr. jur., Dr. med. habil., Referatsleiter für Medizinrecht am Max-Planck-Institut für ausländisches und internationales Strafrecht, Freiburg im Breisgau.

Arbeitsschwerpunkte: Rechtsfragen der Medizin, die auch strafrechtliche Bezüge aufweisen; (Straf-)Rechtsvergleichung; Verbindung beider Aspekte in zahlreichen Projekten, beispielsweise zu Schwangerschaftsabbruch, Fortpflanzungsmedizin, Sterbehilfe oder Doping. Aktueller Tätigkeitsschwerpunkt ist ein rechtsvergleichendes Projekt über die Bekämpfung von Arzneimittelfälschungen.

Aktuelle Veröffentlichung: Rechtsfragen im Zusammenhang mit Gewinnung und Verwendung menschlicher Organe und Gewebe. In: Bohnert, Michael (Hg.): Rechtsmedizin. Festschrift für Prof. Dr. med. Drs. h.c. Stefan Pollak zum 60. Geburtstag, Lübeck 2009, S. 269–294. Stammzellforschung aus rechtsvergleichender Sicht. In: Bundesgesundheitsblatt 51, 2008, S. 985–993; Zus. mit Eser, Albin/Seith, Carola (Hg.): Internationale Perspektiven zu Status und Schutz des extrakorporalen Embryos – International Perspectives on the Status and Protection of the Extracorporeal Embryo. Rechtliche Regelungen und Stand der Debatte im Ausland. Baden-Baden, Nomos Verlagsgesellschaft, 500 S., 2007.

Helen Kohlen, geb. 1963, Sozialwissenschaftlerin, Dr. phil., Juniorprofessorin, Fakultät für Pflegewissenschaft der Philosophisch-Theologischen Hochschule Vallendar, Mitarbeiterin im Ethikinstitit der Philosophisch-Theologischen Hochschule Vallendar.

Arbeitsschwerpunkte: Soziologische Ethik im Gesundheitswesen, insbesondere im klinischen Feld, Biopolitik und pflegerische Partizipation, Care- Arrangements, Gender und Gemeindenahe Pflege.

Ausgewählte aktuelle Veröffentlichungen (2009): Conflicts of Care. Hospital Ethics Committees in the USA and Germany. Campus: Frankfurt/M. / New York. Zur Regulierung eines Problems in der Pflegepraxis: Ernährungs- und Flüssigkeitsversorgung alter Menschen. In: Pflegezeitschrift. Kohlhammer 3/09, S. 647–649. Klinische Ethikkomitees und die Themen der Pflege. IMEW Expertise. Berlin.

Joan Liaschenko, PhD, geboren 1949, Professorin für Pflegeethik an der Pflegewissenschaftlichen Fakultät der Universität Minnesota sowie im dortigen Zentrum für Bioethik.

Arbeitsschwerpunkte: Fragen nach einem moralischen Raum pflegerischer Praxis, Forschungsethik und »Stories of Illness«.

Aktuelle ausgewählte Veröffentlichungen: Liaschenko, J., O'Connor-Von, S., Peden-McAlpine, C. (2009). The Big Picture: Communicating with Families about End of Life Care in ICU. *Dimensions of Critical Care Nursing*, 28(5), 224–

231.Vawter D, Garrett JE, Prehen A, DeBruin D, Tauer C, Parilla E, Liaschenko J, Marshall MF, Gervais K. (2008). For the Good of Us All: Ethically Rationing Health Resources in Minnesota in a Severe Influenza Pandemic. St. Paul, MN: Minnesota Department of Health. Stein-Parbury, J. & Liaschenko, J. (2007) Understanding doctor-nurse collaboration as knowledge at work. *American Journal of Critical Care*, 16(5), 470–477.

Hartmut Remmers, geb. 1952, Pflegewissenschaftler, Dr. phil., Professor im Fachbereich Humanwissenschaften (zurzeit Dekan) der Universität Osnabrück, Fachgruppe Gesundheitswissenschaften.

Arbeitsschwerpunkte: Ethik im Gesundheitswesen, Wissenschaftstheorie, theoretische Grundlagen pflegerischen Handelns, Qualifikations- und klinische Pflegeforschung.

Aktuelle Veröffentlichungen: Pflegewissenschaft im interdisziplinären Dialog. Eine Forschungsbilanz. V&R unipress (in Vorb.). Stress and nursing care needs of women with breast cancer during primary treatment: A qualitative study. In: European Journal of Oncology Nursing, 14(1), pp. 11–16. (gem. mit M. Holtgräwe & Chr. Pinkert). Ethische Aspekte der Verteilungsgerechtigkeit gesundheitlicher Versorgungsleistungen. In: Bittlingmayer, H., Sahrai, D. & Schnabel, P.-E. (Hrsg.): Normativität und Public Health. Dimensionen gesundheitlicher Ungleichheit. Reihe ›Gesundheit und Gesellschaft‹. Wiesbaden: VS-Verlag, S. 111–133.

Yve Stöbel-Richter, geb. 1968, PD Dr. phil. habil., Dipl.-Soziologin, Magister in Psychologie, seit 1993 an der Selbständigen Abteilung für Medizinische Psychologie und Medizinische Soziologie der Universität Leipzig tätig, 2004–2007 Juniorprofessorin »Medizinische Soziologie« mit dem Schwerpunkt: Soziodemographische Bevölkerungsentwicklung und Medizinisch-technischer Fortschritt; seit 2008 wissenschaftliche Mitarbeiterin.

Forschungsschwerpunkte: Aspekte der Kinderwunschgenese, Prozesse der Familiengründung, Auswirkungen von Arbeitslosigkeit auf die Gesundheit, Psychologische Aspekte von Fruchtbarkeitsstörungen, gesellschaftliche Auswirkungen moderner Reproduktionsmedizin.

Aktuelle Veröffentlichungen: Stöbel-Richter, Y., Goldschmidt, S., Brähler, E., Weidner, K. Beutel, M. (2009). Egg donation, surrogate mothering and cloning – Attitudes of men and women in Germany based on a representative survey. Fertility and Sterility, 92, 124–130; Stöbel-Richter, Y., Weidner, K., Förster, P., Brähler, E. & Berth, H. (2008). Familiengründung in Deutschland. Wie geplant sind Kinderwunsch, Schwangerschaft und Kinderlosigkeit. Zeitschrift für Gynäkologische Endokrinologie, 6, 177–184; Stöbel-Richter, Y., Kraus, U. & Berth, H. (2008).Transition to parenthood in the Life course. In: Quinn, J. K. and

Zambini, I. G. (Eds.). Family Relations: 21st Century Issues and Challenges. Hauppauge NY: Nova Science Publishers, Inc, S. 1 – 20.

Arnulf von Scheliha, geb. 1961, Dr. theol., Professor für Systematische Theologie an der Universität Osnabrück.

Arbeitsschwerpunkte u. a.: Christlicher Glaube und moderne Lebenswelt; Protestantische Ethik des Politischen; Theologiegeschichte des 19. und 20. Jahrhunderts; Interreligiöse Hermeneutik.

Aktuelle Veröffentlichungen: (mit Detlef Lienau) Fitnessstudio/Gesundheit, in: Der verborgene Sinn. Religiöse Dimensionen des Alltages, hg. von Dietrich Korsch und Lars Charbonnier, Göttingen: Vandenhoek & Ruprecht, 2008, 118 – 128; (mit Wiebke Krohn) Liebe als Kriterium von Partnerschaft, Ehe und Familie aus evangelischer Perspektive, in: Verantwortung für das Leben. Ethik in Christentum und Islam, hg. von Hansjörg Schmid, Andreas Renz, Abdullah Takim, Bülent Ucar, Regensburg: Verlag Friedrich Pustet, 2009, 98 – 109; (mit Jörg Dierken) Freiheit und Menschenwürde. Studien zum Beitrag des Protestantismus, Tübingen: Mohr Siebeck, 2005.

Torsten Verrel, geb. 1961, Strafrechtler und Kriminologe, Dr. jur., Professor an der Rechts- und Staatswissenschaftlichen Fakultät der Universität Bonn, Direktor des Kriminologischen Seminars. Mitglied der Ethikkommission der Medizinischen Fakultät und der Ständigen Kommission Organtransplantation bei der Bundesärztekammer.

Arbeitsschwerpunkte: Medizinrecht, Jugendstrafrecht, Sanktionsforschung.

Aktuelle Veröffentlichungen: Was tun bei Allokationsauffälligkeiten? In: Tagungsband zum 1. Wissenschaftlichen Symposium der Bundesärztekammer: »Novellierungsbedarf des Transplantationsrechts in Deutschland« (12/13.11. 2008), Berlin 2009 (im Druck). Die Rolle des Rechts bei Behandlungsentscheidungen am Lebensende. In: Salomon, F. (Hg.): Praxishandbuch Ethik in der Intensivmedizin, Berlin 2009. Probleme und Zukunftsperspektiven von Patientenverfügungen. In: Albers, M. (Hg.): Patientenverfügungen, Baden-Baden 2008.

Karl-Heinz Wehkamp, geb. 1948, Gesundheitswissenschaftler, Arzt, Soziologe, Dr. rer. pol. Dr. med., Professor an der Hochschule für Angewandte Wissenschaften Hamburg, Fakultät Life Sciences.

Arbeitsschwerpunkte: Ethik und Ökonomie in Gesundheitswesen und Gesundheitswirtschaft; Global Public Health.

Aktuelle Veröffentlichungen: Bircher J, Wehkamp K: Das ungenutzte Potential der Medizin, Zürich 2007, Rüffer & Rub. Public Health Ethik – Bedarf und Diskurs in Deutschland, Bundesgesundheitsblatt 1/ 2008. Konfliktfeld Organisationsethik — Erfahrungen aus deutschen Kliniken 1996–2008; in Heller A, Krobath T (Hg): Organisationsethik — Ethik in Organisationen, Freiburg 2009 (im Druck).

Kerstin Weidner, geb. 1966, Fachärztin für Psychotherapeutische Medizin, PD Dr. med., Leitende Oberärztin in der Klinik und Poliklinik für Psychotherapie und Psychosomatik am Universitätsklinikum C. G. Carus an der TU Dresden.

Arbeitsschwerpunkte: Gynäkologische Psychosomatik, Psychische Störungen in Schwangerschaft und Postpartalzeit, Psychosomatischer Konsil- und Liaisondienst.

Aktuelle Veröffentlichungen: Frauenbeschwerden in der Allgemeinbevölkerung Deutschlands: Eine repräsentative Umfrage. Zeitschrift für Psychotherapie, Psychosomatik und Medizinische Psychologie (2009); Which gynaecological and obstetric patients want to attend psychosomatic services? Journal of Psychosomatic obstetrics and gynecology (2009).